Tote Hose

Walter Raaflaub

Tote Hose

Worüber Männer schweigen

Ein Tagebuch

WÖRTERSEH

Die Namen von Patientinnen und Patienten sowie von einigen anderen Personen sind geändert.

3. Auflage 2007

Lektorat: Jürg Fischer, Uster
Korrektorat: Andrea Leuthold, Zürich
Umschlaggestaltung: Thomas Jarzina, Köln
Herstellung: Sonja Schenk, Zürich

ISBN 978-3-9523213-2-4
www.woerterseh.ch

Zum Gedenken an *Katharina Jonkman Raaflaub,*
geborene Voegeli – sie hat keine zweite Chance erhalten.

... dass man selbst ein Patient sein und ein Patient unter Patienten sein muss, dass man sowohl die Einsamkeit als auch das Gemeinschaftsgefühl im Dasein eines Patienten kennen lernen muss, um eine wirkliche Vorstellung davon zu bekommen, was es bedeutet, »ein Patient zu sein« ...

Oliver Sacks (*1933): Der Tag, an dem mein Bein fortging

Vorwort

Am Anfang dieses Buches steht das Prostatakarzinom, die am häufigsten diagnostizierte Krebserkrankung des älteren Mannes. Je nach Alter und Lebenserwartung und je nach Ausdehnung des Karzinoms ist eine unterschiedliche Therapie angezeigt. Der Arzt Walter Raaflaub entscheidet sich, zusammen mit dem behandelnden Urologen, angesichts seines lokal begrenzten Krebses ohne Nachweis von Metastasen, die Prostata chirurgisch entfernen zu lassen. Es kommt zu Komplikationen. Zu Impotenz und Inkontinenz.

Der Leser wird in den Strudel von Raaflaubs Schicksal hineingezogen. Er, der in seiner Praxis fast täglich mit großem Leid konfrontiert ist, vermittelt uns den Umgang mit der eigenen schrecklichen Diagnose und deren Konsequenzen.

Bleibt die Frage: Kann Raaflaub sich als Professioneller dem Zirkelschluss von Negation – Wut – Verzweiflung entziehen? Schließlich ist er ja nicht nur Arzt, sondern auch Vater und Ehemann. Er kann. Der Autor lässt uns durch seine ausführlichen Notizen lebhaft mitfühlen, miterleben und nachvollziehen, wie es sich anfühlt, ein impotenter Krebspatient zu sein. Er beschreibt den Alltag eines Allgemeinpraktikers auf dem Lande und den seiner Frau, einer Anästhesistin. In Rückblenden bekommt der Leser Einblick in die Vorgeschichte der Protagonisten und nimmt teil am Familienleben – Raaflaubs haben zwei inzwischen erwachsene Söhne.

Parallel zur eigenen Geschichte erzählt der Autor eine zweite. Die Geschichte seiner Schwägerin, die an einem metastasierenden Dickdarmkarzinom erkrankt ist. Wie schlimm sind nun im Vergleich dazu Impotenz und Inkontinenz? Für Raaflaub relativiert sich das eigene Leiden. Die lebensphilosophischen Gedanken, das Mitgefühl, das schlechte Gewissen, besser dran zu sein als sie – all dies kann der Leser durch die direkten und feinfühligen Beschreibungen hautnah miterleben.

Über Potenzstörungen wird oft geschwiegen. »Tote Hose« gibt ehrlich Antwort auf die Frage, wie es sich mit Impotenz lebt. Dem Autor gelingt es mit Humor, mit klarem Blick für die eigenen Stärken und Schwächen die Tragweite seiner Einschränkung und die damit verbundene Frustration im Alltag zu vermitteln. Wir sind solche Ehrlichkeit nicht gewohnt. Nirgends wird so viel gelogen wie bei der Sexualität. Bei Raaflaub nicht.

Das Problem der Impotenz wird verbalisiert. Es finden sich Frustration, Angst vor körperlicher Nähe, Verletzbarkeit, Hoffnungslosigkeit und doch auch wieder Abgeklärtheit und sogar Lachen. Die heute allgegenwärtige Sexualität wird auf ihre eigentliche Bedeutung zurückgeführt: die Intimität eines Paares.

Es hat Mut gebraucht, dieses Buch zu schreiben. Den Mut des Autors und der ganzen Familie, Einblick zu gewähren. Dass es möglich war, zeugt von einer respektvollen und intakten Ehe. Aber auch von einem innerfamiliären Zusammenhalt, der in der heutigen Zeit keine Selbstverständlichkeit ist.

Tote Hose? – Am Ende eben doch nicht. Walter Raaflaub zeigt auf, dass Mann und Frau damit fertig werden können, und er weist auf das Wesentliche hin: Mensch zu sein, bedeutet, Schicksalsschläge einstecken und sie positiv verarbeiten zu können. Sein Fazit: Mannsein hängt niemals nur von der Potenz ab.

Prof. Dr. George N. Thalmann,
Chefarzt Urologische Universitätsklinik Inselspital Bern

Erster Teil

21. November 2002
Abendvisite. Daniel steht an meinem Bett, irgendwelche Papiere in der Hand. Es ist der fünfte Tag nach der Operation.

Der Eingriff ist, wie er mir noch am gleichen Abend und danach mehrmals versichert hat, routinemäßig verlaufen: Blutverlust gering, Operationsdauer wie üblich. Er habe bis nahe an die Kapsel resezieren* können und 25 Gramm, was ziemlich viel sei, zur Histologie geschickt.

Und heute Abend kommt er ins Zimmer und sagt: »Die Histo ist eingetroffen. Hier – eine Kopie für dich.«

Pause. Er übergibt mir einige Blätter. Redet dann weiter, eher über die Resultate als zum Kollegen im Spitalnachthemd. Die Schwesternschülerin Elvira steht unten am Bett, das Mäppchen mit meiner Krankengeschichte dienstfertig aufgeschlagen, abgestützt auf dem Bettgestell. Ist ihr die veränderte Stimme des Arztes nicht aufgefallen, nachdem er ein bestimmtes Wort erwähnt hat? Sein sorglicher Tonfall hat aus dem Kollegen soeben wieder einen Patienten gemacht.

Ich werde hellhörig, kenne Daniel zu gut. Vor zehn oder elf Jahren hat er seine Praxis eröffnet. Seither weise ich ihm die meisten meiner urologischen Patienten zu. Seit 1995 gehe auch ich bei ihm ein und aus, weil mich die Prostata je länger, je

* Erklärung der medizinischen Fachausdrücke, der Potenzhilfsmittel sowie einiger schweizerdeutscher Wendungen im Glossar, siehe ab Seite 301.

weniger in Ruhe gelassen hat. Wir sind uns fortan nicht bloß an Weiterbildungen mit anschließendem Nachtessen begegnet, sondern vor allem in seiner Praxis. Drei Prostata-Biopsien in drei Jahren, und jede dieser Gewebeentnahmen unangenehmer als die vorangegangene, weil die Beschwerden zwischendurch nicht abklingen wollen. Die erste Histologie ist hochverdächtig ausgefallen. Nachfolgende Untersuchungen haben bloß eine chronische Entzündung ergeben. Schließlich habe ich selbst zur Operation gedrängt. Nacht für Nacht bin ich zum Wasserlassen drei- bis viermal aufgestanden. Das PSA ist auch unter wochenlanger antibiotischer Therapie nicht mehr unter 10 gesunken.

Kaum hat Daniel den ominösen Begriff ausgesprochen, wird mir heiß im Gesicht. Der Kopfteil des Bettes ist hochgestellt. Ich sehe an die dezent grün gestrichene Wand gegenüber. Dort stehen und leuchten die Buchstaben groß wie auf einer Leinwand: K-A-R-Z-I-N-O-M.

Bereits hat seine Stimme wieder einen kollegial-normalen Klang. Er blickt weiter in die Fotokopien und fährt fort – nach meinem Dafürhalten eine Spur zu sachlich.

»Du siehst – weniger als fünf Prozent sind Karzinomgewebe. Ein Zufallsbefund nach TUR-P also. Ich denke, da können wir mal abwarten. In vier Wochen nimmst du das erste postoperative PSA ab, anschließend im Dreimonatsintervall – vorläufig. Sollte es ansteigen, müssen wir allerdings möglichst bald radikal operieren. Aber das können wir ein andermal besprechen.«

Ich vernehme den relativ guten Bescheid. Aber er reduziert sich zwischen Hören und Verstehen auf ein Wort: Krebs.

Arzt und Schwester gehen hinaus.

Allein sein. Still daliegen. Augen zu? Augen offen? Und wohin schauen – vorwärts? Rückwärts? Das Wort an der grünen Zimmerwand ist verschwunden.

Woran denken?
Und wie?
Es denkt und erinnert von selbst.

Es war im Spital von Delémont. Zum ersten Mal, seit Renata und ich Medizin studierten und eingesetzt wurden als Unterassistenten, genannt »Unterhund« oder »Uhu«, waren wir dabei, als man einem Patienten die Diagnose »Krebs« mitteilte. Man führte einen etwa sechzigjährigen Mann in einem viel zu weiten Spitalnachthemd ins Chefarztbüro. Oberärzte und Assistenten standen gelangweilt herum. Für meine Frau und mich war diese Art der Hinrichtung neu.

Der auf die Knochen abgemagerte Mann, von dem die Pflegenden sagten, er habe sich vom Handlanger zum selbständigen Schreinermeister hochgearbeitet, kam aus der Abteilung von Eduard, dessen Uhu ich war. Meist fanden wir den Kranken bei der Visite im Bett, zusammengerollt wie ein leidender Hund, aber den Kopf nicht auf den Pfoten, sondern neben dem Kissen. Der Speichel lief aufs Leintuch oder in einen Gazeknäuel. Er konnte nur noch Flüssiges zu sich nehmen, und auch das kam im Schwall zurück, wenn er zu hastig am Trinkhalm sog und sich verschluckte.

Hinter dem Schreibtisch, der ein gutes Drittel des Büros einnahm, saß der Chefarzt, lehnte sich zurück, räusperte sich und begann mit der Exekution. »Sie haben einen Tumor.« Und als der Kranke unter dem Hieb zusammenzuckte, stotterte, nichts Vernünftiges fragen oder antworten konnte, knallte der Chef mit einer Präzisierung nach: »In der Speiseröhre. Drum die Schmerzen und Schwierigkeiten beim Schlucken … Zum Operieren zu spät …«

Und zum Fertigmachen das Tröstende: »Aber was wollen Sie? Eines Tages krepieren wir so oder so. Wir alle.«

Wörtlich, wenn auch französisch.

Die feine Methode dieses Chef-Mediziners und die entsetzten Augen des Patienten in der üblichen Spital-Sträflingsmontur, dem man sein Todesurteil sozusagen ins Gesicht gespuckt und um die Ohren geschlagen hatte, verleiteten mich damals zu einem Gedicht. Nie dachte ich in den folgenden vierundzwanzig Jahren daran, es könnte irgendwann mit mir selbst zu tun haben.

Jetzt weißt du es. Das Schicksal hat entschieden.
Es ist ein Krebs. Man hat dich »aufgeklärt«.
Zwar wurde das präzise Wort vermieden,
doch hast du längstens schon genug gehört.

Mit einem Mal ist alles grundverschieden.
Erbittert noch dein Körper aufbegehrt,
so lange vor der Zeit schon zu ermüden,
derweil der Geist sich mit Verneinen wehrt.

So schwierig ist es, Krankheit anzunehmen –
Wie braucht's erst Mut, dem Tod nicht auszuweichen,
nicht zu verfluchen die verbliebne Zeit!

Die Diagnose konnte dich nicht lähmen.
Zuletzt begreifst du sie als Trost und Zeichen,
dass wir nur Teil sind der Vergänglichkeit.

Und die andere Erinnerung: Universitätsspital, Blockkurs Chirurgie, viertes Studienjahr, Schilddrüsen-Sprechstunde. Eine Art Fallvorstellung im kleinen Kreis. Chirurgen, Onkologen und Endokrinologen besprachen wöchentlich einen Fall und legten einen gemeinsamen Therapieplan fest.

Ganz vorn in dem unfreundlichen Zimmer, als »Demonstrationsraum« bezeichnet, saß uns zugewandt ein junges Paar. Der Mann schwitzte, schien sich ungut zu fühlen und griff häufig in den Hemdkragen, als beenge ihn seine Krawatte. Immer war es zu warm in dem kahlen, neonerleuchteten Raum.

Man zwängte sich in die modernen Stühle mit aufklappbarer Schreibunterlage und wusste nicht, saß man nun in einer Schule oder im Spital. Ein Chirurg blätterte in einem umfangreichen Krankendossier. Er hatte mich während des 24-Stunden-Dienstes in der Notfallpforte angeschnauzt, ich solle gefälligst mal alle Bänder des Sprunggelenks auswendig lernen, statt dauernd Notizen zu machen. Ein Assistent las im »Spiegel«. Die meisten seiner Kollegen signierten Berichte, die sie im Sekretariat ihrem Fach entnommen hatten. Einer kämmte sich und steckte den Kamm erst ein, als die großen Tiere hereingeschritten kamen.

Der Professor, wie immer in zu kurzer weißer Klinikhose und schwarzen Socken, bat einen Leitenden Arzt, den Fall vorzustellen. Ich hörte kaum zu. Mich interessierten die Leute dort vorn, vor allem das Gesicht der Frau. Sie strengte sich an, dem medizinischen Palaver zu folgen. Angst in den weit offenen Augen, schien sie sich zu bemühen, den Ausführungen des Referenten irgendetwas zu entnehmen, wovon sie überzeugt schien, dass wir alle es längst wussten. Oder ahnte sie Bedrohliches eben darum, weil in so vielen Fachausdrücken geredet wurde?

Ihr Mann saß da wie einer, der sich widerwillig für ein Jahrmarktsspektakel zur Verfügung gestellt hat. Im Übrigen schien ihn die Sache nichts anzugehen. Von seiner Schilddrüse war hier die Rede, nicht von ihm. Vor wenigen Wochen war er zum Leiter einer größeren Bankfiliale ernannt worden, er hatte zwei kleine Kinder daheim und eine tüchtige Frau. Aber das stand für ihn ganz klar nur am Rand der Krankengeschichte. Die Therapie seiner Schilddrüse wurde hier erörtert und weiter nichts. Irgendwie unberührt, fast dümmlich blickte er nach dem Referenten, als hätte ihm dieser, wie es Marktschreier eben tun, soeben rote Tinte über seine Krawatte geleert. Das Gesicht der Frau hingegen verriet, dass die Flecken wirklich da waren, sich bereits in Blut verwandelt hatten. Sahen wir es denn nicht auch, sahen wir nicht, in welcher Gefahr sich ihr junger Ehemann befand?

Ich hätte sie gerne beruhigt oder getröstet. In meiner studentischen Einfalt vermochte ich der Fallvorstellung bis dahin nichts zu entnehmen, was die Besorgnis der Frau gerechtfertigt hätte.

Unser Oberarzt neigte sich mir unmerklich zu.

»Etwa sechs Monate ...«, flüsterte er.

»Wie?«, flüsterte ich zurück. »Bloß ein halbes Jahr Therapie?«

Der Chirurg neigte sich noch ein bisschen näher. Er sprach so leise, dass auch ich mich zu ihm neigen musste. »Überlebenszeit. In sechs Monaten ...«

Und ohne die Hand vom Knie zu nehmen, zeichnete er mit dem Zeigfinger ein kleines Kreuz auf seine schneeweiße Spitalhose.

Ja, schön war das Leben, sechs Jahre verheiratet waren wir damals, und es faszinierte, miteinander Medizin zu studieren. Ein hochinteressanter Fall war uns soeben vorgestellt worden. Und fürwahr ein seltener Krebs, dieses Thyreoidea-Hämangio-Endotheliom*.

Ich stelle den Kopfteil höher. Rechterhand des Bettes die Fenster. Es ist mir bisher nicht aufgefallen: Eiger, Mönch und Jung-

---

* Äußerst bösartiger Krebs der innersten Schichten der Blutgefäße in der Schilddrüse.

frau stehen dem Spital, dem Altbau-Trakt und sogar meinem Zimmer genau gegenüber.

»Ihr scheinheiligen, verdammten, verreckten Lumpenhunde«, sage ich sehr laut. »Ihr hockt da oben, majestätisch wie auf zehntausend kitschigen Ansichtskarten. Aber wenn ein einziger armer Siech da weit unter euch zufällig den Bescheid bekommt, er habe Krebs, dann seid ihr genauso am Arsch wie ich. Wem nützt sie dann, eure protzige, beschissene Majestät, wem?«

So grob rede ich vor allem beim Autofahren. Jetzt bin ich nicht allein im Auto. Aber allein mit einer Neuigkeit: Ich habe Krebs.

Das unlogische Selbstgeschwätz lächert mich. Dann, immer noch ziemlich laut, aber nicht mehr zu den Bergen, bloß zu mir:

»Halt! Der Schock hat doch den Sinn, herauszufinden, was jetzt dringend ist. Was für Probleme haben wir? Welche sind wichtig?«

Unter Zeitungen und Büchern auf dem Lehnstuhl zwischen Bett und Fenster reiße ich den Notizblock hervor und schreibe, wie es mir einfällt: Weihnachtsgeschichte: unwichtig. Kolumne: unwichtig. Romanfragment »Schaf von Schibo«: unwichtig. Präsidium Abgeordnetenversammlung: unwichtig! Zukunft von Michael und Matthias: sehr wichtig. Familie: sehr wichtig! Praxis: noch wichtig?

Ich erschrecke. Diese paar Stichwörter – machen sie mein ganzes Leben aus? Ist's nichts anderes? Nichts Erhabeneres? Nur das?

Es wäre ja gelacht: Da schickt sich einer an, wieder einmal seinen Standort zu bestimmen, und er muss feststellen, dass er möglicherweise gar nicht steht im Leben, sondern schwimmt.

Wenig später rufe ich Renata an.

»Ich habe es irgendwie vermutet«, sagt sie. »Aber wir haben schon anderes gemeistert. Wir meistern auch das.«

Wenn es so einfach wäre, wie sie es sagt.

Man kommt nochmals ins Zimmer. Frau Matoschi, die albanische Spitalgehilfin, bringt das Abendessen. Sie stellt das Tablett auf das Tischchen, nimmt aus der Nachttischschublade die Serviette, legt sie neben den Teller, wünscht freundlich und aufmerksam wie immer »einen guten Appetit« und geht.

Elvira, die angehende Pflegefachfrau, tritt zögernd ans Bett.

»Das muss doch ein Hammer sein – wenn man ... so päng eine solche Diagnose bekommt.«

»Was meinen Sie mit ›eine solche Diagnose‹?«

Elvira blickt verlegen auf den Schreibblock, der noch auf der Decke liegt. »Der Arzt hat doch gesagt, Sie haben ... es sei ... ein Karzinom.«

»Ist es auch. Aber was es sonst noch ist ... für mich ... ich weiß es noch nicht. Ein Hammer wird's schon sein. Aber anders, als wenn man sich mit dem Hammer auf einen Finger haut. Der Schlag und der Schmerz kommen beim Wort Krebs wahrscheinlich nicht zur gleichen Zeit.«

Elvira nickt. Zupft wortlos eine Falte aus der Bettdecke. Streicht darüber, als wische sie eine Verlegenheit weg. Steht noch einen Moment da, sagt leise: »Also dann gute Nacht.« Und geht hinaus.

Danke, Elvira, danke, du wirst eine gute Krankenschwester, du hattest immerhin den Mut, das Wort in den Mund zu nehmen, das Wort, dem wir so gern mit »Schatten«, »Geschwulst«, »Gewächs« und hie und da mit »Tumor« aus dem Weg gehen – du hast recht, Elvira, er sagte, es ist ein Karzinom.

Und was wird jetzt?

26. November 2002

Seit vorgestern daheim. Vor mir der Schreibblock mit dem kaum leserlichen Gekritzel aus dem Spital. Mein Entschluss, es ernst zu nehmen. Mit einer Art Tagebuch. Oder auch: einem Nächtebuch. Denn ob mit oder ohne Prostatakrebs: Warum sollte mir die Schlaflosigkeit nicht treu bleiben? Das heißt, ich werde, wenn ich nicht gerade für Notfälle außer Haus muss, vor allem schreiben, wenn die Familie schläft oder Renata nachts im Spital Anästhesien macht.

Aber wozu ein Tagebuch? Für mich? Für andere? Unnütze Fragen. Du hast sie dir seinerzeit auch nicht gestellt, als du über deine Arbeit bei den Leprösen in der Türkei ein Tagebuch führtest. Und doch ist etwas anders. Diesmal könnte eine therapeutische Absicht dahinterstecken. Jetzt bin ich ein Patient. Vielleicht auf lange Zeit hinaus Patient.

Gezwungenermaßen werde ich mich mit dieser neuen Rolle auseinandersetzen und mich immer wieder fragen müssen, auf welcher Seite des Schreibtisches in der Praxis ich denn nun gerade sitze. Aber Vorsicht! Wer Tagebuch führt, erliegt nur zu gern der Versuchung, bloß in den Fingerspitzen zu denken. Und auf dem Papier zerbrechen dann die Gedanken oftmals zu Wörtern. Vorsicht: Wörter und Worte sind nicht dasselbe …

Momentan sitze ich auf drei Lagen Schaumgummi. Der Urin ist noch sehr blutig, der Strahl hingegen kräftig wie seit Jahrzehnten nicht mehr. Ich könnte es also ohne weiteres wieder mit Michael und Matthias aufnehmen, wenn's dazu käme, dass wir im Garten Wer-brünzelt-am-weitesten spielen sollten. Wie damals, als Renata nach der Kinderpause wieder arbeiten ging, um ihre Ausbildung zur Anästhesistin fortzusetzen und ich als Hausmann die Familie betreute in Sempach.

Die Reaktion der beiden, als Renata ihnen von meinem Krebs berichtete:

Matthias: »Ist das wahr? Und wie geht es jetzt weiter?«

Und Michael: »Ich habe es vermutet. Ihr habt ja schon vorher am Tisch darüber geredet... Sagt ihr's anderen Leuten? Und wie geht es Papa?«

Die Kolumne: Seit Mai 2001 schreibe ich im Wechsel mit einem andern Allgemeinpraktiker in der »Schweizer Familie« unter der Rubrik »Aus der Praxis«. Ich schätze den gedanklichen Kontakt zur Leserschaft, deren Gesichter ich mir vorstelle, als säßen sie mir in der Sprechstunde gegenüber. Als Zuhörer oder als Patientinnen und Patienten? Und jetzt säße ich mir mit einem Mal selbst gegenüber, schriebe auch für mich, wenn ich über einen Kranken schreibe? Wo verlaufen denn nun die Grenzen zwischen dem Kolumnisten, der auch Arzt, und dem Arzt, der auch Patient ist?

Vom Arzt zum Patienten: Warte ab. Du wirst dir zwangsläufig hie und da Gedanken darüber machen müssen, in welcher Haut du gerade steckst.

2. Dezember 2002

Die bestellte Weihnachtsgeschichte für den »Anzeiger von Saanen« trotz Prostatakrebs doch noch geschrieben. »Frevel im Advent – Weihnachten vor 50 Jahren«. Wie mein Bruder Christian und ich auf Geheiß unserer Mutter, einer armengenössigen, schüchternen, im höchsten Maß autoritätsgläubigen und überkorrekten Witwe, im Staatswald ein krüppliges Tännchen stehlen gingen.

Unwichtig, klar. Aber auch Unwichtiges darfst du nicht einfach fallen lassen, weil das Schicksal ausgerechnet dir eins auf die Pfoten haut. Wenn du dem Redaktor der Lokalzeitung versprochen hast, bis zum Fünfzehnten eine Weihnachtsgeschichte abzuliefern, kannst du dich nicht am Zweiten davor drücken, weil du deine aktuelle Geschichte, die mit Weihnachten so ganz und gar nichts zu tun hat, viel wichtiger nimmst.

Warum fängst du an, Wichtiges und Unwichtiges gegeneinander abzuwägen? Wer sagt dir, was das eine oder das andere sei? Und was hilft es, zum Schluss zu kommen, dass ohnehin das allermeiste, was wir wichtig nehmen, nebensächlich ist? Du scheinst etwas nicht zu begreifen. Krebs hin oder her – du hältst immer noch einen Knäuel von Pflichten, Bindungen und Abhängigkeit in den Händen. Jeder noch so dünne Faden dieses Knäuels verbindet dich, ob du es willst oder nicht, mit andern. Und alle Fäden zusammengenommen knüpfen das Netz, das dich auffängt, wenn du meinst, mit deiner Diagnose und deiner Krankheit ins Bodenlose zu fallen.

Und darum – Weihnachtsgeschichte mailen und bitte, du Kalb, in Zukunft kein Selbstmitleid.

15. Dezember 2002

Michael wird neunzehn. Er wünscht sich zum Geburtstag Geld, um seine Fotoausrüstung zu ergänzen.

Zu seiner Zukunft: Wichtig. Sehr wichtig. Aber unbekannt. Bekannt ist momentan nur die Vergangenheit, wie er sie dem Psychiater erzählt hat. Nachdem er den Vorkurs der Schule für Gestaltung in Bern nach einem ersten Unterbruch vor wenigen Wochen definitiv verlassen hatte, schlugen wir ihm vor, mit einem neutralen Arzt zu sprechen. (Dass sie neutral seien, konnte Michael von seinen Ärzteeltern wohl nicht erwarten.)

Er war sofort einverstanden.

Der Psychiater, die langen Haare zum Rossschwänzchen gebunden, offenes Gesicht, angenehme Stimme, soll Michael mit den Worten empfangen haben, er habe einen schlurfenden, verladenen Typen mit verfilztem Haar in der Sprechstunde erwartet.

Nichts hätte näherliegen können. Gegen Ende der Sekundarschulzeit war er lernfaul geworden. Seine Lehrer äußerten sich kritisch zum Weiterkommen. Trotzdem schaffte er den Übertritt ins Gymnasium und mit minimalem Aufwand auch noch die ersten Semester im Internat Hofwil. Aber bald wurde die Chemie von Haschisch wichtiger als die der Halogene. Proportional zur steigenden Menge täglicher Joints und zum gelegentlich »exzessiven Alkoholkonsum«, wie es der Psychiater formulierte, stieg bei seinen Eltern die Zahl der kummervollen Tage und Nächte. Im März holten wir Michael nach Hause. Er war froh. Die Arbeit an der Kasse eines Lebensmitteldiscounters fiel ihm danach leicht. Und offensichtlich auch die Aufnahmeprüfung an die Schule für Gestaltung. Nach gutem Start habe er dann vor den Herbstferien eine erste Krise verspürt und sich für den Schulbesuch und die Abgabe von geforderten Übungsarbeiten wie blockiert gesehen. Eigentlich habe er Freude an der gestalterischen Ausbildung. Irgendetwas halte ihn aber noch zurück und wecke Ängste. Das Ganze erinnere an die Situation wie zuvor im Gymer, wo er, als Lernen unabdingbar wurde, das Lernen nicht mehr gepackt hätte. Seit dem 13. November nicht mehr zur Schule gegangen. Ratlos, wie es weitergehen solle.

Soweit, mit Michaels Okay, die Chronologie seines Absturzes. Unsere Familienchronik erhält damit – neben meiner Krebsgeschichte – ein weiteres unerfreuliches Kapitel. Renata und ich waren bisher überzeugt, in intakten Familien werde nicht gekifft. Da stellt sich natürlich die Frage: Hat Michael vielleicht eine andere Vorstellung von »intakt« als seine Eltern?

21. Dezember 2002

Von einem Tag zum andern bricht die Saison los. Von einem Abend zum andern sind die unzähligen Fenster erleuchtet, deren Läden übers Jahr meist geschlossen bleiben. Statt 7000 Einwohner im Saanenland sind's mit den Gästen in den Hotelzimmern und Chaletbetten über Nacht 25 000 geworden.

Schnee bleibt noch bis zum Stefanstag Nebensache, auch wenn »weiße Weihnacht« seit Wochen in jeder Wettersendung ein Thema ist – wie jedes Jahr. Erst in der Altjahrswoche werden die Gäste nervös sein, den Hals recken und nach den Wolken gucken. Oder sie suchen wegen Bagatellen und aus Langeweile den Arzt auf und fragen just dann, wenn er ihre kerngesunden Lungen abhorchen sollte, wann es denn endlich genug schneie.

Bald kommt die Zeit, da ich keine Zeit mehr habe. Dreißig oder mehr Patienten pro Tag. Mit dem wöchentlichen 24-Stunden-Pikettdienst, den Einsätzen als Kreisarzt, mit Nacht- und Wochenenddienst bin ich bis zu sechzehn Stunden täglich dran. Das heißt: häufige Hausbesuche. Für andere da sein. Ratschläge geben. Beruhigen. Reden. Auch wenn der Krebs mich schweigsam macht.

Neujahr 2003

Zwei Tage in unserer Casa Lucertolina in Brissago. Michael und Matthias, unsere beiden M, sind daheimgeblieben und feiern Silvester mit Kolleginnen und Kollegen.

Vor sechs Jahren hat Renata das Ferienhaus ihrem Vater abgekauft. An der Überschreibung in Locarno musste ich sie allerdings vertreten. Sie lag frisch operiert in einem Berner Spital. Diagnose: infizierte Myome – und kein Ovarialkarzinom, wie die CT hatte vermuten lassen. Nach der Hysterektomie konnten wir das Kapitel Schwangerschaftsverhütung abhaken.

Manches Jahr hatte Renata die Pille bequem gefunden, auch wenn sie sich anfänglich gegen das »Künstliche« sträubte. Die Brüste schwollen jeden Monat an und spannten. Hingegen war es ihr angenehm, dass die Bauchkrämpfe bei der Menstruation unter der Pille verschwanden.

Als Studenten fürchteten wir uns, ein Kind in die Welt zu setzen. Wir waren frisch verheiratet, zwei unabhängige Menschen mit zuweilen komplizierten, unnachgiebigen Charakteren, die sich aneinander gewöhnen und die richtige Nähe finden mussten. Ein Säugling hätte diese schwierigen Jahre noch schwieriger gemacht. Meistens füllten die Vorlesungen mit den Praktika den ganzen Tag. Abends sollten wir büffeln, aber auch das Studieren wollte gelernt sein. Dass wir gemeinsam und nicht jeder in seiner Ecke lernen würden, war beiden von Anfang an klar, ohne dass darüber gesprochen wurde. Aber wie?

Schon bald bewährte sich das System »Notenständer«. Wir saßen davor, und darauf lag ein Buch oder Skript, die Seiten mit Wäscheklammern befestigt. Einmal las ich vor und Renata strich an, was uns wichtig schien. Wurde einer heiser, wechselten die Rollen. War etwas unklar, wurde unterbrochen und diskutiert. Vor einer Prüfung kam der Text in die zweite, selten einmal in eine dritte Lesung. Bis zur letzten Prüfung beim Staatsexamen blieben wir dieser Methode treu. Aare-Ufer, Bänklein im »Rosengarten« oder Wohnstube – sie funktionierte. Wann hätte da ein Kleinkind schreien dürfen? Selbst die Semesterferien waren ausgefüllt. Renata arbeitete als Sekretärin, ich hielt Schule oder war Taxichauffeur.

Nach der Geburt der Buben gebrauchten wir Kondome.

Feuer im Schwedenofen. Draußen Nacht. Am großen Fenster begucke ich vom Sessel aus das Feuerwerk in Ascona. Reni zwängt sich zwischen meine gespreizten Beine. Ich umarme sie von hinten, ihre Brüste in meinen Händen. Wir sitzen, schauen, schweigen. Dann sie, ohne das Feuerwerk aus den Augen zu lassen: »Was meinst du … bringen wir es fertig – hier, auf dem Teppich?«

Wir gehen uns waschen, die Kleider bleiben im Bad, und hopphopp, zurück in die warme Stube, Licht aus, wir breiten ein Leintuch über den Teppich, finden's zwar gut und warm genug, so nah am Ofen, aber zu hart. Ich schleppe eine Matratze aus dem Doppelbett herbei, Laken drüber. Die Erektion hält. Wir liegen bequemer, das Feuer wirft Flecken an die Wände, färbt Renis weißen Bauch für Augenblicke orangerot, wir liegen gut, aber die Köpfe zu tief. Zurück ins Schlafzimmer, ich bringe unsere Kissen, die Erektion hält – und jetzt ist's gut, jetzt ist alles sehr gut, es könnte nicht besser sein.

Bewiesen, was zu beweisen nicht nötig war. Die sogenannt kleine Prostata-Operation, die TUR-P, hat zwar zur Folge, dass die Ejakulation ausbleibt, das heißt, rückwärts in die Harnblase erfolgt, aber sie nimmt die Lust nicht und macht nie impotent.

(Das habe ich übrigens schon am zweiten Tag nach der Operation, versehen mit einem Blasenkatheter, im Spital bemerkt. Nach 23 Uhr wechselte der TV-Sender TeleBärn auf sein Erotikprogramm. Die Erektion war höllisch schmerzhaft, so dass ich aufjaulte und blitzschnell auf einen langweiligen Sender wechselte.)

8. Januar 2003

Kontrolluntersuchung in der urologischen Praxis. Das PSA nach der Operation, bei der innerhalb der Prostatakapsel viel Gewebe entfernt wurde, erwartungsgemäß stark gesunken. Aber nur wenig unter den kritischen Wert von 4. Das bedeutet, es könnte noch Karzinomgewebe in den äußern Schichten oder gar in der Kapsel vorhanden sein. Bei über 4 muss wieder operiert werden.

Ich fühle mich bei diesem Gedanken elender als damals, als man mir die Diagnose Krebs mitteilte.

Vielleicht soll das Ganze noch einmal eine Warnung sein: nicht unbescheiden werden. Gesundheit als Geschenk betrachten, Krankheit als Mahnung.

Beim Wegfahren in eine Gartenmauer gegenüber des Praxis-Parkplatzes geprallt. Beim Anblick des zünftigen Schadens an der hinteren Stoßstange kommt mir Janosch in den Sinn, ein Kollege aus der Rechtsmedizin. Er hat mich seinerzeit als erfahrener Assistent in den Betrieb eingeweiht und am ersten Arbeitstag durchs Institut und auch in den Seziersaal geführt. Janosch Molnar, immer gut gelaunt und aufgelegt zu einem Spaß, gescheit und hilfsbereit, wie er eines Morgens ins Büro stürmte, das wir zu dritt teilten: »He, Kumpel, hört zu, ich hab einen neuen Namen für Penis gefunden: Stoß-Stange …«

7. Februar 2003

PSA 4,2. Letzthin CT des Beckens und Ganzkörper-Skelettszintigrafie bereits als Voruntersuchung im Hinblick auf die geplante zweite Operation. Resultat der Untersuchungen heute erhalten: keine Anhaltspunkte für Metastasen.

Man nimmt das hin, hat doch gewiss nichts anderes erwartet, die Situation im Gesamten ändert nicht. Aber wie wäre es, wenn der Befund anders lautete? Wenn ich bereits Knochen- oder Lymphknoten-Metastasen hätte?

Daher: Zu akzeptieren suchen, wie es ist. Sich bemühen, dankbar zu sein, dass es bloß so ist, wie es ist.

20. Februar 2003

Lang nach Mitternacht Anruf der Polizei. Aufgebot als Kreisarzt. Messerstecherei, kein sicherer Täter, Anzeichen von Selbstverstümmelung. Man erwarte mich in anderthalb Stunden im Spital zur Untersuchung des angeblichen Opfers.

Und heute Nachmittag erwartet mich der Urologe in seiner Praxis zur Besprechung der Operation. Ich bin das Opfer, kein sicherer Täter. Krebs kommt manchmal einfach so. Laut oder leise ist er hinter uns her. Und viel schneller als erwartet hat er mich mit dem ungünstigen Verlauf eingeholt. Jetzt gilt es ernst: Noch einmal unters Messer. Das heißt: Möglicherweise brauche ich das Präsidium der Spitalabgeordnetenversammlung gar nicht abzugeben. Die Kolumne in der »Schweizer Familie« ebenso wenig. Lokale Spitalpolitik, Journalismus, Arztpraxis – das Schicksal nimmt mir vielleicht schon bald meine Beschäftigungen ungefragt aus der Hand. Und meine Familie, die mir so wichtig, am allernächsten ist – bleibt sie mir erhalten, und bleibe ich ihr?

22. Februar 2003

Die Information hat stattgefunden.

Beim Prostatakarzinom nach vorheriger TUR-P ist die radikale Prostatektomie die Therapie der Wahl, sofern der Krebs die Kapsel des Organs noch nicht überschritten hat. Ferner soll die Lebenserwartung für den Betroffenen mindestens noch zehn Jahre betragen. (Da hätte ich ja für einmal Glück gehabt, relativ gesehen.) Operiert wird in meinem Fall retropubisch, das heißt: Schnitt vom Bauchnabel bis zum Penis. Entfernt werden die restliche Prostata mit der Kapsel und damit auch der Abschnitt der Harnröhre, der durch die Prostata verläuft. Dadurch wird die Harnblase am Unterpol eröffnet. Ferner reseziert man die Samenblasen mit den Endstücken der Samenleiter und möglichst alle regionären Lymphknoten. Die verkürzte Harnröhre wird mit dem Blasenhals, den man wie einen kopfstehenden Tabaksbeutel zusammenzieht, wieder vereinigt und eingenäht.

Eine große Operation. Sie soll aber bei den heutigen Techniken sehr sicher geworden sein. Als wichtigste Komplikationen die beiden I: Inkontinenz und Impotenz. Total undicht ungefähr einer von hundert, teilweiser Harnverlust in etwa fünfzig Prozent beim Husten, Niesen, Pressen und Lachen. Und, wenn man ehrlich sei, Impotenz zu fast hundert Prozent. Nach andern Quellen, je nach Radikalität der Operation, fünfzig bis achtzig Prozent. Dies der Preis für ein Leben danach, ein Leben hoffentlich ohne Krebs.

Operationstermin: 7. April.

2. März 2003

Tag der Kranken. Dieser Tag ging mich nie etwas an. Trotz Tuberkulose in der Kinderzeit an den Mandeln, in der Lunge und in einem Fußgelenk; trotz tausend Tagen in Spitälern und Sanatorien bis ins Alter von dreizehn und mehr als zwanzig Spitalaufenthalten insgesamt, und trotz Schädelbruch, Magenoperation und Myokarditis habe ich mich bisher gesund gefühlt.

Der Tag der Kranken war für die Kranken und nicht für einen Glückspilz wie mich mit hinderlichen Pannen und Defekten dann und wann. Warum glotzt mich dieses Jahr der Kranken-Tag aus allen Zeitungsspalten an? Auch das unaufrichtige Radio- und TV-Geplapper irritiert. Reden sie diesmal wahrhaftig auch zu mir? Was ist denn am Krebs anders, dass dieses Wort den Blick aufs Gesundsein so gründlich verstellt?

Vielleicht ahnen wir, dass der Krebs nicht nur aus bösartig wuchernden Zellen besteht, sondern ebenso aus wuchernden Zweifeln und Ängsten. Ist es das Gefühl, den Krebs nie wieder ganz loszuwerden, auch wenn er medikamentös getötet, bestrahlt und herausgeschnitten ist? Bleibt für immer ein Schatten in uns zurück, oder stehen wir uns mit der Krebsangst vor der Sonne, die doch auch für uns weiterhin scheint?

5. März 2003

Erste Eigenblutspende. Bei der Operation könne ich relativ viel Blut verlieren. Das vor dem Eingriff abgenommene Blut kann als Konserve aufbewahrt und mir während und nach der Operation wieder zugeführt werden.

Renata als Anästhesistin am hiesigen Spital zapft ihrem Gemahl eigenhändig das Blut ab. Anschließend kurzer Schwatz bei einer Bouillon in der Spital-Cafeteria. Eine »Schweizer Illustrierte« liegt auf dem Tisch. Bei Kurt Felix soll ein Lymphom entdeckt worden sein. Der Chefredaktor schreibt ihm einen Brief als Leitartikel. Kurze Sätze. Wörter. Stilistische Betroffenheit. Jeder Satz wie ein Gongschlag des Schicksals. Reden wir denn im Telegrammstil miteinander, insbesondere, wenn es uns schlecht geht?

8. März 2003

Casa Lucertolina zu zweit. Zum ersten Mal Viagra geschluckt. Um schon einmal zu spüren, wie es nach der Operation täte und wäre, wenn es noch täte. Ich schlucke die eckige blaue Pille, warte. Nach wenigen Minuten, lang, lang bevor es wirken kann, steht er schon.

Amüsant für beide.

»Bei dir steigt ja die Milch in der Pfanne schon, bevor wir die Kochplatte überhaupt eingeschaltet haben«, sagt Reni.

18. März 2003

Zu Sibylle M. ins Nachbardorf gerufen worden. Den Totenschein ausgefüllt. Sie war gleich alt wie Renata, und wir waren befreundet. Fortgeschrittenes Pankreaskarzinom. Vor weniger als zwei Wochen hatte Sibylle mit uns und ihrem Mann noch ein Tässchen Tee getrunken. Gleich darauf war sie nach oben gegangen, um ihn wieder auszukotzen. Nicht mal mehr Flüssiges ging durch den Magen. Sie brachte noch ein Lächeln zustande, als sie sich wieder zu uns setzte. Wir redeten über mancherlei und auch über das Sterben. Sie tat es sehr ruhig und ohne jede Angst.

Im Lauf der Jahre war es mir häufig vergönnt gewesen, mit Todkranken zu sprechen. Nicht selten hatte ich dabei erleben können, wie zumindest ein Teil ihrer vollkommenen Gelassenheit auf mich übergegangen war. Angesichts von Sibylles Zustand hingegen zog sich mein Innerstes zusammen. War es, weil ich zum ersten Mal spürte, der Tod könnte auch mir auf den Fersen sein? War es, weil ich in der Praxis zurzeit ohnehin das Gefühl habe, eher vom Tod als vom Leben umgeben zu sein?

Herr Lauener, Hotelier, 1944: Prostatakarzinom im Endstadium. Das jüngste Kind ist zwölf.

Assistenzärztin, 1972: Lymphom.

Frau Gruber, 1950: Mammakarzinom. Als vor neun Jahren die Diagnose gestellt wurde, sagte sie in der Praxis zu mir: »Wenn ich es doch noch erleben könnte, dass meine Kinder aus der Schule kommen!« Sie hat es erlebt. Aber seit einigen Monaten weiß sie: Metastasen in Wirbelsäule und Lunge. Und jetzt noch die fürchterliche Nachricht: In der andern Brust wächst ein Zweitkarzinom. Was wird das für ein Sterben werden?

Und diese Buchführung über Todgeweihte doch nur, um mir zu beweisen, dass ich immerhin noch eine Spur besser dran sei als sie alle. Ich komme vielleicht sogar mit einem blauen Auge davon, nein – mit einem lahmen Penis.

26. März 2003

Heute die vierte und letzte Eigenblutspende. Mittagessen mit Renata im Spital zur Feier des vollendeten neunundzwanzigsten Ehejahres. Unsere beiden M wärmen sich daheim eine Lasagne auf.

Am Abend ruft mein Bruder Christian an.

Kathrin, seine Lebensgefährtin seit zwölf Jahren, sei krank. Sie ist Personalchefin in einer Großfirma, verständig und überaus klug, ein Jahr jünger als Renata, und war bisher immer gesund. Seit zwei Wochen unklare Schmerzen im Oberbauch. Vor allem beim Joggen sei Kathi aufgefallen, dass ihr Bauch leicht aufgetrieben und irgendwie schwerer geworden sei. Habe aber trotzdem in letzter Zeit Gewicht verloren und weniger Appetit gehabt, ja, vor allem auch keine Lust mehr auf Fleisch, wenn sie sich zurückerinnere. Verstopft sei sie ja schon seit langem, aber das gehöre zu ihr, habe sie immer gesagt.

Vor weniger als vier Wochen saßen wir in unserer Wohnstube gemütlich beisammen und spöttelten vermutlich wieder einmal über Christians Drang, jedes Jahr in der Altjahrswoche bei mir einen Gesundheits-Check durchführen zu lassen. Und wahrscheinlich hatte Kathrin auch damals mit ihrem lieben, schalkhaften Lächeln gesagt: »Wozu sollte ich? Wenn's dir gut geht, geht es auch mir gut.«

Kathrins Hausärztin machte Ultraschall, schickte sie weiter zur Computertomografie: vom Aspekt her am ehesten Lebermetastasen, habe die Ärztin gesagt. Woher sie seien, wisse man noch nicht. Spitaleintritt am Montag.

Und das Todesurteil, denke ich bei diesem Horrorbescheid, wahrscheinlich noch vor Ende der nächsten Woche.

Was ein Erdbeben für die Erde ist, das kann Krankheit sein für den Menschen. Mauern, wovon man glaubte, sie ständen für die Ewigkeit, stürzen unversehens ein und begraben alles, was dir lieb war. Vertraute Wege werden zu Abgründen, unüberbrückbar. Und noch bevor die Erde und noch bevor dein Herz zu beben aufgehört hat, weißt du: Nie mehr kannst du zurück. Nie mehr zurück in das sorglose Nichtwissen, da du noch sagen konntest: Ich habe keinen Krebs und keine Metastasen …

4. April 2003

PSA auf 4,6 gestiegen. Das ist nicht bloß der Effekt der Entzündung. Das ist der Krebs.

Letzter Tag in der Praxis. Und ausgerechnet heute noch ein Hammer. Landwirt, drei Jahre jünger als ich, nebenamtlich Kontrolleur für die Elektrizitätszähler in unserem Quartier, fröhlich und optimistisch, erstmals bei mir gewesen wegen eines schon Wochen dauernden Hüstelns, das seiner Umgebung eher aufgefallen war als ihm selbst. Dass auch unter zweiwöchiger Antibiotikumtherapie sich weder der Husten noch das Blutbild verbesserten, fand er nicht beunruhigend – im Gegensatz zu seinem Arzt, der, neuerdings gebranntes Kind, hellhörig wurde und ihn aufgrund des verdächtigen Thoraxbefundes weiter abklären ließ. Heute kriecht der üble CT-Befund aus dem Fax: vergrößerte Lymphknoten, schier überall im Brustraum.

Kollege A. wird ihn über die Verdachtsdiagnose »Lymphdrüsenkrebs« aufklären und zur weitern Diagnostik ins Zentrum überweisen müssen.

Was für ein bedrückender Job zurzeit, diese Medizin. Krebs, Krebs – überall höre und sehe ich Krebs. Egal, ob wir uns bemühen, in Zukunft keinen Gedanken mehr daran zu verlieren, nachdem uns die Diagnose erst einmal zu Boden gehauen hat, oder aber uns jagen lassen von der nicht begreiflichen Angst – kein CA-Patient wird die Vorstellung je wieder los, das ekelhafte Tier könnte eines Tages wieder nebenherkrabbeln und ihm seine abscheulichen Scheren in den Leib schlagen.

Schreibtisch aufräumen. Patientenübergabe an Kolleginnen und Kollegen. Schon gestern fünf Stunden am PC, und auch heute Abend bin ich damit beschäftigt. Mit wenigen Zeilen reiche ich Schicksal um Schicksal weiter. Aber haben wir Ärzte wirklich etwas zu sagen dazu, wie »es« laufen solle in diesen verletzten oder vom Tod bedrohten Leben, die da in meiner Krankenkartei erfasst sind? Halt! Bloß keine Melodramatik! Mach deine Pflicht und mach sie gut. Solltest du nämlich nicht mehr an deinen Platz zurückkehren (rein statistisch ist das zwar unwahrscheinlich, aber immerhin möglich), muss ganz einfach dafür gesorgt sein, wie es mit deinem »Patientenstamm« weitergeht. Das ist vorläufig alles.

6. April 2003

Unterwegs zum Spital. Wie bedrohlich der Krebs hinter mir her ist, wissen wir nicht. Also unterhalten wir uns im Auto darüber, was wir vermuten. Mit an Sicherheit grenzender Wahrscheinlichkeit (ein beliebter Ausdruck in der Rechtsmedizin) wird man mir in weniger als vierundzwanzig Stunden die Potenz genommen haben – worüber man sich keine Gedanken macht, solange man sie hat.

Wir profitierten sehr unterschiedlich davon, häufig nicht einmal jede Woche. Als Assistenten und auch später im Beruf waren wir oft über Wochen vierzehn Stunden täglich oder länger im Schuss. Sehr spät abends kamen wir dann endlich zusammen, der Magen leer und der Kopf noch mit Spitalkram voll, mit Patientensorgen und allem ungewöhnlich Neuen, das wir einander erzählen mussten – und danach noch Sex? Ob wir überhaupt begehrten? Müde und impotent waren für uns nie dasselbe. Zehn Stunden happiger Gartenarbeit am Wochenende, als wir als finanzschwache Studenten die Verwaltung eines Wohnblocks mit allem Drum und Dran besorgten, und hinterher Sex – kein Problem, wenn die Lust darauf da war. Brauchten wir *ihn,* war *er* bereit.

Das Thema regt an und lenkt ab. Auf der neu gestalteten Verzweigung vor der Stadt hätte ich um ein Haar vergessen, in die Spur Richtung Spital einzubiegen.

Reni lacht: »Und vergessen, wie es war, als ich zu dir gezogen bin, hast du nicht?«

Es war grässlich. Ich hatte sie kurz nach der Eidgenössischen Matur, die wir beide bestanden, zum Nachtessen eingeladen. Und sie zog, das Pyjama in der Handtasche, sogleich und endgültig bei mir ein – die normalste Sache der Welt ... Es musste jetzt einfach sein. Aber zugleich mit dem diskreten Duft ihres Parfums, das mich zärtlich stimmte, verbreitete sich etwas Unheimliches bis in die hintersten Ecken meiner Wohnung, kaum war Renata über meine Schwelle getreten und hatte die Tür hinter sich entschieden zugezogen: die Angst vor dem Versagen, nie zuvor gekannt. Ich wusste von ihr, sie war noch keusch. Wie und wo soll man? Was tut sie? Wann muss ich? Zum allerersten Mal bekam ich einen Vorgeschmack davon, wie es einem Mann zumute ist, der fürchtet, dass er, kommt's drauf an, vielleicht nicht können könnte.

Damals in Lissabon, wohin mein Chauffeurjob mich einmal geführt hatte, war das anders. Mutig hatte ich am Hafen die Tür zu einer Bar aufgestoßen, mutig mir ein Bier bestellt. Ich muss so lange zur Theke hinübergestiert haben, dass die Frau, die es betraf, vom Hocker glitt, daherstöckelte, auf meinen Knien sich einen scharfen Mix genehmigte und dazu sogleich auch einen Handel mischte, in unverständlichem Englisch und mit unmissverständlichen Gesten.

Ein Taxi, das ich – wie übrigens auch, was noch kommen sollte – im Voraus zu bezahlen hatte, brachte uns in ein Quartier, wovon mir nichts erinnerlich geblieben ist als ein unbestimmtes Dröhnen in der Luft. Dabei war ja Nacht, Mitternacht wohl längst vorbei. Möglicherweise befanden wir uns nahe den Werften. In einem dürftig erleuchteten Treppenhaus stöckelte die Frau voraus. Bei einer Tür drang über der Schwelle ein schwacher Streifen Licht hervor. Jemand schimpfte. Ich flüsterte. »Deine Mutter?« – »Die Vermieterin.« – »Was will sie?« – »Geld. Immer Geld.« Sie schob einen Schein unten durch, wie man einen Parking-Automaten füttert, ein Trippeln, und das Licht hinter der Tür erlosch.

Gegenüber wurde ich in ein abgeschrägtes Zimmer gezogen. Um ein Haar hätte ich mit dem Kopf ein schäbiges Deckenlämpchen aus der Aufhängung gestoßen. Mit einem roten, brandfleckigen Fetzen umhüllt, sollte es vermutlich schummrig wirken und schamlos machen. Das Dröhnen hörte nicht auf, es war draußen und doch auch irgendwo in meinem heißen Kopf, denn die Frau zog sich, ohne zu zögern, aus.

Wohin ihre Kleider verschwanden, darauf achtete ich nicht, aber sie deutete mir, meine Sachen über einen Ständer zu hängen, wie er in Schneiderateliers steht. Mir war, als sähen Kittel, Hemd und Hose mir ordentlich verwundert zu. Und wäre dem so gewesen, sie hätten ihn bolzengerade stehen sehen, keine Spur von Anfechtung, keine Spur von Wanken.

In dem beklemmend kahlen Raum muss noch Platz für ein Bett gewesen sein, denn darauf lag jetzt die Frau, öffnete die angezogenen Schenkel und bot mir ihre üppigen Brüste dar und alles andere. Zum Ausklang der geschäftigen Kapriolen und dosierten Seufzer flüsterte sie ein liebesdienstliches *»more later«*, erhob sich, hockte im dunkelsten Winkel neben dem Kleiderständer breitbeinig über eine Emailleschüssel und schöpfte und spritzte sich mit den Händen Wasser in den Schoß. Auch der Rest war Dröhnen drinnen und draußen, denn man stritt sich schon im Treppenhaus ums Geld fürs Taxi. Soweit ich mich erinnere, zog ich den Kürzeren, wie übrigens auch bei *more later,* und in bösem Schweigen wurde man zurückgefahren. Ein leeres Portemonnaie, ja, das schon, aber Angst vor dem Versagen, nein, zu keiner Zeit.

Es kam vor, dass unterschiedliche Vorlesungspläne uns für einige Stunden trennten. Ein halbes Semester studierte Renata Mathematik und Physik, bevor wir uns gemeinsam der Medizin verschrieben. War ich allein, dachte ich gierig an sie, stellte sie mir nackt und wehrlos vor oder in Reizwäsche und dominierend. Kam sie nach Hause, würgte ihn die Angst augenblicklich ab. Im Hallenbad wartete ich bei jedem Zug darauf, dass er endlich steif werde. Es gelang mir nicht mehr, ruhig unter Wasser auszuatmen, weil ich zwanghaft das Kinn auf die Brust drückte, um zwischen die Beine zu gucken – und vergaß natürlich, dass ich nie zuvor beim Schwimmen eine Erektion gehabt hatte …

Hand in Hand marschierten wir morgens zur Uni. In der schneidenden Kälte zog sich meine Gesichtshaut zusammen, aber ich Kamel wartete darauf, dass sich in der Hose etwas entfalte… Sonntagsspaziergang im Quartier. »Ich wünschte mir halt schon«, sagte Renata leise, »dass du mich bald einmal zu einer richtigen Frau machst…« Mir brach der Schweiß aus. Zwischen den Beinen blieb es entsetzlich ruhig. Saßen wir nachher in einem Tea-Room, konnte ich plötzlich melden: »Ich glaube, jetzt tut sich etwas…« Und schon tat sich nichts mehr. Ich versteifte mich, aber er wurde nicht steif.

Renata nahm es vorwiegend locker. Wir verstanden eigentlich beide, was meine Hemmung auch noch bedeutete: die endgültige Bedrohung meines Junggesellenlebens ohne Bindungen…

An einem Ball der Jugend-Theatergruppe war ich Barbara begegnet, meiner federleichten ersten Liebe. Aber danach? Man verstrickte und verfehlte sich in aussichtslosen Beziehungen, bis sich Barbara nach Jahren wieder meldete – und bald darauf die Verbindung löste.

Später, in der Türkei, das Getändel mit einer blond toupierten Tanzlehrerin, die ich damit ärgerte, dass ich im Bett Erdnüsschen in ihrem Frisurturm verschwinden ließ – und dann Schahdan, die Oberschwester im Lepraspital, die nach einer intensiven Zeit endlich doch der türkischen Familientradition und ihrem Freund gehorchte, obschon ich eigentlich, Ring ausgenommen, mit ihr verlobt war… Nicht mit jeder Frau habe ich geschlafen. Aber nie war die mangelnde Erektion ein Problem.

Im Geheimen kaufte ich Sexhefte – das allein schon eine Höllenprozedur. Verlobungsring vom Finger, in Kleidern, die ich sonst nie trug, zu einem Tankstellenkiosk. Mit klopfendem Puls und heißen Ohren mit den Dingern zur Kasse. Die Frau bediente mich mit verächtlich schrägem Mund, da war ich sicher, voller Abscheu rollte sie die Hefte zusammen und schob mit spitzen Fingern einen Gummiring darüber. Mit verkrampfter Kehle brachte ich ein heiseres *»merci beaucoup«* hervor. Die Verkäuferin verzog noch verächtlicher die Lippen, ließ den Schund in eine Plastiktüte gleiten und wusste natürlich sofort: Dieser fiese Lustmolch ist alles andere als ein Welscher – dabei machte sie bloß ihren Job, nichts von Abscheu, nichts von verächtlich, sie war bloß erschöpft, wollte endlich schließen und nach Hause, ich war ihr bestimmt egal.

Doch, oh Glück und Wunder, kaum daheim, die ersten Seiten umgeblättert – und schon brauchte er Platz. Und ich riss und schob die Hose hinunter, strampelte sie mir von den Füßen: Also! Was hast du denn! Schau doch, spür doch! Und ich johlte und hüpfte in der Wohnung herum, und er hüpfte mit. Was ist denn los, was tut er denn, he, was? Er steht! Also ist er intakt, und du bist ein ganz großes Kalb! Aber jetzt – wohin mit dem papierenen Aufsteller? Ich rannte glücklich die Treppen hinab vors Haus und schwatzte ununterbrochen läppisches Zeug. Die Hauswartin vom Parterre trug die getrocknete Wäsche vom Vorgarten herein. Beinah wäre ich in der Dämmerung mit ihr zusammengestoßen. Wenn sie gewusst hätte, was ich Pikantes in meiner Tüte trug und aufs Velo klemmte!

Ich pedalte hinaus vor die Stadt. Wo ein Nebensträßchen einem Abhang entlangführte, der feldeinwärts steil abfiel, riss ich den Ballast in voller Fahrt vom Gepäckträger und warf die Tüte in hohem Bogen die Böschung hinab. Und nichts wie abgezischt. Ich stellte mir vor, irgendwo dort unten arbeite kurz vor Feierabend noch ein Mann, ledig ist er, Mühe mit den Frauen hat er, ist noch schüchterner als ich, nie würde er es wagen, ein Sexheft zu kaufen, verflixt und verflucht, und jetzt fliegt ihm an diesem kalten Abend im Spätherbst eine Wundertüte an den Kopf. Was Teufels …? Ich hätte ihm das Himmelsgeschenk von Herzen gegönnt, die Bildchen, die mir bewiesen hatten: Du bist nicht impotent!

Aber es war zum Verzweifeln: Als wir es erneut versuchten, wurde er wiederum schwach. Ich suchte meinen gütigen Hausarzt Doktor Gubler auf, und dieses Mal wusste Renata davon. Er gab mir kein aufstellendes Testosteron, wie ich mir wünschte. Aber er nahm sich eine Stunde Zeit für seinen guten Ratschlag, bot auch ein gemeinsames Gespräch mit meiner Verlobten an.

Es war nicht mehr nötig. Kaum eine Woche später rannte und hüpfte ich nach Mitternacht die Allee zur Altstadt hinunter, und ich lachte und führte Selbstgespräche. Du hast soeben eine Frau entjungfert, jawohl, sagen wir's doch einmal medizinisch, die sogenannte Defloration vollzogen hast du, Donnerwetter, aber was ist denn schon dabei, war ja eigentlich gar keine große Sache! Renata wachte nicht auf, als ich wieder zu ihr ins Bett schlüpfte. Und bald machte ich im Tagebuch Strichlein, wie oft wir im Monat …

Wir sind angekommen. Ein Schwesterngesicht kenne ich noch. Auch Frau Matoschi ist noch da, die albanische Spitalgehilfin, deren Gründlichkeit mir bereits im vergangenen November aufgefallen war. Ich komme auf die gleiche Abteilung zu liegen, sogar ins gleiche Zimmer.

Abendvisite des Urologen. Meine Fragen: Wenn trotz zweiter Operation erneut ein Karzinom – was dann? Im Wesentlichen vier Optionen: *watchful waiting,* Bestrahlung, palliative Hormontherapie, Kastration.

7. April 2003

Es ist halb sechs. Kaum geschlafen. Gründlich geduscht. Beim Anziehen der blöden weißen Thrombosestrümpfe hat's mich vor Elend geschüttelt. Laut gesagt: »Tapfer sein.«

Das Leben ist gemein – falsch. Doch nur momentan und auf mich bezogen. Aber sonst? Das Leben ist, wie es ist: neutral. Nichts anderes, nicht mehr. Das sollten wir doch seit der Studentenzeit wissen. Heute gesund, morgen Krebs. Heute fröhlich, morgen tot auf der Straße. So ist das Leben. Alles andere, mit Verlaub, ist Glück, Zufall, falsche Hoffnung (einen Tugendbold wie dich wird's ja wohl nicht treffen …).

Pünktlich um sechs bringt die Nachtschwester die Prämedikationstablette.

Heinz Rühmanns Memoiren »Das war's« angefangen. Die Augen fallen mir von Zeit zu Zeit zu. Was ich noch mitbekomme: Rühmann verließ kurz vor dem Abitur das Gymnasium, um Schauspielunterricht zu nehmen.

Ich denke an unseren Michael.

Sie holen mich.

13. April 2003

Seit dem 11. April von der Intensivstation zurück. Aufenthalt verlängert wegen schwerer Nachblutung am zweiten postoperativen Tag. Zweiteingriff war nötig, Blutverlust groß, Fremdblut erhalten. Mein eigenes Blut im Eimer. Schwierige Tage. Extrem geschwächt. Dankbar für die kleinste Handreichung. Die Pflegenden einfühlsam. Ein einziger Missklang: Ich sollte, zum zweiten Mal operiert, zum ersten Mal an den Bettrand sitzen und aufstehen. Noch gar nie im Leben hatte ich mich so elend und schwach gefühlt.

Eine Schwester stand vor mir. »Knie durchstrecken! Schauen Sie geradeaus! Warum können Sie nicht – jetzt strecken Sie doch endlich die Knie!«

Die IPS ist dazu da, den vom Schicksal Gebeutelten nach einem gesundheitlichen Purzelbaum oder chirurgischen Eingriff das Weiterleben schmackhaft zu machen. Und tatsächlich: du lebst. Aber das IPS-Leben spielt sich irgendwie außerhalb deiner selbst ab. Chirurgen und Mediziner stehen immer mal wieder zu beiden Seiten deines Betts, zücken das Stethoskop, horchen, nicken, klopfen und ziehen die Brauen hoch, als wäre daran dein Lebensfaden geknüpft. Dir bleibt das Unwohlsein (der Schmerz ist medikamentös unterdrückt), dir bleibt das schweißnasse Bett, das Wachsein und Dösen, aber du nimmst dich nicht wahr. Nicht du liegst. Dein operierter Körper liegt, eine schwere Bürde für den Geist, der sich nur mühsam aus dem hinderlichen Netz befreit, das die Narkose über ihn geworfen hat. (Renata würde vehement widersprechen: Es ist nicht die Anästhesie! Nie ist das Gehirn besser mit Sauerstoff versorgt als während einer Narkose. Es sind die Beruhigungs- und Schmerzmittel vor- und nachher, die benommen machen.) Der Körper müht sich ab, fingerbreit Position zu ändern – und gibt augenblicklich auf, weil Kabel und Schläuche zerren. Bist du's, der daran hängt? Und wenn du es bist: Warum hängst du? Wo bist du?

Irgendeinmal gelingt's dann doch, den Kopf nach einer spaltbreit offenen Glastür zu wenden. Was man trotz Lamellenvorhängen erraten kann davor: Übergaberapporte, Kardexvisiten, Geläuf, gedämpftes Reden und Schwestern-Geflüster, von Lachen übertönt. Immer wieder lacht derselbe Mann, störend, schmerzhaft bis zuinnerst. Soll es dir ums Lachen sein? Aber was geschah mit dir? Was war in den letzten Tagen und Stunden? Und jetzt – wie spät? Nacht? Nachmittag? Die Infusion wird umgehängt – weshalb eine Infusion?

Die immer freundlichen, guten Geister bemerkst du erst, wenn sie neben dir stehen, man streicht mit einem eiskalten Ätherbausch der Flanke entlang, du weißt, man prüft das Niveau deiner Lumbalanästhesie, sie sitzt vermutlich nicht richtig, denkst du, denn du bist ja eigentlich Arzt, aber noch bevor die Schwester die Bettdecke wieder fallen lässt, bist du nicht mehr Arzt, bist wieder weg, beduselter Patient … *Was dem Menschen dient zum Seichen* … Rechterhand, weit außerhalb der gläsernen IPS-Zellenwände, Reihenhäuser jenseits eines Feldes, man kommt aus einer Tür, ein Mann geht mit dem Hund spazieren, Kinder auf Fahrrädern, Schulkinder wohl, demnach Morgen, darum erlöschen auf einmal die Lampen entlang der Straße … *damit schafft er seinesgleichen* … Warum Heine, ausgerechnet jetzt?

Schon wieder wird Infusion gewechselt, wieder Dämmern, Schwitzen. »Ihr Antibiotika …« Es heißt Antibiotikum in der Einzahl, denkt der Arzt, aber sagen mag der Patient nichts, und vermutlich Stunden später steht wieder eine Schwester da: »Ihr Analgetikum.« Aha, diesmal sagt sie's korrekt … *Auf demselben Dudelsack* … Aber warum ein Analgetikum, wenn ich doch eine Lumbalanästhesie habe? Eben ja, die Anästhesie sitzt wahrscheinlich nicht optimal.

Der IPS-Patient vermag nicht zu denken, und der Arzt im Patienten findet keine Antwort. Bin ich denn noch Arzt? Werde ich je wieder Arzt sein? Und warum lässt mir das Gedicht keine Ruhe: *Was dem Menschen dient zum Seichen, damit schafft er seinesgleichen. Auf demselben Dudelsack* … Heines Verse haben mir immer gefallen, ich habe sie oft zitiert, als ich noch ein ganzer Mann war, jetzt bin ich operiert, halber Mann, halbe Portion, nie mehr werde ich seinesgleichen schaffen, als Arzt weiß ich das …

Dann wieder Schritte und Tuscheln im Gang, der an meiner Zelle zwischen innerer und äußerer Glaswand an der IPS vorbeiführt, draußen läuft das Leben vorbei, Besucher, die kurz hereinschauen, denn wieder einmal ist es hell. Vormittag oder Nachmittag? Sie wenden sich ertappt ab, wenn sie sehen, dass ich sie sehe … *Dudelsack, spielt dasselbe Lumpenpack* … Ein Helikopter landet und startet, in den Reihenhäusern gehen die Lichter an, also wird es Abend, und wieder kommt eine Nacht, eine unruhige, stundenlose Nacht, die unversehens wie nie gewesen vorüber ist, weil ich in leichten Schlummer falle von Lachen zu Lachen des rücksichtslosen, albernen Pflegers vor der Tür mit dem Lamellenvorhang … *Lumpenpack* …

Heute schon dreimal geheult. Zu Frau Ricklin, der Teilzeit-Krankenschwester mit dem sonnengebräunten, gütigen Gesicht, deren fröhliches Wesen mir auch im vergangenen November manches erleichtert hat: »Wenn ich's dann sage, gehn Sie doch bitte für einen Moment hinaus. Sie dürfen von Ihrem Patienten alles sehen … wirklich alles – aber seine Tränen nicht.«

Es ist für niemanden gut, mit seinem Kummer allein zu sein. Aber zum Weinen ist ein Privatzimmer ideal.

14. April 2003

Frau Knesic, im November meine Nachtwache, bringt das Mittagessen. Sie wundert sich, dass mir ihre geänderte Frisur auffällt. Wie oft ist sie neben meinem Bett gekauert und hat das Blasenspülwasser abgelassen? Weit über zwanzig Fünf-Liter-Beutel hat sie an den Infusionsständer gewuchtet. Sie war in jeder Nacht gut gelaunt, immer freundlich, immer ruhig. Wissen die sogenannten Gesundheitsökonomen wirklich gut genug, wie unendlich wichtig eine Frau Knesic fürs Gesundwerden und fürs Gesundheitswesen ist?

Die Haare gewaschen. Erstes kurzes Freudengeheul. Als Seminarist war dieser »Geierruf«, wie ihn mein Freund Red bezeichnete, mein Markenzeichen. Der explosive Laut kommt durch das plötzliche Aufheben der lange zurückgehaltenen forcierten Einatmung zustande.

Telefon von Renata. Einsichten, die ich in wochenlangem Grübeln nur nebulös gewinne, formuliert sie mühelos. Ich sagte, gestern sei ich seelisch und körperlich auf dem absoluten Tiefpunkt gewesen.

»Klar«, gab sie sogleich zur Antwort. »Solang du dich wirklich jämmerlich gefühlt hast, konntest du gar nicht über deinen Zustand urteilen. Gestern ging es dir vermutlich immerhin ein bisschen weniger miserabel. Darum warst du imstande, zu realisieren, wie schlecht es dir momentan geht.«

So einfach ist das. Sie ist einfach gut.

Viel Zeit für Sentimentales.

Viel Zeit zum Nachdenken über meine Situation, die ja immer auch unsere Familie betrifft.

Als Hausmann dachte ich einmal beim Abwaschen: Eine Familie zu haben, ist wie ein Menü mit gehacktem Spinat. So wie »die Familie«, kaum gegründet, den hintersten und letzten Lebensbereich berührt und verändert, so geht's mit dem Spinat: Man schätzt ihn, man isst ihn gern, schöpft zwei- oder dreimal, und er sättigt – aber hinterher hat man ihn überall: am Zahnfleisch, im Spülwasser, an der Abwaschbürste und am Lappen.

Schreiben im Bett ist mühsam. Denken auch, finde ich, denn ich habe starke Schmerzen irgendwo hinten unten. Man gibt mir Tropfen. Sie helfen. Gleichzeitig verursachen sie, da ich starke Schmerzmittel nicht gewohnt bin, in der verabreichten Dosis wieder die Benommenheit wie in der IPS. Und doch möchte ich gerade heute ein wenig an unsere Familie denken. Sie ist mir ja nicht erst das Wichtigste, seit ich weiß, dass ich Krebs habe. Vermutlich sind wir eine ganz gewöhnliche Familie. Wobei mir nicht klar ist, was ich damit meine. Weil wir zwei Kinder haben, wie es die Statistik von der Durchschnittsfamilie errechnet hat? Weil wir nach neunundzwanzig Jahren immer noch beisammen sind? Urteilt man darüber mit Bünzli- oder Füdlibürger-Familie? Ich weiß die Antwort nicht. Also weiche ich in die Familiengeschichte aus.

Renata ist das zweitälteste von fünf Kindern aus einer gemischt katholisch-reformierten Verbindung. Mit ihrem einzigen Bruder Beat soll sie sich während der Kinderzeit am besten verstanden haben. Nach der Handelsschule war sie Sachbearbeiterin bei einer europaweit tätigen Firma im Welschland, bevor sie ans Abendgymnasium ging und halbtags einen Bürojob versah. Der Vater ein Elektroingenieur, daheim ein Tüftler und Alles-selbst-Reparierer, im jungen Israel im Rahmen einer UNO-Mission am Aufbau des Telefonnetzes beteiligt. Nach der Pensionierung wurde es offensichtlich: Er hinterging seine Frau – mit seinem ersten Computer. Tage-, nächte-, wochen- und monatelang saß er davor. Essen und Ehebett erkalteten. Dafür erwärmte sich der Autodidakt am selbst ertüftelten Programm zur Verwaltung seiner Immobilien.

Sein letztes Haus wird in diesen Monaten schlüsselfertig. Wir alle brauchen ein Nest. Warum sollten sich die Alten keines mehr bauen dürfen, wenn doch das Nestpolster ausreicht? Über manche neue Schwelle, einmal auch in Kanada, ist der heute fünfundachtzigjährige Ingenieur geschritten mit seiner Anna Göldi, von ihrem Gynäkologen als »die letzte Hexe«* geneckt. Sie weiß, dass es diesmal die letzte Schwelle sein wird. Es ängstigt sie nicht. Als Älteste eines Viehhändlers hütete sie im St. Galler Rheintal jahrelang barfuß die Schafe. Sie weiß, dass nicht nur Vierbeiner sterben müssen, wenn ihre Zeit gekommen ist.

Auch auf meiner Seite des Stammbaums galt seit Jahrhunderten bäuerliche Tradition. Durch Kaiserschnitt zur Welt

* Die Dienstmagd Anna Göldi wurde 1782 in Glarus als letze »Hexe Europas« hingerichtet.

gekommen, war ich das zweite und letzte Kind meiner Mutter. Aber nicht, weil bei der Sectio etwas schiefgelaufen wäre, gab's nachher keine Geschwister mehr. O nein. Kaum hatten sie mich ans Licht gezogen, wurde die Wöchnerin unterbunden. Hat man sie zuvor gefragt? Hat sie zugestimmt? Ach woher. Später einmal habe man es ihr gesagt – und womöglich hätte sie noch dankbar sein sollen. Der Grund war: Es galt zu verhindern, dass ein mittelloser Gelegenheitsarbeiter noch weitere Bälger in die Welt setzen konnte, die der Armenfürsorge zur Last fallen würden.

Meinen Vater kenne ich bloß von einigen Fotografien. Die vergilbteste stammt aus der »Schweizer Familie« oder dem »Gelben Heft«. Ich schlafe auf dem Arm meines Vaters. Daneben auf der Bank mein Bruder, zur Feier des Tages ein Sennenkäppi auf dem Kopf. Was gefeiert wurde: Gut drei Jahre zuvor war die Kirche in Saanen nach einem Blitzschlag abgebrannt. Am Bettag 1943 wurden die neuen Glocken eingeweiht. Ein Reporter muss uns als niedliches Sujet entdeckt haben. Die Bildlegende »Großvater hütet die Kleinen« stimmte zumindest optisch. Und doch war der Großvater unser Vater.

Er stammte aus einer Zwölfkinderfamilie. In erster Ehe hatte er eine acht Jahre ältere und keineswegs mittellose Bäuerin geheiratet. Sie schenkte ihm zwei Töchter, meine Halbschwestern, beide verstorben, aber deren Kinder mit Ausnahme des jüngsten älter als ich. Als seine Frau starb, wurde er arm. Haus und Umschwung musste er nach und nach verkaufen. Trotzdem kam er nicht ohne Hilfe im Haushalt aus. Die Hilfe war fünfundzwanzig Jahre jünger, klein gewachsen, schüchtern, arbeitsam und anspruchslos und bald einmal schwanger mit meinem Bruder.

Bei meiner Geburt war mein Vater fast fünfundsechzig. Ein sogenannter Tagelöhner war er geworden – was ähnlich klingt wie Tagedieb und doch nicht dasselbe ist, auch wenn die Bezeichnung eines von Tag zu Tag bezahlten Arbeiters den Beigeschmack hat, der Betroffene lebe in den Tag hinein. Im Winter verdingte er sich als Holzfäller, im Sommer zum Heuen. Er verstand sich auf beides. Als Bauernsohn aufgewachsen, war er nach dem Tod seines ältesten Bruders der einzige männliche Nachkomme und durch Teilung zu viel Grund und Boden gekommen. Vier seiner Geschwister waren im Jahr nach der Geburt gestorben, ein jüngerer Bruder sei neunundzwanzigjährig als Kammerdiener in Paris an Tuberkulose abgeserbelt. Zu teilen gab's unter den Söhnen des Ältesten und den fünf verheirateten Schwestern. Mein Vater erhielt den Hof und weitläufiges Land auf dem sogenannten Oberbort in Gstaad.

16. April 2003

Mühe mit Einschlafen. Nach Mitternacht mehrheitlich langweilige Fernsehprogramme. Ein Sender bringt Erotik. Nichts tut sich bei mir. Nichts, nichts. Wie im vergangenen November Test mit eingelegtem Katheter. Damals hat es höllisch geschmerzt, aber er stand augenblicklich. Jetzt tut's andernorts weh, weil sich nichts tut. Alles und noch viel mehr hat man weggeschnitten, also auch das Gefäßnervenbündel in Kapselnähe. Und damit die Potenz.

Lautes Selbstgespräch. Ob mich draußen auf dem Gang oder in den Zimmern nebenan jemand hört? »Ein Spinner!«, werden sie denken.

Die Histologie ist eingetroffen. Ich fühle mich gut, als könnte ich mit dem Leben nochmals von vorn anfangen. Ein ausgedehntes Karzinom, Kapsel der Prostata hingegen noch nicht überschritten. Alle resezierten Lymphknoten tumorfrei. Das heißt: Nach medizinischem Wissen keine Metastasen. Das heißt: Aufschub mit dem Sterben. Möglicherweise viel Aufschub. Zurück in die Ecke, Tod!

Wenn auch Kathrin das sagen könnte!

Sie wurde in Bern operiert. Wir liegen zu gleicher Zeit in verschiedenen Spitälern. Ihre Diagnose: weit fortgeschrittenes, metastasierendes Kolonkarzinom. Anschließend sei Chemotherapie geplant. Allein schon das Wort mache ihr Angst, sagt sie am Telefon. Sie akzeptiere die Behandlung, wolle aber gleichzeitig alternative Medizin probieren. In ihrer momentanen Situation kann ich ihr nur zustimmen. Meine ganz große Angst um ihr Leben muss ich für mich behalten. Aus Venezuela habe ihr Bruder angerufen und geraten, sie solle sich sofort in die USA verlegen lassen, dort seien die besten Ärzte. Dies kann ich ihr überzeugt ausreden. In jedem größeren medizinischen Zentrum werde ihre Krankheit nach vergleichbaren Richtlinien behandelt. Krebstherapien würden dauernd weltweit dem neuesten Standard angepasst.

»Auch die Pflegequalität?«, fragt Kathrin. »Hier gibt man sich enorm Mühe. Die Schwester erklärt mir, wie ich mit der Telefonkarte direkt eine Nummer einstellen kann, der Pflegerschüler bringt Tee und fragt, ob ich wisse, wie die Sonnenstore funktioniere. Wirst du auch so gut umsorgt?«

Wir kommen ins Palavern.

Alles Schicksal? Alles Zufall? Alles vorherbestimmt? Anscheinend kann, finden wir, beides wahr und beides falsch sein. Rückblickend scheint es immer nur den einen Weg gegeben zu haben, den ein Menschenleben nehmen konnte. Wer bestimmt den Weg? Der Mensch selbst? Eine Macht außerhalb? Warum will Christian Bruderherz alljährlich einen Check, und sie hat es nie für nötig gefunden? Ergibt sich der Weg aus den Begegnungen mit andern Menschen und deren Schicksal? Ist er vorgezeichnet, und wir gehen und fahren und bemühen uns bloß, den Schlaglöchern auszuweichen? Den einen gelingt's, jeden scheinbar ungerechten Stolperer positiv zu verarbeiten und ihr Leben dementsprechend einzurichten. Andere sehen beim Blick zurück bis an die Schwelle des heutigen Tages nichts als Enttäuschungen, Hindernisse, nur Trübes.

Über Gott und Glauben nicht gesprochen. »Lassen wir beides vorerst einmal aus dem Spiel ...«, sagte Kathrin. Und nach kurzer Pause, bevor wir auflegten: »Sie dürften doch wirklich ein bisschen sexy sein, du weißt schon, mit Herzchen und so ...«

Damit hatte sie aber nicht Glauben und Gott gemeint, sondern die lästigen Thrombosestrümpfe.

Liebe tapfere Kathrin.

Eiger, Mönch und Jungfrau, meine drei Überheblichen, glühen im schönsten postkärtlichen Abendrot. Ich blicke jetzt ohne Wut zu den Bergen hinauf. Vorhin wurde mir schlagartig klar, warum ich während des ersten Spitalaufenthalts derart wütend auf sie war und was sie mir mit oder ohne Abendrot sagen wollen. Ich müsste es eigentlich seit vielen Jahren wissen – so wie ich es einmal festhielt:

»Dass jeder Mensch ein Schicksal hat, dem er nicht entgehen kann. Dass dieses Unausweichliche seit jeher zum Menschen gehörte und ihn trotz Spitzenmedizin und Technik weiterhin begleiten wird. Ewig sozusagen.«

Stehen die drei Berge nicht für die Ewigkeit? Und ist ihre Botschaft nicht ebenso simpel wie klar? Du kannst nicht ausweichen. Also musst du akzeptieren und standhalten. Etwas anderes gibt es nicht.

Seit ich heute Abend das Aha-Erlebnis mit Eiger, Mönch und Jungfrau erfahren habe, bin ich mit den dreien ausgesöhnt. Staunend sehe ich den Vollmond über der »Schynigen Platte«

aufgehen neben den Bergen, die ich gehasst habe, bloß, weil ich mich auflehnte, die Krebsdiagnose zu akzeptieren. Nachdem sich das Mondlicht ganz über die Eisfelder der Jungfrau ausgebreitet hat, lösche ich sehr zufrieden das Leselämpchen. Vor dem Einschlafen nochmals angeknipst, um einen Reim loszuwerden:

Macht in meinem bisschen Leben
irgendwas noch Sinn,
kann es einzig dieses geben:
Dank und Disziplin.

Gründonnerstag

Der allerletzte Schlauch, der Blasenkatheter, ist gezogen. Geht mir sofort besser. Komisches Gefühl, vollkommen undicht zu sein. Nun also kommt eine neue Zeit: die Windelzeit. Hoffentlich für nicht allzu lange.

Gesundwerden ist etwas Wunderbares. Nach jeder Operation, sogar nach einer heftigen Grippe entsteht das Gefühl in uns neu. Heute Nachmittag lange geduscht. So ähnlich ist's mit dem Glücksgefühl. Es rieselt über dich hinab und erreicht auch den letzten Fleck verborgener Haut. Aber nicht genug damit, sperrst du auch noch den Mund auf und willst das Rieseln und Plätschern auf der herausgestreckten Zunge spüren. Genesen und glücklich sein … wie gut. Wie schön! Noch vor drei Tagen war es mir nicht möglich, zu telefonieren, ohne beim geringsten Anlass in Tränen auszubrechen. Ich wollte dem Laborteam im Spital Saanen für den schönen Blumenstrauß danken. »Wasser vom Hahnen braucht man den Blumen nicht zu geben …«, konnte ich eben noch krächzen und meinte, einen guten Witz zu machen. Und schon musste ich heulend den Hörer auflegen.

Zweiter Erektionstest. Ich zappe in Erotikfilmchen und Sex-Reklame herum, von frivolen Szenen zu verrenkten Posen, vor und zurück – absolut nichts. Dafür später im Urin schwimmend erwacht. Pyjama, Leintuch, Unterlage, alles nass. Von der Kunst, sich als Einundsechzigjähriger eine Windel wasserdicht umzulegen.

Karfreitag

Ich habe Renata von den enttäuschenden Tests erzählt. Ihr Einwand: Vielleicht Penis-Aufstand erst nach Monaten. Geduld und abwarten.

Ohne Windel im Bett. Der Urin tröpfelt in die Flasche. Blick unters Leintuch: Das war mein Penis. Unter der Dusche am frühen Morgen vor der Operation noch prall wie eine frische Gurke. Manchmal strotzend und warm gestanden bis unter den Nabel. Gab mir öfters das Gefühl: Wie schön ist doch das Leben! Du bist wahrhaftig noch ein Prachtskerl, ein Bock! Wie hart fühlte er sich an! Und jetzt: Was für ein lahmes Würstchen hängt da im Urinflaschenhals, ojemine.

Impotenz: Keiner zu klein, kleiner zu sein.

Telefon mit Kathrin. Wir seien Kompatrioten, Leidensgenossen. Thema heute: Bleibt uns genug Zeit, das Schicksal zu akzeptieren?

»Weißt du, ich habe hurenviele Lebermetastasen!« So habe ich Kathrin noch nie reden hören. Und dabei weiß sie noch nicht einmal die ganze schreckliche Wahrheit über ihre Überlebenszeit. Ihre momentane Schwierigkeit, die Hilfe von gut meinenden, tröstenden Leuten jetzt nicht einfach abzulehnen, weil sie zuerst im eigenen Innern Ordnung machen müsse. Später werde sie fremde Hilfe sicher nötig haben. Zurzeit habe sie noch keine Ahnung, was dieser Krebs, der so total zur falschen Zeit komme, für sie bedeute.

Ostersamstag

Wundklammern weg. Mir ist so unsagbar wohl. Ich kann das Köfferchen aus dem Schrank reißen, Zahnbürste und Seifenschale zusammenraffen, den Morgenrock einpacken, auch wenn ich mich nach jeder Aktion total erschöpft aufs Bett fallen lassen muss – aber ich kann heim!

Kathrin kann nicht. Ich habe Aufschub erhalten. Sie nicht. Was man ihr auch bieten kann an Therapie – für sie gibt es keine zweite Chance.

Renata holt mich ab.

22. April 2003

Casa Lucertolina. Sehr gemächlich, nein, unendlich langsam nach Brissago hinuntergetrippelt. Ich holte *rosette,* eine Art Semmeln, während Renata noch schlief. Gestern in meiner neu angelegten Sammlung von Fachartikeln zum Thema gelesen: »Die radikale Prostatektomie ist auch heute noch ein großer chirurgischer Eingriff mit einem gewissen Operationsrisiko und einer längeren Erholungszeit.«* Wem sagen sie das. Unvorstellbar, dass ich je wieder so schnell gehen kann wie ein Gesunder. Beim Nachtklub unten an der Hauptstraße betrachtete ich ausgiebig die Fotos. Aber weder die langbeinige Dame mit den Sternchen über Brustwarzen und Schambereich noch jene, die mir, ein Pelzchen zwischen den Schenkeln, den prallen Hintern entgegenstreckte, brachten eine Regung zwischen

* Halid Bas: Ars Medici, 14/2003, aus The Lancet.

meinen Beinen zustande. Nichts. Einfach nichts. Ein schwacher Trost, dass Renata und ich diese Bildchen schon oft begutachtet hatten, ohne dass ich dabei jemals eine Erektion verspürt hätte.

Als ich ihr beim Frühstück rapportierte, vertröstete Reni erneut auf später. Lüsternheitstest für ungültig erklärt.

Wir liegen auf dem Balkon in der Sonne. Renata in Slip und BH, ich nackt, die Urinflasche zwischen den Beinen.

»Dürfen deine Brüste und der Rest nicht auch Sonne haben?«

Sie zieht sich aus, blinzelt listig. »Soll das etwa ein weiterer Test sein?«

Ich lege ihr die Hand in den Schoß. »Nicht unbedingt. Aber dies ist jedenfalls ein Testgriff.«

Und tatsächlich spüre ich bei mir irgendwo unten etwas wie Wärme, vermutlich das Gefühl, das früher einer Erektion unmittelbar vorausgegangen ist.

»Teste ruhig noch andere Griffe ...«, sagt Reni mit geschlossenen Augen.

Abends im »Giardinetto«. Wieder einmal sehr gut essen und feiern, dass es mir besser geht. Auch wenn ich auf einem Kinder-Schwimmreifen sitzen muss. Den Apéro stiftet das Pächterehepaar. Zum Essen eine Flasche Barbera, was für uns zu viel ist und eine große Ausnahme.

Sehr nah beieinander wandern wir heim. Wie wohl es tut, nach dieser schwierigen Zeit ein bisschen sehr betrunken zu sein.

Ich liege schon unter der Decke. Die weiße Spital-Netzunterhose garantiert perfekten Sitz der Windel. Reni in Unterwäsche neben dem Bett. »Jetzt hätten wir wohl ...«, sagt sie, streift den BH ab und schlüpft ins Pyjama. »Ich drücke mich einfach ganz fest an dich.«

An der Lust fehlt es nicht. Die Potenz ist weg, nicht aber die Fantasie. Und so kommt Reni in dieser Nacht zu mehr als »jetzt hätten wir wohl«. Zu guter Letzt spüre auch ich, wie schon gestern, irgendwo im Untergeschoß den Hauch eines Schauers. Obschon er liegt wie tot.

Zufrieden schlafen wir ein.

30. April 2003

Wieder daheim. Renatas Geburtstag. Gemeinsam in der Bijouterie. Später die Reklame im PickPay: »Potenzerl – Der superfreche Sahne-Likör«. Garantiert hätte ich vor der Operation diese wahnsinnig witzige Werbung glatt übersehen. Und heute haut sie mir eins in die Magengegend. Wollte ich wirklich »Magen« schreiben? Besagte Gegend befindet sich gut zwei Handbreit tiefer und hat mit dem männlichen Selbstwertgefühl zu tun. Wie muss es erst den Diabetikern, Alkoholikern, Hypertonikern, schweren Rauchern und Depressiven zumute sein, wenn sie dieser Reklame begegnen?

Apropos »Potenzerl«: Das Gegenteil heißt nicht mehr Impotenz, sondern sachlicher, neutraler »Erektile Dysfunktion«, abgekürzt ED.

Aus einem Artikel zur ED:

»In prä- und frühhistorischen Zeiten wurde eine intakte Erektion als mystisches Phänomen unter der Regie einer Gottheit verstanden. Dementsprechend waren bei einem Erektionsausfall Dämonen und böse Geister am Werk (...). Obwohl mit den Jahrhunderten monotheistische Religionen und ihre Heiligen die bösen Geister zu ersetzen versuchten, obwohl der

Zauberer durch den Priester abgelöst wurde, änderte sich nichts am – nun gepredigten – Glauben, dass eine intakte Erektion ein göttliches Geschenk bedeute, währenddem ein Erektionsausfall als Strafe für Sünden zu verstehen sei (...). Da im mittelalterlichen Christentum die impotenten Männer bei der Kirche keine echte Hilfe finden konnten, beteten sie weiterhin zu alten heidnischen Göttern (...). Dies rief wiederum die Kirche auf den Plan: Sie erklärte im frühen Mittelalter die Impotenz als Dämonen- und Zauberkrankheit. Sie wird im berühmten ›Hexenhammer‹, der für die Tötung Hunderter* unschuldiger Frauen verantwortlich zeichnete, immer wieder erwähnt. Abt Desiderius (1058–87) vom Benediktinerkloster Monte Cassino hielt als Papst Viktor III. fest, dass Untersuchung und Behandlung der Impotenz ausschließlich Sache der Kirche sei, was schließlich im (...) Kirchenrecht Eingang fand. Das dauerte so fort bis in die Neuzeit (...). Auch heute sind immer noch archaische Gefühle eines sozialen Ausgestoßenseins des impotenten Patienten in seiner Reproduktionsphase zu spüren. Er sieht sich in seiner Attraktivität gefährdet, da im Konkurrenzkampf mit anderen Männern mangels Fortpflanzung sein genetischer Code zu verschwinden droht.«**

Meine Reproduktionsphase ist abgeschlossen. Das heißt: Kinder werde ich keine mehr zeugen. Aber ich fühle seit kurzem dieses Ausgestoßensein extrem schmerzlich. Bin ich früher einer nach meinem Urteil attraktiven Frau begegnet, habe ich gelegentlich überlegt: Sollte Renata sterben – wäre es möglich, mit dieser Frau

* Nach anderen Quellen: Hunderttausender. Man kann sich vorstellen, dass viele der mächtigen und weniger wichtigen männlichen Herrscher, die Frauen als Hexen verfolgen, foltern und töten liessen, impotent waren und sich an den Frauen rächen wollten.

** Prof. Dr. D. Hauri: Schweiz Med Forum, 35, August 2002.

eine neue Beziehung aufzubauen? Selten einmal konnte ich es mir vorstellen. Aber jetzt ist auch diese Vorstellung nutzlos. Nicht bloß nutzlos – sie ist verboten. Ein impotenter Mann mit einem Schlappschwanz – wo käme er an? Wäre es möglich, als Mann dermaßen überzeugend zu sein, dass eine Frau sich für einen Impotenten interessierte? Nein. Nie! Ich habe neuerdings bereits ein Problem, wenn ich nur schon das Wort »aufstehen« höre. Und erst recht beim blöden Ausdruck »Aufsteller«. Alles und jedes ist heutzutage »aufgestellt«. Meiner ist total abgestellt.

1. Mai 2003

Zurück in der Praxis, vorläufig nur halbtags. Die Patienten neugierig. Ihre Fragen von sehr diskret bis plump. Das Inserat, die Praxis sei »krankheitshalber« geschlossen, ließ Gerüchte entstehen. Fragt man mich direkt, gebe ich ebenso direkt Antwort. Interessant, wie unterschiedlich Kranke reagieren, die zum Arzt kommen und von ihm Hilfe und Trost für ihr Wehweh erwarten, wenn dieser Arzt auf die Frage, wie es gehe, ehrlich antwortet und zu verstehen gibt: Verstehst du, Patient, auch mir geht es alles andere als rosig, auch ich habe momentan ein Wehweh.

18. Mai 2003

Sechs Wochen seit der Operation. Tagsüber läuft der Urin, ohne dass ich ihn halten könnte, nicht mal eine Minute. Nachts für wenige Stunden trocken.

Frust.

Vor vier Tagen erste Kontrolle beim Urologen. Auf seine Frage nach der Kontinenz gab ich genau Bescheid.

Seine Antwort: »Hie und da verlässt einer schon fast trocken das Spital ...«

Lieber Kollege, das hättest du besser nicht gesagt. Der Gedanke, ich könnte jener eine Fall von hundert sein, der nie mehr dicht wird, frustet grässlich. Mit zwei Medikamenten aus der Sprechstunde entlassen worden. Sie sollen helfen, die übrig gebliebene Schließmuskulatur zu kräftigen. Man fragte auch nach meiner Moral und meinte natürlich den Schlappschwanz. Was sollte ich antworten?

Dass die Moral super sei?

Gestern beim Waschen versucht, zwischen den Beinen so etwas wie eine Empfindung zu erzwingen. Es machte kurz den Anschein, als fließe Blut in den Penis, als werde er dicker und länger. Nichts dabei verspürt. Nichts Sicheres punkto Blutfülle. Vorhin in der Badewanne trotz Reiben an der Eichel überhaupt kein Gefühl. Wie soll man mit einem derart schlaffen und dünnen Zäpfchen je wieder Geschlechtsverkehr haben können, wenn nicht mal mehr Onanieren möglich ist?

Frust. Viel Frust.

Wieder einmal mit Liegestützen angefangen. Wenigstens auf Brusthöhe sollte ich ein bisschen zulegen können, wenn auf Lendenhöhe nichts mehr los ist. Bereits beim fünften Strecken eingebrochen.

Frust, Frust und immer wieder Frust. Aber dann laut: »Und wenn du bereits befallene Lymphknoten hättest oder gar Metastasen im Becken – was sagtest du dann dazu? Wofür würdest du dich entscheiden?«

Also weiter die Muskulatur im Beckenboden trainieren und hoffen, man werde irgendwann wieder dicht. Hör auf mit deinem beschissenen Selbstmitleid! Andere haben Mitleid nötiger. Wenn Menschen lernen können, mit dem Mund zu malen und mit den Zehen zu schreiben – warum solltest du es nicht fertigbringen, deinen Seich dauerhaft zu verklemmen?

Renata: »Nicht aufgeben! Solang du nicht aufgibst, kannst du hoffen. Solang du hoffst, bist du stärker als das Negative, das dich überreden will zu kapitulieren. Und es ist unwichtig, ob du etwas erhoffst, das du irgendeinmal erreichen könntest, oder ob du von Unmöglichem träumst. Hast du dich lange genug und mit ganzer Kraft angestrengt und stehst trotzdem eines Tages dort, wo du dir sagen musst: Es geht nicht! – dann wirst du so weit sein, deine Situation zu akzeptieren – so, wie sie dann eben ist.«

Was kann ich dazu sagen?

Sie hat vermutlich wieder einmal recht.

21. Mai 2003

Nachtrag zu meiner Familiengeschichte: Rückblickend ist natürlich klar, warum wir mausarm aufgewachsen sind – auch wenn heute auf Vaters damaligem Besitz die teuersten Chalets der ganzen Region stehen.

Der Teilungsvertrag vom 18. Mai 1931 hat sich erhalten.

Mein Vater erhielt Land und Hof, dazu »die Stallgeschirre, landwirtschaftlichen Geräte, Holzladen etc, insgesamt geschätzt auf 18 000 Franken«. An die übrigen Erben hätte er zu zahlen gehabt je einen Kopfteil von »in Worten zweitausendeinhundertundsieben Franken«. Innert Monatsfrist sollte er die erste Rate von 6000 Franken auf den Tisch legen.

Woher das Geld nehmen? Noch und noch von der Bank? Zu einer Zeit, da »besonders im Simmental und Saanenland die Lage durch das Bestehen sogenannter Kettenbürgschaften verschlimmert wurde«*?

* Dr. phil. Fritz Roth: »Die Schweizer Heimatwehr. Zur Frontenbewegung der Zwischenkriegszeit im Kanton Bern«, Diss. Bern, 1972, und Archiv des Historischen Vereins des Kantons Bern, Band 58, 1974.

Unser Vater sei immer gutherzig, gutgläubig und großzügig gewesen, erzählte Mutter oft. Und zwar in einem Ausmaß, dass man aus heutiger Sicht wohl besser sagte: in Geldsachen unerfahren und naiv. (Ungefähr das, was Renata mir zum gleichen Thema vorhält.)

»Während und nach der Konjunkturperiode war von den Banken gegen oft ganz unzulängliche Bürgschaften Geld ausgeliehen worden. Häufig nahmen Leute Bürgschaftsverpflichtungen auf sich, die das eigene Vermögen um das Mehrfache überstiegen.« (O mein Papa ...)

»Schließlich waren ganze Dorfschaften miteinander und durcheinander verbürgt, ›kreuz und quer, hin und zurück, ein Wirrsal, das auch den Kreditinstituten ein schlechtes Zeugnis ausstellt.‹ Auch gut situierte Bewohner mussten wegen der großen Zahl erteilter Unterschriften zu Bürgschaften befürchten, finanziell ruiniert zu werden.« (O mein Papa!)

Parzelle um Parzelle hat Vater seine Existenzgrundlage verkaufen müssen. Nichts ist ihm geblieben – außer hinter seinem Rücken das Gespött seiner Mitbürger. Wie kann man auch so leichtgläubig sein ...! Aber eben nicht nur das: Ein armengenössiger Tagelöhner – und produziert noch Nachwuchs!

22. Mai 2003

Matthias kommt von der schriftlichen Mathematikprüfung heim. Er ist erleichtert, auch wenn es »nicht ganz optimal« gelaufen sei. Vorgestern Aufsatz. Morgen und übermorgen Französisch und Englisch schriftlich. Wie locker er das nimmt ...

Michael: »Ich habe Wissensdurst. Nach der RS will ich die verdammte Matur nachholen.« Ihn wurmt wahrscheinlich, dass sein Bruder in wenigen Wochen das Maturitätszeugnis erhalten wird.

Für die Ohren von Eltern, die sich noch vor zwei Jahren bei jedem Anruf ängstigen mussten, ob nicht wieder der Klassenlehrer oder der Internatsleiter oder die Polizei am Telefon sei, sind das ganz und gar neue Töne.

25. Mai 2003

Was ist das: Potenz? Wenn ich die Muskelprotze in meiner Praxis sehe, wie sie sogleich die Brust herausdrücken, obschon ich doch nur gesagt habe: »Bitte tief ein- und ausatmen«, wird die Frage zum Teil schon hinfällig. Und vielleicht müsste man halt doch die Meinung relativieren, ein Mann sei nur, wer viel Haar und Muskeln habe und alle paar Stunden eine Erektion.

Wenn dann wieder eine dieser Gestalten das Sprechzimmer verlassen hat, wenn ich mit dem Vergleichen am Ende und mit dem Selbstmitleid auf dem Gipfel angelangt bin, sage ich halblaut: »Du Lappi! Möchtest du wirklich mit einem einzigen von ihnen tauschen?«

26. Mai 2003

Betrübt und missgestimmt. Vielleicht ist's das bald föhnige, bald windig kalte Wetter. Vielleicht der Umstand, dass ich tagsüber den Urin nicht halten kann und alle zwei Stunden die ekelhaft nasse Windel zwischen den Beinen spüre. Und daran erinnert werde: Solang dieses Problem nicht gelöst ist, bleibt es mir geradezu verboten, daran zu denken, wie ich jemals die Impotenz angehen könnte.

Telefon von Kathrin. Sie tönt optimistisch, mag sogar lachen. Nimmt am Turnen für Krebspatienten teil. Fährt morgen mit Christian ins Tessin, wolle übernächste Woche ein bis zwei

Nachmittage ins Büro. Dritter Chemotherapiestoß vorbei, benötigt noch täglich Schmerzmittel. Und hat noch die Kraft, zu fragen, wie es mir und der Familie gehe. Ich müsste doch sagen: Verglichen mit dir geht es mir ausgezeichnet. Du bist in spätestens vier Jahren tot. Mir bleibt vorläufig mein Leben. Dir wird es ganz plötzlich ganz schlecht gehen. Das Grässliche und Endgültige dieser Krebskrankheit wird dir dann erst klar. Ich kann immerhin hoffen, das PSA bleibe nach der Radikaloperation über Jahre im nicht messbaren Bereich. Und sollte es dannzumal wieder ansteigen, bleiben mir immer noch die Bestrahlung und die chemische oder die operative Kastration.

Vergangene Nacht erstmals im Traum erlebt, dass ich impotent bin. Ich habe Reni umarmt, an mich gezogen, an mich gepresst, ich empfand ihre Wärme – und ich spürte ganz klar, dass er sich nicht rührte. Möglicherweise hat mich der Harndrang geweckt. Stundenlang wachgelegen und nachgedacht – aber was bringt es, im Selbstmitleid zu ersaufen und darüber zu grübeln, wie es war, wenn es doch jetzt anders ist? Ist nicht eben das der sich selbst erfüllende Fluch des Pessimismus? Einsam kämpfen wir gegen das Schwachsein, gegen Angst und Feigheit. Aber indem wir uns auflehnen, machen wir uns schwach, werden ängstlich und feige. Ich spüre auch, dass ich Renata vernachlässige. Tagsüber mag ich kaum noch lachen.

Krise und Flaute. Wir haben uns beide zurückgezogen: ich in meinen Frust über den gleich bleibenden Windelverbrauch, Renata in ihre Enttäuschung über mein dauerndes Geklön

Im Moment kein Wort über Impotenz.

Das letzte Gespräch darüber vor drei Wochen. Ich erzählte ihr, was mir neuerdings durch den Kopf gehe, wenn mich eine Frau anschaue – wie mich eine angeschaut hat, als wir unterwegs ins Tessin in der Migros Visp einkauften –, und sie war sehr erstaunt. Denn ich sagte: »Als die Frau mich im Vorbeigehen ansah, dachte ich sofort: Schau nicht so und vergiss es. Ich bin impotent.«

18. Juni 2003

Matthias hat Geburtstag, hat heute das Maturitätszeugnis erhalten, mehr als gut abgeschnitten. Flotter Thisli. Es ging dir bisher leicht im Leben. Du warst ein pflegeleichtes Kind. Mit winzigen Ausnahmen. Du acht Monate und ich seit acht Wochen zum ersten Mal Hausmann. Tagsüber hielt mich dein Bruder auf Trab, nachts schliefst du nie. Doch, du schliefst, aber aus Prinzip nicht länger als zwei Stunden am Stück. Jeden Abend kochte ich auf Vorrat einen Schoppen, den ich in den langen Nächten bloß in heißes Wasser zu stellen brauchte – neunundneunzig Mal. Du trankst, du schliefst – bis zum hundertsten Geweine in der gleichen Nacht. Eines Abends hatte ich genug und wohl darum eine Idee. Ich kochte eine dicke Gemüsecremesuppe aus dem Beutel und löffelte sie dir ein. Drei Nächte schliefst du mit Suppe durch. Danach weintest und wachtest du wieder wie eh und je. Ich trug dich wie zuvor stundenlang in der Wohnung spazieren. Einmal ließ ich dich nach solch einer Aktion unsanft ins Bettchen fallen: »So, jetzt schlaf und mach, was du willst!« Und du schliefst. Oder schlief ich, erschöpft und erschrocken über meine Grobheit, und hörte in jener Nacht dein Weinen nicht? Mit eineinhalb war dein Schlafproblem auf wundersame Weise zerronnen. Der Ausdruck passt. Denn nun kamst du nicht von den Windeln weg. Mit acht oder neun versiegte das Bächlein. Und trotzdem viel früher als seinerzeit bei deinem Vater. Er war noch im ersten Seminarjahr im Internat gelegentlich undicht, hatte sich aber so gut »dressiert«, dass er bei der ersten warmen Feuchte zwischen den Beinen aufschreckte.

Danach gab's mit dir mit Ausnahme der Schulreife keine Probleme mehr. Da du mit fünf schon kleine Geschichten über die Lausbuben »Hug und Hag« in meine alte Hermes tipptest, stellten wir ein Gesuch, dich vorzeitig einschulen zu lassen. Dass dir die Schulpsychologin zum Schluss der ausführlichen Test-Spielereien wenigstens noch ganz groß HAUS auf einen Zettel schrieb, fanden wir vernünftig und allerhöchste Zeit.

Dann aber stellte die Dame bei der Beurteilung fest, du seiest gewiss ein sehr ernster Bub. In anderthalb Stunden habe sie dich bloß ein halbes Mal lächeln sehen. (Und das, weil du das kopfstehende Wort längst gelesen hattest, bevor sie mit dem S zu Ende gekommen war.) Daher solltest du daheim unbedingt ein weiteres Jahr viel Zeit zum Spielen haben. Ferner konstatierte sie, du könnest noch nicht auf den Zehenspitzen gehen (daheim pflegtest du ausgerechnet die Marotte, stundenlang im Zehengang umherzutrippeln). Darum sei es besser, du bleibest zur Verfeinerung der Motorik noch ein Jahr im Kindergarten ... Einsprache! Die Dame verstand. Sie erklärte dich schulreif.

Aber siehe da: Der Schulbehörde behagte dieses Wort nicht. Der Kampfruf hieß: Nochmals testen! Dies wiederum empfand der Leiter der übergeordneten Erziehungsberatung als eine Beleidigung der ersten und verweigerte sich. Den Knoten, den spießbürgerischen, löste der Präsident der Schulkommission per Telefon: Soll er meinetwegen doch zur Schule!

Und heute ist Matthias achtzehn und hat die Matur. Will aber nicht mehr Archäologie studieren, wie es sein Wunsch seit Kinderzeit war, sondern Zeitgeschichte und Englisch.

»Aber noch nicht jetzt.«

21./22. Juni 2003

Casa Lucertolina. Die Hitze und ein Glas Merlot bringen uns wieder zusammen. Es gelingt mir, Renata zu sagen, dass ich bei jeder Annäherung sofort ein schlechtes Gewissen bekomme, sie anzumachen, ohne nachher etwas für sie tun zu können. Wie letzthin: Sie schnitt mir die Haare, wie sie es seit neunundzwanzig Jahren tut – letzter Coiffeurbesuch am Tag unserer Zivilheirat. Ich saß auf dem Stuhl, sie stand vor mir, mein Kopf auf Höhe ihrer Brüste. Ich spürte große Lust, sie anzufassen, zu streicheln. Große Lust auch, ihr zwischen die Beine zu greifen, denn sie trägt im Haus oft etwas zwischen Minijupe und Lendentuch. Ich tat es nicht.

»Ganz falsch!«, sagte sie sehr bestimmt, als ich rapportierte. »Auf Sex kann ich vorläufig noch verzichten, auf Zärtlichkeit nicht.«

Und dann verstanden wir uns wieder gut und mit wenig Worten. Einmal sagte sie: »Wir müssen trainieren und immer wieder trainieren. Vielleicht muss ich ihm von jetzt an jeden Tag eine Viertelstunde flattieren.«

Was immer sie mit »flattieren« meinte: Es tat gut, solches zu hören.

Aber: »Wie willst du ihm flattieren, wenn er weiterhin komplett undicht ist?«

»Überlass das ruhig mir und meiner Fantasie«, sagte sie.

3. Juli 2003

Auf die heutige Einladung haben wir uns seit langem gefreut. Ganz besonders, weil wir so selten gemeinsam freie Abende haben und es Renata geschafft hat, für einige Stunden eine Vertretung in der Anästhesie zu finden. Sie steht im Badezimmer vor dem Spiegel und trägt Lidschatten auf. Sie tut das fast nie.

Ich platze offenbar mitten in die Malstunde, bemerke, dass sie relativ viel Grau auf die Oberlider bringt, und sage: »Aber bitte nicht zu viel ...«

Sie blickt irritiert zur Seite: *»C'est ma tête!«*

»Du gibst es mir ja auch zu merken, wenn dir etwas an mir nicht passt«, sage ich.

Sie schweigt. Sieht mich verletzt, böse, traurig an. Und dann, mit beinah brechender Stimme: »Das ist alles, was mir bleibt – ein bisschen Schminke. Von dir habe ich sonst nichts mehr – gar nichts ...«

Es ist, als hätte sie mich ins Gesicht geschlagen. Viele Gedanken sind gleichzeitig da. Mehr als »Aha ...« bringe ich nicht hervor. Gehe hinaus aus dem Bad, die Treppe hinab. Ein geprügelter Hund mit hängendem Schwanz. Vieles geht mir durch den Kopf. Ich bin inkontinent, trage Windeln seit drei Monaten, bin impotent – und ich soll zärtlich sein und zärtlich reden, auf sie zugehen, wenn ich mit meinem Zustand selbst gar nicht fertig werde. Ich kann gar nicht länger auf Verständnis hoffen. Wenn ich vom ewigen Seichen und von den erfolglosen Versuchen, zuzuklemmen, berichte, macht sie ein abweisendes Gesicht, sagt bestenfalls »jaaaa« mit einem Unterton, der ein Weiterreden unmöglich macht. Hat sie nicht recht? Kann ein impotenter Mann, der überdies ins Bett pisst, sobald er keine Windeln trägt, etwas anderes als Enttäuschung und Abscheu erwecken? Was ist ein impotenter Mann? Doch wohl eine entsetzlich jämmerliche Witzfigur.

Der Abend bei unseren Freunden Renate und Heinz verlief weniger gemütlich als auch schon. Wir waren bemüht, uns den Frust nicht anmerken zu lassen.

Jetzt stecken wir in der Krise, drei Monate nach der Operation. Renata sitzt in der Stube, schaut sich »On Golden Pond« mit

Katharine Hepburn an. Im Wesentlichen die Geschichte einer Ehe, die bis ins Alter gehalten hat.

Ich schleiche einige Male ins Esszimmer und äuge durch den Spalt zwischen Tür und Angeln: Da sitzt sie. So nah, aber kilometerweit weg. Und wie sollen wir je wieder zueinanderfinden?

Heute war ein besonders ekelhafter Tag: Meine weiße Praxishose und ein Paar Jeans habe ich verseicht, weil ich nicht wahrhaben wollte, dass die Windel, die ich vor weniger als einer Stunde eingelegt hatte, schon wieder nass sein sollte. Wie peinlich mir das ist! Ich stand mit einer Patientin im Sprechzimmer vor dem Negatoskop und erläuterte ihr die Bilder von ihrer Mammografie. Und plötzlich fühlte ich, dass die Hose zwischen den Beinen nass wurde. Wie erniedrigend. Wie verflucht unangenehm und penibel. Unter einem unpassenden Vorwand ließ ich die Frau stehen und eilte zum WC.

Letzthin übrigens die erste Physiotherapie bei einer Spezialistin für Beckenbodentraining. Ich soll mir unter anderem vorstellen, ich picke mit dem Hintern Maiskörner auf.

5. Juli 2003

Gestern mit dem Vorsatz zu Bett gegangen, mich auszusprechen. Der Anfang war mühsam. Ich versuchte zu erklären, wie schwierig es für mich sei, gegen die Inkontinenz zu kämpfen, mit der Impotenz fertig zu werden und trotzdem noch Zärtlichkeit zu zeigen. Ob ich denn als der eigentlich Kranke nicht auch Zärtlichkeit von ihr erwarten könne?

Ihre Stimme war ganz ohne Anklage, zittrig, flehend: »Aber ich hab's doch versucht! Ich bin doch mehr als einmal zu dir ins Büro gekommen, dir auf die Knie gesessen – du hast nicht reagiert. Ich habe mich letzthin, als wir im Bett noch »10 vor 10«

schauten, an dich gedrückt. Es kam keine Reaktion. Was kann ich noch tun?«

Ihre hilflose Stimme half mir weiter. Ich stelle ja das Verfluchte selber auch fest, sagte ich. Seit drei Monaten keinen Steifen mehr zu spüren, nehme mir offenbar auch jede Lust. Ganz abgesehen vom schlechten Gewissen, das ich neulich empfunden habe, als sie mir die Haare schnitt. Zärtlich sein und gleichzeitig wissen, dass bei mir hinterher nichts komme, weil ich nicht könne, sei niederdrückend und bewirke eine so starke Hemmung, dass sie mir unüberwindbar erscheine.

Renata hatte lange zur Decke geblickt. Jetzt drehte sie sich zu mir. Die Tränen liefen ihr über die Wangen. Es schüttelte sie regelrecht, wenn sie schluchzte.

Ich nahm sie in die Arme.

»Wir müssen versuchen, bei der nächsten Krise früher zu reagieren«, flüsterte ich. Ich legte meine Hand auf ihr Haar, an ihre Wange. Ich fühlte mich trotz ihres hemmungslosen Weinens mit einem Schlag erleichtert und erlöst. »Nächstens will ich den Effekt von Viagra nach radikaler Prostatektomie probieren. Morgen bestelle ich dazu Literatur. Und vielleicht versuche ich trotz der Inkontinenz schon einmal die Spritze.«

Wir schliefen im »Schleudersitz« ein – wie früher vieltausendmal: Mein linker Arm unter ihrem Hals, der andere um ihren Leib geschlungen, in meiner Hand ihre linke Brust wie in einer Schale.

19./20. Juli 2003

Anstrengendes Notfalldienst-Wochenende. Hausbesuch im Wohnheim bei einer Frau mit fortgeschrittener Demenz. Jeder Satz und selbst einzelne Wörter zerfielen ihr beim Versuch, mit mir zu reden. Was nützt es da, sich jahrelang auf den Tod vorzubereiten und sterben zu lernen, wenn wir am Ende nicht mehr brauchen können, was wir gelernt haben?

27. Juli–15. August 2003

Familien-Ferien in Brissago. Gesamtüberschrift: Der unwiderrufliche Einbruch der Realität in unser Sexualleben. Oder: Die Romantik ersäuft im Seich. Oder: Er steht dank Technik und Chemie – gerettet scheint die Harmonie.

Fahrt über den Nufenenpass. Wie meist fahre ich rassig, schaue trotzdem zu jeder Felszacke hoch, begeistere mich an den autohohen Schneewänden, finde wieder einmal unsere Schweiz »unerhört schön« und überhole eben noch vor einer Haarnadelkurve einen ängstlichen Holländer – bis Matthias vom Hintersitz her sehr entschieden bekannt gibt: »Papa, wenn wir da hinunterstürzen und du überlebst – ich schlage dich nieder!«

Dieser Vatermord hätte immerhin vorausgesetzt, dass der jüngere Sohn den Absturz überlebt.

Vom Älteren kein Kommentar.

Michael zum Bahnhof nach Locarno gebracht. Einrücken um 13 Uhr in Luzern/Emmen als Radarrekrut bei der Flab. Er sagte nicht viel, wie meist, wenn Neues auf ihn zukommt. Renata auf der Rückfahrt nach Brissago, letzte Tränen wischend: »Du wirst sehen, Cäsar*: Wir werden auch diesmal überrascht sein, wie gut er sich zurechtfindet. Und übrigens hat er sich auch zurechtgefunden, als er unterwegs zu einem Rockkonzert im Zug nach Genf saß statt im Gymer in der Physikstunde.«

---

* Im Abendgymnasium mein Übername, den Renata und ihre ganze Familie übernommen haben. Ursprung: meine Ähnlichkeit mit einer im Lateinbuch abgebildeten Julius-Cäsar-Büste.

An einem wolkenlosen, warmen, klaren Abend, wie es ihn, wie ich meine, nur im Tessin gibt, laden wir Kathrin und Christian zum Essen nach Brissago ein. Sie bewohnen ein Rustico in Piazzogna. Wir holen sie mit dem Boot in Magadino ab. Während der Fahrt kramt Christian gläserne Kelche aus einem kleinen Rucksack hervor, und wir stoßen mit Prosecco an, auf Kathrins Gesundheit insbesondere. Sie lehnt gegen die seitliche Windschutzscheibe und sieht mir interessiert beim Steuern zu. Bei unserer letzten Begegnung hatten wir noch geglaubt, sie sei eine gesunde Frau …

Viel ist seither mit ihr geschehen: Abklärung, Diagnose, palliative Dickdarm-Resektion, postoperativer subtotaler Darmverschluss, Besprechung des Vorgehens, Warten und wieder Warten, und seit dem 8. Mai nun die Chemotherapie – »Allein schon das Wort hat mir Gänsehaut gemacht…« Der Wind zaust ihr Haar, hebt eine rostfarbene Strähne, legt sie ihr über die Stirn. Nicht die Perücke hat Kathrins Aussehen verändert, im Gegenteil, sie steht ihr gut und passt perfekt. Die Fröhlichkeit ist wie weggewischt aus ihrem Gesicht, die Fältchen in den Augenwinkeln aber, neuerdings häufig allein gelassen von der schalkhaften Mimik, sind noch da, eine Spur tiefer, eine Spur länger.

Ernsthaft ist es geworden, dieses Gesicht, während Kathrin den zusammengefalteten Laborzettel mit den Blutwerten nach der letzten Chemo aus ihrer Bluse zieht und mich bittet, ihr die Zahlen auf dem flatternden Papier zu erklären, am Steuer unterwegs auf dem Lago Maggiore mit Kurs auf den Bootshafen von Brissago.

Abendessen im »Giardinetto«. Kathrins einziger Wunsch beim Anstoßen: alt werden mit Christian.

Michael in Locarno abgeholt. Die Bundesfeier hat ihm zum ersten verlängerten Wochenende verholfen. Renata will, versteckt hinter einem Perronpfeiler, Videoaufnahmen machen. Matthias, der Spielverderber, geht Michael entgegen und verrät sie. Daher Übungsabbruch. Michael ganz offensichtlich stolz in seiner Uniform.

Ich werfe ihm die Autoschlüssel zu. Er fängt sie auf mit anerkennendem »Potz, potz …« über so viel väterliches Vertrauen. Vor einer Woche, am Freitag vor dem Einrücken, hat er die Fahrprüfung bestanden. Kaum am Steuer, unterwegs nach Brissago, taut er auf. Seine Kommentare sind auffallend neutral. »Der Fraß ist sehr gut, fast wie im Restaurant. Aber kaum Zeit zum Essen. Da stehn wir todmüde neben dem Bett, bereit zum Abendverlesen – aber erst nach zehn oder auch zwanzig Minuten kommt so ein Typ herein …«

Matthias schlägt sich die flache Hand an die Stirn. »Und das macht ihr mit?«

Michael: »Da kannst du dann … Wart mal ab!«

Vor den Ferien das Tagebuch ausgedruckt, damit Renata es lese. Ich konnte es nicht verklemmen, einen Zettel dazuzuheften: »Achtung, bloß Notizen! Geschrieben, wie es mir in den Sinn gekommen ist.«

Spätabends beide nackt und trotzdem schwitzend im Bett unter dem Mückenschleier. (Immerhin stören mich Windel und Netzhöschen allmählich so wenig, dass ich mich selbst in beidem noch nackt fühle.) Renatas Bemerkung, dass die Männer – oder sagte sie: ihr Männer? – bei jeder Frau sogleich nur an das eine denken müssten.

»Seid ihr denn ausnahmslos alle solche Böcke?«

Ich kneife sie in den Bauch. »Warum ›Böcke‹? Was die andern sind, weiß ich nicht … Ich habe einfach Schönes gern. Und du gehörst dazu. Der Bock kommt hintennach – pardon – kam hintennach …«

»Au …!« Dann kichert sie, weil ich nicht mehr kneife, sondern kitzle.

Sie greift mir zwischen die Beine. Ihre Hand wird an der Windel gestoppt.

»Handicap Nummer eins – im allerwahrsten Sinn«, lacht sie. »Nummer zwei liegt gleich dahinter«, versuche ich zu spötteln. Auch ich lege eine Hand in ihren Schoß. »Hast du nicht letzthin etwas von Flattieren gesagt …?«

Reni löscht das Licht. »Man kanns ja auch umkehren.«

Und ich raune ihr, während wir uns aneinanderschmiegen, wieder einmal meine Definition dieser Machenschaften ins Ohr. Sexualität – alles, was die Menschen unter Beteiligung dieser Dinger zwischen ihren Beinen jemals miteinander angestellt haben.

Eine schwere Sommergrippe hat mich erwischt, mit Husten und Fieber. Aber Kranksein hat auch sein Gutes. Man muss nicht für alle fiebrigen Gedanken die Verantwortung übernehmen.

Seit ich von einem Tag zum andern mit der Potenz von hundert auf null heruntergefahren wurde, wird mir einiges bewusst, was früher nicht mal bis zu meiner Nasenspitze gedrungen ist.

Wenn mir eine Frau gefiel, tauchte zugleich mit der Bewunderung fast immer auch der Gedanke auf: Es wäre nicht ausgeschlossen, sie zu erobern. Erobern ist falsch. Also anders: Es wäre von mir aus möglich, mit dieser Frau zu schlafen. Dieses Gefühl konnte aufkommen, weil ich von früher wusste: Auf deine Potenz kannst du dich verlassen! Es war gar nicht primär der Wunsch, mit dieser oder jener Frau ins Bett zu gehen. Viel eher die sachliche Überlegung: Es wäre technisch möglich. Und das schmeichelte meinem Selbstwertgefühl. Aber wo ist dieses Selbstbewusstsein jetzt? Es müsste doch, eine Spur anders gelagert, immer noch da sein. Oder muss ich mich ganz zünftig an der Nase nehmen? Es scheint, dass gewisse Männer sich bloß zwischen den Beinen ihrer selbst bewusst werden – zwischen den eigenen und denen ihrer Partnerinnen. Sollte ich wahrhaftig auch zu dieser Kategorie gehören?

In Cannobio unter den Lauben. Noch schwach vom Fieber. Bei 38 Grad im Schatten und Coca-Cola mit viel Eis kommen wir aufs Thema zurück. Vermutlich, weil die Leute so großzügig Haut zeigen.

Wir hecheln die promenierenden Frauen durch: schöner Hintern – Hängebrüste – perfekte Figur – zu schmale Hüften … Dazu bald einmal mein Kommentar. Erstens: Viel öfter, als man glaubt, gelten die Blicke einer Frau gar nicht dem Mann, dem sie zulächelt, sondern ihren eigenen sekundären Geschlechtsmerkmalen. Wir Männer sind da bloß so etwas wie ein Spiegel. (Reni stimmt zu.) Und zweitens: Dass ich früher keineswegs bei jeder Frau, die mir zugelächelt hat, sogleich gedacht habe, ich möchte mit ihr ins Bett. Aber dass solche Gedanken seit der Operation viel häufiger auftauchen. Eben, weil ich es nicht mehr könnte.

Reni: »Und – macht dich das traurig? Du hast doch vor der Zeit mit mir bereits deine Erfahrungen gehabt …«

Ich puste einen Eiswürfel ins leere Glas zurück, weil er zum Schlucken zu groß ist und mich am Sprechen hindert. Leise, weil mir scheint, rundum sei man vor allem der deutschen Sprache sehr mächtig – »Nicht traurig … nein. Aber was sonst? Ich weiß nicht aus und ein. Einerseits spinne ich doch, mir dazu überhaupt Gedanken zu machen, alles nur noch durch diese Potenz-Brille zu sehen … und das bloß einige Monate nach der Operation eines Krebses, der mich in weniger als fünf Jahren getötet hätte – wenn ich an Kathrin denke … Und auf der andern Seite bin ich doch, Herrgott nochmal, mit dir verheiratet. Und darum ist das Thema wichtig. Und wird vermutlich noch lange wichtig bleiben … Nein, traurig macht es mich nicht, eher ängstlich, unsicher. Wie kommt es mit uns heraus, wenn ich gar nie mehr kann?«

Reni: »Mach dir keine Sorgen. Wir finden eine Lösung. Als Nächstes kommt jetzt erst einmal die Spritze … Komm, wir gehen …«

Sonntag

Unsere M und M vor dem Fernseher, alle Läden der Hitze wegen zugezogen. Renata, bei Ständerlampenlicht auf dem Teppich kniend, zeichnet, angesteckt von ihrer Schwester Marie-Theres, den Plan zu einer neuen, rot-schwarz-beigen Handtasche aus Blachenstoff – Hit des Jahres 2003. Eine Tasche mit aufgenähtem, stilisiertem K, von Michael entworfen, schenkte sie Kathrin, die sich freute. Für den letzten Spitalaufenthalt hatte sie mir ein Necessaire genäht – in meiner Lieblingsfarbe Grün, mit einem breiten schwarzen Streifen auf der einen, einem schmalen auf der Gegenseite.

Vorhin, ebenfalls auf dem Teppich, einen Brief geschrieben. Es ist so heiß, dass sogar die Selbstklebecouverts nicht mehr richtig kleben. Weder in Locarno, Ascona, Cannobio noch in Bellinzona haben wir einen Ventilator gefunden. Alles ausverkauft. Ein Witz. Wie ginge es erst zu und her, wenn wir einmal nichts mehr zu fressen haben sollten? Unser gütiger, kugelrunder Professore an der Università per Stranieri in Perugia hat es uns vorgemacht, wie sich nach dem Krieg in Neapel die ausgehungerten Leute an jeder Straßenecke auf die streunenden Katzen stürzten, ihnen sogleich den Hals umdrehten, sie in einen Sack gestopft und zum Festmahl heimgetragen haben.

Gestern Abend zweiter Versuch mit Caverject, der Penis-Spritze.

Premiere vor einer Woche.

Ich sagte Renata, es sei mir vorläufig egal, ob sie mit mir schlafen wolle, sollte ich eine brauchbare Erektion bekommen. Ich wolle bloß herausfinden, wie viele Mikrogramm für mich nötig seien, damit er stehe. Damit befreite ich uns vom Zwang, es müsse gleich beim ersten Mal funktionieren.

Wäre ich nicht vom Fach, würde mein Urologe oder Hausarzt die erste Spritze vorbereiten und mir helfen, sie zu applizieren – so wie's die Firma richtigerweise vorschlägt.

Die *»Hinweise zum Gebrauch/Selbstinjektion«** sind für mich, der ich nicht Laie bin, zwar klar. Der große Beipackzettel mit dem vielen Kleingeschriebenen macht aber primär kopfscheu. Auch die Illustrationen finde ich zu klein und zu schematisch.

Reni und ich parkierten uns im Schlafzimmer, nachdem ich mein Chassis einer Unterflurwäsche unterzogen hatte. Sie legte sich in BH und Slip aufs Bett und rezitierte aus dem Zettel:

»Der Wirkstoff von Caverject, Alprostadil (Prostaglandin E1) ist eine natürlich im Körper vorhandene Substanz mit sehr unterschiedlichen Eigenschaften. Nach der Injektion in den Schwellkörper des Penis wird durch die Erweiterung der Blutgefäße und die Entspannung der Muskulatur eine Erektion bewirkt. Die Wirkung setzt 10 bis 30 Minuten nach der Verabreichung ein.«

Ich leerte den Inhalt des Schächtelchens aufs Bett. Reni las, ich sortierte.

1 Stechampulle mit Trockensubstanz = 1 Fläschchen mit rotem Plastikdeckel; je nach Aufschrift befinden sich darin 10 oder 20 Mikrogramm weißes Pulver.

1 Solvensspritze mit 1 ml sterilem Lösungsmittel = 1 beschrif-

* Alle *kursiv* gedruckten Passagen sind dem Beipackzettel des Produkts Caverject der Firma Pfizer entnommen.

tete und markierte Spritze mit wässrigem Inhalt; die Spitze ist mit einer weißen, perforierten Plastikkappe geschützt.

1 lange Nadel für die Vorbereitung der Lösung = 1 lange Nadel mit schwarzem Ansatz in Plastikhülle mit Folie zum Abreißen.

1 kurze Nadel für die Injektion = 1 kurze Nadel in Papierhülle mit gelbem Ansatz.

2 Alkoholtupfer

Das Prinzip ist einfach: Das weiße Pulver muss im Fläschchen mit der Flüssigkeit aus der Spritze vermischt werden. Anschließend wird die Lösung wieder aus dem Fläschchen in die Spritze aufgezogen und in den Penis gespritzt.

Entsprechend der Beschreibung geht man folgendermaßen vor:

- Vorderen Teil des weißen Plastikverschlusses an der Spitze der Spritze abdrehen. Kleine graue Gummikappe ebenfalls von der Spitze entfernen.
- Folie von der Schutzkappe der langen Nadel abziehen und Nadel mitsamt der Schutzkappe im Uhrzeigersinn auf die Spritze drehen. Schutzkappe noch auf der Nadel belassen.
- Roten Plastikdeckel mit dem Daumennagel vom Fläschchen trennen. Darunter werden ein Blechverschluss und in der Mitte ein grauer Gummideckel sichtbar. Nicht aufklauben!
- Den einen Tupfer aus der Folie nehmen und den grauen Gummideckel abwischen. Tupfer auf dem Fläschchen liegen lassen.
- Spritze senkrecht mit der Nadel nach oben halten, Schutzkappe von der Nadel abziehen und Kolben bis zur ersten Markierung, 1,0 ml, hinaufschieben. Eventuell laufen an der Nadelspitze einige Tropfen aus. Die Schutzkappe kann am besten von der Nadel abgezogen werden, indem man die Nadel beim Ansatz mit Daumen- und Zeigfingernagel festhält und mit der andern Hand die Kappe abzieht.

- Tupfer vom Fläschchen entfernen und schwarze Nadel senkrecht durch den grauen Gummideckel stoßen.
- Spritzenkolben nach unten drücken. Die Flüssigkeit läuft ins Fläschchen.
- Fläschchen schütteln, ohne die Nadel herauszuziehen.
- Fläschchen mit dem Boden nach oben halten und die vom Arzt oder Urologen empfohlene Menge Lösung in die Spritze aufziehen. Die Lösung soll klar sein. Befindet sich die Nadelspitze in der Kerbe des grauen Zapfens im Fläschchenhals, kann die Lösung bis zum letzten Rest herausgezogen werden, wenn dies erwünscht ist.
- Fläschchen samt eingesteckter langer Nadel zur Seite legen.
- Gelbe kurze Nadel aus der Papier-Umhüllung nehmen.
- Schwarze Nadel im Gegenuhrzeigersinn von der Spritze abdrehen und gelbe Nadel aufsetzen.
- Schutzkappe auf die gleiche Weise von der gelben Spritze abziehen wie zuvor von der schwarzen.
- Spritze senkrecht nach oben halten und allfällige Luftblasen nach oben bringen, indem mit dem Zeigfinger dagegengeknipst wird. Eventuell den Spritzenkolben ein wenig nach oben drücken, um die Luftblasen zu entfernen. Winzige Luftblasen sind ungefährlich.
- Zweiten Tupfer aus der Folie nehmen und Einstichstelle am Penis gründlich abreiben – BEREIT!

Ich sorgte mich ein bisschen, ich könnte in die Harnröhre stechen oder in eine große Vene. Aha, auch der Hersteller macht sich seine Gedanken: *»Stechen Sie nicht in Venen oder andere sichtbare Blutgefäße unter der Haut.«*

Das tönt verwirrend. Unter der Haut gibt es keine andern sichtbaren Gefäße als Venen. Die Arterien oder Schlagadern liegen tiefer. Sollte man eine Vene getroffen haben, den Penis einige Minuten fest mit der Faust zusammendrücken. Hätte ich die bloß acht Millimeter große Querschnittabbildung des Penis im Beipackzettel nicht angeschaut, wären mir auch keine Zweifel wegen der Harnröhre gekommen. Sie verläuft an der Unterseite des Penis in der Mitte. Sticht man seitlich im rechten Winkel in die Schwellkörper, müsste es eigentlich unmöglich sein, mit der kurzen Nadel die Harnröhre zu treffen.

»Fassen Sie die Spitze Ihres Penis mit Daumen und Zeigefinger. Spannen Sie Ihren Penis und drücken Sie ihn fest gegen Ihren Oberschenkel.«

Ich saß nackt am Bettrand, vorsorglich auf einer Windel. Reni las weiterhin laut aus der Gebrauchsanleitung vor, lag jetzt bäuchlings quer über dem Bett und sah mir aus der Nähe zu, ihr Haar kitzelte meine Hüfte. Zu allem, was sie las, zu allem, was ich tat, gab ich meinen Senf: »Achtung … lateral der großen Vene … möglichst senkrecht zur Haut … nochmals desinfizieren …«

Als Linkshänder wählte ich die linke Seite. Ich musste mich überwinden. In dreiundzwanzig Jahren Arztdasein hatte ich noch nie einem Mann an so delikater Stelle eine Injektion gemacht. Ein Novum auch an mir selbst.

Der Einstich war kaum zu spüren. Auch kein Brennen, die Lösung demnach gewebefreundlich. Zum Anfang hatte ich nur 2,5 Mikrogramm aufgezogen. *»Die Dosis liegt in den meisten Fällen zwischen 2,5 und 20 Mikrogramm.«*

Hier brach Reni die medizinisch-technische Vorlesung ab. Gebrauchsanweisung, Slip und BH glitten zu Boden. Nun lagen wir beieinander und warteten. Starrten auf den lahmen Lahmen. Hie und da hob ich ihn hoch. Nichts. Und jetzt? Dort, wo ich gestochen hatte, schwoll er ein wenig an, als ob man versuchte, ihn aufzublasen. Stehen wollte er nicht. Oder tat sich nicht doch etwas? Und wieder warten, warten …

Reni sagte ganz sachlich: »Wie eine Rose, die zu wenig Wasser hat.«

Ich machte die Windel bereit. »Zu wenig Wasser? Eben gerade nur Wasser … Geben wir auf?«

»Für heute, glaub ich – ja.«

Renata schlief bald ein.

Etwa eine halbe Stunde lang schmerzte mich der Penis irgendwo inwendig. Dann war auch ich weg.

Das war der erste Versuch.

Gestern nun der zweite. In der *»Information für Patienten«* steht, man solle *»allfällige Reste verwerfen«*. Ich hatte das Fläschchen mit den verbliebenen 7,5 Mikrogramm in den Kühlschrank gestellt, da die Lösung sieben Tage haltbar sei. Und in unseren Notfallkoffern haben wir feinste Nadeln und Spritzen immer dabei.

Reni ist auch heute wieder das Publikum. Und ich sitze nackt am Bettrand, ziehe die Lösung aus dem Fläschchen auf, desinfiziere die Haut. Dieses Mal ist die rechte Seite dran. Spritze und Penis liegen mir bereits ein bisschen besser in den Händen, als fixierte ich den Finger eines Patienten für eine Lokalanästhesie. Der Stich erneut fast schmerzlos.

Liegen und warten. Schlapper als schlapp. Weniger als nichts. Also, schließen wir, hat die zubereitete Lösung im Kühlschrank während einer knappen Woche eben doch gelitten.

Halt, was ist das? Er schwillt an, vorerst wieder bei der Injektionsstelle, diesmal sieht's aus wie ein verstopfter Schlauch. Aber dann wird er größer. Größer und größer. Und dicker.

Nach vier Monaten zum ersten Mal das schmerzhaft gute Gefühl: Er steht!

Er steht wirklich.

Und es funktioniert, und zwar gar nicht so schlecht – mit ein bisschen Führungshilfe mit der Hand. Allerdings muss ich zum Abdichten ein Kondom überstreifen. Trotz der Erektion, die ja beim Gesunden das Urinieren verhindert, bleibe ich eine Spur undicht. Das wäre mir noch: Er steht, aber er tröpfelt!

Und das Amüsante oder Ungewohnte: Nach dem undefinierbaren Gefühl eines Orgasmus bleibt er hart. Auch noch nach anderthalb Stunden. Reni greift ziemlich forsch nach dem Gebilde. »Soll ich die Nachbarin rufen? Hier sei ein harter Typ, der ihr noch etwas bieten könnte!«

Jetzt schmerzt er aber richtig. Wie steht's in der *»Information für Patienten«:*

»Die häufigsten Nebenwirkungen sind Schmerzen im Penis, wie Brennen und Spannen während der Erektion (...). Tritt eine verlängerte (das heißt mehr als 4 Stunden dauernde) Erektion auf, ist sofort der behandelnde Arzt aufzusuchen.«

Zum Glück liegen gleich vier Personen im gleichen Bett: der behandelnde und der behandelte Arzt, zusammen mit einer Anästhesistin und einer zufriedenen Ehefrau. Nach ungefähr zwei Stunden Steife und Schmerz gibt das Objekt nach. Sogleich werde ich wohlig müde. Wie gut... Nächstes Mal etwas weniger spritzen... immerhin ein Erfolg... Welt wieder ein bisschen in Ordnung...

23. August 2003

Dritte Injektion. Resultat: Für Renata sehr gut, für mich gut. Tut wahrhaftig wohl, ihn hart zu fühlen und stehen zu sehen. Befriedigend ausgegangen mit der Einschränkung, dass ich bis weit nach Mitternacht mit großem Ding und großen Schmerzen liege, stehe, sitze, gehe.

Auch 7 Mikrogramm offenbar noch zu viel. Scheint nicht einfach zu sein, die richtige Dosis zu finden. Auch die korrekte Anwendung ist wichtig. Üben und ausprobieren.

3. September 2003

Frau Kuster, im Frühling fünfzig geworden, will einen Check.

Fühlt sie sich nicht gut? Ist sie krank? Der Check – wozu?

»Ein Check-up ist wie Ketchup«, pflegte Professor Straub, einer unserer geschätzten Hochschuldozenten, zu sagen. »Beliebt, weit verbreitet und meistens nutzlos.«

Anders gefragt: Wozu bringt man den Wagen nach 50000 Kilometern in die Garage – weil er defekt ist? Ach wo. Weil es so abgemacht ist. Weil es so im Serviceheft steht, möglicherweise auch wegen der Garantie. Und: Jede Zahl mit vielen Nullen hat etwas Magisches an sich. Offenbar verleitet das technisch Machbare in der Medizin immer mehr Menschen zu einem Fehlschluss: Wenn ich mich regelmäßig kontrollieren lasse, bleibe ich garantiert gesund. Damit verhalten wir uns immer häufiger so, als hinge unsere Gesundheit nicht von uns und vor allem von unserem Schicksal ab, sondern vom Serviceheft des checkenden Garagisten, genannt Ärztin oder Arzt. Und das bestärkt uns im Glauben, dass, wer sich mit fünfzig checken lasse, doch nicht mit einundfünfzig einen Krebs der Bauchspeicheldrüse haben könne (wie Sibylle), mit zweiundfünfzig ein Kolonkarzinom (wie Kathrin) und mit dreiundsechzig eines in der Prostata.

Da sind jetzt Bosheit und sogar Neid auf die Gesunden zum ersten Mal mit mir durchgebrannt. Vermutlich überfallen sie von Zeit zu Zeit jeden Kranken angesichts des sorglosen und aufblühenden Lebens rundum. Dabei ist eine Vorsorgeuntersuchung oder eben ein Check durchaus sinnvoll, wenn mit wenig und nicht kostspieligem Aufwand eine lebensbedrohliche und erst noch häufige Krankheit auf lange Sicht verhütet oder zumindest früh entdeckt werden kann. Gegen einen Test auf unsichtbares Blut im Stuhl oder eine Blutentnahme zur PSA-Messung ab fünfzig ist nichts einzuwenden. Die Krankenkassen ihrerseits sollten die Gesundheit ihrer Kundschaft weit höher achten und berücksichtigen, dass selbst eine Darmspiegelung im Abstand von fünf bis zehn Jahren bei Risikopersonen günstig und schmerzlos ist im Vergleich zum Leid und den häufig sechsstelligen Kosten, die ein einziger Fall von zu spät entdecktem Dickdarmkrebs mit sich bringt.

So lasst uns denn checken. Aber ich checke auch anderes.

Wir Ärzte sind gefordert, unseren analytischen Scharfsinn niemals ruhen zu lassen, damit wir fähig bleiben, ein verdächtiges Symptom bereits zu vermuten, wenn sich der Patient noch absolut gesund wähnt. Wir sollen unsere Augen immerzu offen halten, damit wir das hässlich Krankhafte möglichst früh erkennen und behandeln können – und sollten handkehrum halbblind und stumpfsinnig sein und das Gesunde und das Schöne nicht auch sehen? Nicht sehen dürfen? Nur der halbblinde Arzt wäre ein guter, heißt das: ein seriöser Arzt?

Die Frage stellt sich vermutlich später – *nachdem* wir es gecheckt haben.

Wie sagt Renata immer wieder: »Es gäbe noch manche Frau, die dich nähme mitsamt deiner Impotenz.«

Ich bestreite es nach wie vor. Und vielleicht darum fällt mir das Äußere von Frau Kuster heute besonders auf. Ihr Körper hätte mich wahrscheinlich vor meiner radikalen Operation weniger irritiert. Hätte er mich auch weniger neidisch gemacht, jetzt, da ich bei ihr definitiv nicht mehr in die Kränze komme? Ich weiß es nicht. Was ich weiß: Ich bin zwar impotent. Aber Schönes bleibt für mich schön.

Und darum checke ich es: Ein ausgeglichenes, offenes Gesicht ohne Verputz und fein geschwungene, unbemalte Lippen. Starke, volle Brüste ohne Implantatsnarben, ein wulstloser Bauch, breite Hüften, straffe, gut geformte Schenkel, schlanke Beine. Und damit nicht genug der hilflosen Gemeinplätze: dunkelblondes Haar, gebräunte Haut, die Stimme klar und angenehm und ohne jede Affektiertheit. Es gelingt ihr sogar, zu sprechen und zu lächeln, ohne dass man sofort weiß, dass sie weiß, wie wohlgestaltet sie ist.

Viel kürzer: Was für eine schöne Frau.

Und natürlich gesund.

6./7. September 2003

Zweites Notfalldienst-Wochenende in Windeln. Unterwegs zur Praxis noch etwas Süßes zum Znüni gekauft. Die Arztgehilfin* Lisa ist schon da und teilt mir die gute Nachricht mit: Der erste Patient kommt erst um neun. Bruno R. hat sich angemeldet: Husten seit zwei Wochen. Da er einen auf 30 km/h plombierten Jeep fährt, wird er nicht vor einer halben Stunde da sein. Wie immer ist er seinem Arbeitgeber gegenüber sehr loyal, sucht am freien Samstag den Doktor auf...

Extrem, wie schnell die Zeit vergeht. Vor vierzig Jahren war Bruno mein Schüler in der Förderklasse, wie die neu geschaffene Einrichtung in der Gemeinde hieß. Ich war noch keine zwei Monate als Primarlehrer an eine fünfklassige Oberschule gewählt, als ich zum ersten Mal im Leben aus eigenem Antrieb Weichen stellte. Es war die erste Schulkommissionssitzung, an der ich teilnahm. Der Präsident brachte sein altes Anliegen vor: die Gründung einer Spezialklasse für Schwachbegabte. Zum Entsetzen der Kommissionsmitglieder meines Schulkreises meldete ich mich sogleich mit hoch erhobener Hand. So kam es, dass ich – mit bösem Geschwätz im Rücken – bereits nach einem halben Jahr den Schulort wechselte und berufsbegleitend die Ausbildung zum Lehrer für Hilfs- und Heimschulen absolvierte.

Und ebenso wechselte ich vom Primarlehrer zum »Schulmeis-

* Neue Berufsbezeichnung MPA: Medizinische Praxis-Assistentin.

ter«, der in den Pausen Fingernägel und Haare schnitt – vor allem aber wurde ich zum Ersatzvater von acht verkrampften, verängstigten, entmutigten, aber dankbaren Kindern. Bei deren Auslese aus dem ganzen Gemeindegebiet durfte ich dabei sein. Ein Achtjähriger in unglaublich verwahrlostem Gewand mit strähniger, strohblonder Mähne blinzelte mit zugekniffenen Augen zu dem Pädagogen auf, der die Testerei vornahm, und nannte seinen Namen: Bluno – das R vermochte er noch nicht zu sprechen. Er stammte aus einer neunköpfigen Bauernfamilie, ob arm, ob geizig oder beides, blieb ungewiss. Die dreckigen Hände an der Stirn wie ein Schild, weil ihn offensichtlich sogar das dämmerige Licht in der Schulstube blendete, versuchte er dem ungewohnten Treiben zu folgen. (Die Brille besorgte ich ihm später.) Von sechs Aufgaben für Sechsjährige verstand er bloß die Hälfte, von den sieben für Siebenjährige eine einzige. Den letzten Satz zur Beurteilung der Intelligenz werde ich bis an mein Ende nicht vergessen. »Zu den Früchten zählt er auch Salat und Kabis.« Im Winter gingen wir nach Schulschluss oft zu Fuß zum Bahnhof, Brunos Hand fest in meiner. Er war ein Poet. Wer anders als ein Poet hätte fragen können: »Weißt du, wie Regenwürmer beten?« Oder: »Weißt du, wie diese Straßenlampen leuchten?«

»Nein. Aber wenn du am Abend oder in der Nacht hier vorbeigingest, könntest du sehen, wie sie brennen.«

Bruno wischte mit der Faust die Schneeflocken von den dicken Brillengläsern. »Weißt du, was ich werden will, wenn ich groß bin …? Nachtwandler.«

»Man sagt Nachtwächter – und warum gerade Nachtwächter?«

»Dann kann ich sehen, wie die Straßenlampen leuchten.« Nach einer Pause: »Was wolltest du werden, wenn du groß bist, als du klein warst? Ein Tier?«

»Weiß nicht … vielleicht – ein Hirsch.«

»Gell, du konntest kein Hirsch werden, du musstest Herr Raaflaub werden.«

Bruno war da. Vermutlich eine verschleppte virale Bronchitis. Drei Tage Arbeitsunfähigkeit als Hilfsschreiner musste ich ihm beinah aufschwatzen. Wahrscheinlich ist er nicht nur seines Hustens wegen gekommen. Er will mir doch erzählen von Hanni, seiner Verlobten, sie arbeitet als Aushilfe in einer Hotelküche. Er hat sie soeben zu ihrer Mutter zurückgebracht.

Noch nie zuvor war sie eine ganze Woche bei ihm in seinem Häuschen, sie hat ihm aufgetragen, welche Einkäufe er machen solle, hat ihm gekocht und geputzt, es sei perfekt gewesen... Aber die Mutter habe ihr schon wieder solche Angst eingejagt, auch mit fünfundvierzig könne man noch geschwängert werden, habe sie gesagt. Er hätte natürlich einen Pariser übergezogen, »aber wenn Hanni Angst hat, mache ich sowieso schlapp...«

Brunos Worte bleiben hängen. Sein Bericht weckt ungute Gefühle und Erinnerungen. Als Renata bei mir einzog, war es allerdings nicht ihre, sondern meine Angst vor dem Versagen. Aber selbst wenn Bruno nun die weibliche Seite des Problems angesprochen hat – »Schlappmachen« bleibt ein furchtbares Wort. Und was unterscheidet den gelegentlichen Versager von mir, dem Dauerschlappmacher?

Mittag. Michael im Urlaub. Er hat bereits Spaghetti und Fleischresten aufgewärmt und Salat gewaschen. Der 20-km-Marsch sei genau genommen ein 25-km-Stress gewesen, aber gut überstanden, eine einzige Blase an einer Zehe. Er sei Handgranaten-Spezialist geworden, seit vierzehn Tagen schon Gefechtsordonnanz. Man habe ihn aufs Weitermachen angesprochen. Er habe nein gesagt mit der Begründung, er habe noch keine Ausbildung. Anderntags habe ihn der Leutnant nochmals motivieren wollen, sei aber mit seiner Werbetour chancenlos geblieben. Jetzt sei sein Argument akzeptiert. Michael im Übrigen schweigsam. Bittet zweimal, das Auto für ein »Ausfährtchen« benutzen zu dürfen. Ich habe es unter der Bedingung erlaubt, dass er sein Handy mitnehme und in zehn Minuten zurück wäre, ich sei ja im Pikett. Vor dem Abfahren fragt er sich laut, welcher Beruf ihn denn eigentlich interessiere.

Ruhiger Nachmittag, unruhige Nacht. Eine Mutter will wissen, was sie ihrem fünfmonatigen Kind gegen das Fieber geben dürfe. Fieber wie hoch? 38,4. Warten, nichts geben, morgen wieder anrufen. Eingeschlafen und wieder aufgeschreckt. Ängstliche Frauenstimme. Ob sie sofort kommen müsse für die Pille danach, das Präservativ sei geplatzt. »Sie haben längstens 48 Stunden Zeit. Kommen Sie Sonntag Vormittag. Gute Nacht.« Meinen Fluch hört sie nicht mehr. Vielleicht galt er ihr – vielleicht galt er auch meinem Frust, weil mir wieder einmal bewusst wird, dass ich im Unterschied zu dem unbekannten Liebhaber nie wieder ein Präservativ zum Platzen bringen werde.

Sonntag. Heute vor fünf Monaten operiert worden. Bilanz: Impotenz nur sehr halbbatzig akzeptiert. Dank Spritzen ist sie vielleicht nicht endgültig. Inkontinenz gar nicht akzeptiert, keine Verbesserung. Weiter mit Beckenbodentraining. In Zukunft vielleicht Medikamente gegen Depression, die als Nebenwirkung den Schließmuskel anspannen. Wenn keine wesentliche Besserung, bliebe noch eine Operation. Seelisch geht es mir gut. Aber was soll das heißen: Es geht mir gut?

10. September 2003

Ab und zu passiert es einfach – wenn ich mich auf dem WC zu sehr in eine Lektüre vertieft habe –, dass ich die Unterhose hochziehe, ohne eine Windel eingelegt zu haben.

Zum zweiten Mal jährt sich morgen der Terrorangriff in den USA.

Die »Schweizer Illustrierte« hat am 17. September 2001 höchst eindrückliche Bilder gebracht. Dieses Jahr, in der Nummer vom 8. September, berichtet sie exklusiv über die schwierigsten Monate von Kurt und Paola Felix. »Mein Kampf gegen den Krebs.« Zum 11. September nichts mehr.

Wir wissen es: Der Krebs berühmter Leute unterscheidet sich um kein Jota vom Krebs des Ueli Unbekannt. Aber jedes Mal, wenn eine Berühmtheit von ihrem Krebs berichtet, blende ich zurück ins Kantonsspital Luzern.

Es war in meinem letzten medizinischen Assistentenjahr, an einem Morgen im September. Kurz vor halb acht betrat ich das gemeinsame Büro. Daniela, die bescheidene, gescheite, immer gut gelaunte Tessiner Kollegin, die gemeinsam mit mir eine Privatabteilung betreute, saß schon am Schreibtisch vor einem dicken Dossier. Mit einer Kopfbewegung wies sie auf die beiden Thoraxbilder am Negatoskop.

»Und?« Ich schlüpfte in den weißen Mantel, trat näher.

»Schau den Jahrgang und nachher die Bilder«, bat Daniela.

»Noch nicht dreißig … Sarkoidose?«

»Nein. Hodgkin. Ihre Kinder acht und elf. Sie ist so halb im Bild. Der Hausarzt weist sie zur Planung der Chemo ein. Könntest du mir den Eintritt machen? Sie liegt im 12. Ich muss unbedingt die Pathologie-Vorstellung vorbereiten. Der Buchhalter im 7: Magen-CA, letzte Nacht gestorben. Der Chef nannte ihn doch auf der Visite immer ›unseren Michael Kohlhaas‹ … *Grazie.*«

Daniela vertiefte sich wieder in die Krankenakten. Und ich ging zum »Eintritt im 12«.

Eine Frau mit kurzem, glänzend schwarzem Haar und blassem, hagerem Gesicht, in dem die Nase zu groß und zu schmal wirkte, saß mit angstvollen Augen im Bett. Sie stemmte sich mit gestreckten Armen auf, als wolle sie demnächst mit einem Sprung auf und davon. »Sagen Sie – ist das schlimm, die Chemotherapie? Und dieser Krebs – was kommt da auf mich zu?«

Ich weiß es heute noch: Ich zog einen Stuhl zum Bett und vernahm wieder einmal eine dieser Geschichten, die mir manchmal den Beruf verleiden. Gewesene Sekretärin, jetzt Mutter zweier Töchter (»liebe Lausmädchen«). Und sie: immer gesund, nie geraucht, kaum je ein Glas Wein. Und dann die eigenartigen, rasch wachsenden Knoten am Hals, Unwohlsein, Arztbesuch, Röntgen, wieder Abklärung und bald darauf die Diagnose. Ohne teilnehmende Journalisten, ohne Illustrierte, ohne Brief des Chefredaktors – allein mit den Mädchen und ihrem Mann, der die Diagnose oder die Konsequenz dieser Diagnose nicht erträgt und mit einem sogenannten Nervenzusammenbruch via Hausarzt beim Psychiater landet. Und die Lausmädchen? Was soll aus ihnen werden, wenn die Mutter trotz der Chemo zugrunde gehen sollte? Wenn der Vater nicht standhält?

Die Frau ist heute vermutlich tot. Auch die Beerdigung ohne Fotografen. In keiner Illustrierten eine bebilderte Reportage. Die Lausmädchen erwachsen. Erinnern sie sich noch, woran die Mutter starb?

Warum dieses anonyme Schicksal mir nie aus dem Sinn ging? Eine Nebensache verhinderte es.

Ich verließ die Patientin im Zimmer 12 und gab im Schwesternbüro nebenan die Verordnungen an die Pflegenden weiter. Mitten im Raum stand einer dieser Rollwagen, normalerweise mit Instrumenten und Verbandmaterial überstellt, nun aber über und über mit Papierblumen geschmückt. Quer über die obere Ablage, aus Buntpapier geschnitten und eingefasst mit Schokolade-Marienkäfern, der Schriftzug: VIEL GLÜCK.

Total baff verließ ich das Stationszimmer. Spinnen die Schwestern? Dort ein Hodgkin und hier »viel Glück«. Was für ein Witz! Das Einzige, was ich denken konnte: Sicherheit im Leben ist ein schlechter Witz.

Fast wäre ich unter der Tür mit einer Schwesternschülerin zusammengestoßen. Zufällig absolvierte sie an diesem Tag einen praktischen Teil ihrer Abschlussprüfung. Ihr galt der Glückwunsch.

Zurück in unserem Büro, immer noch durcheinander wegen dieses Scheißschicksals und der Glückskäfer, war ich immerhin imstand zu denken: Ja zum Teufel! Glück kann sie brauchen, die junge Mutter mit ihrem Hodgkin, Glück wird sie nötig haben, um diesem verdammten Krebs zu entkommen.

»Vergiss diese junge Mutter nicht!«, ermahnte ich mich damals. Glück und Krebs liegen so nah beieinander, sind oft nur durch eine Zimmerwand getrennt.

Viel Glück auch, Herr Felix. Sie werden es genauso nötig haben wie jene junge, unbekannte Mutter.

Wie jeder Krebspatient.

Zusammenkunft mit einem Kollegen aus der Ostschweiz. Er hat mein Inserat in der »Ärztezeitung« gelesen. Mein Wunsch: die Praxis möglichst bald verkaufen oder vermieten.

Es gibt sie, die Ärztekolleginnen und -kollegen, aber natürlich auch die vielen kranken Nichtmediziner, die selbst mit einem fortgeschrittenen Karzinom weiterarbeiten. Die tun, als wäre nach jeder weiteren Operation eigentlich nichts gewesen. Sie stehen nach wenigen Tagen wieder in der Werkstatt (wie eine inzwischen verstorbene Kunstglaserin), sitzen im Büro oder im Sprechzimmer (wie Kollege R., der noch praktiziert) –

womöglich mit der Infusion im Arm und dem Wissen im Kopf, dass der Krebs früher oder später erneut metastasieren kann. Dass er sie bodigen und auffressen könnte.

Ich gehöre nicht dazu.

Wie lang ich noch zu leben habe, weiß ich auch nach der Krebsdiagnose nicht. So wenig, wie irgendein Gesunder es von sich weiß. Was ich aber ganz sicher weiß: Ich bin nicht der Held, der, lebensbedrohlich verwundet, weiterkämpfen und als sogenannt »innerer Sieger« auf einem wie auch immer gearteten Schlachtfeld sterben wird.

Ich gehöre zu den Deserteuren.

Und darum: Praxisnachfolger oder -nachfolgerin gesucht.

17. September 2003

Heute vor dreißig Jahren Eidgenössische Matur. Mündlicher Teil im Frühjahr für eine gewisse Renata Gmür und einen ihrer Klassenkollegen am Abendgymnasium katastrophal verlaufen. Sie war immer die Beste gewesen in allen mathematischen Fächern. Er erhielt in Latein und Deutsch die besseren Noten. Weshalb fantasielose Streber aus ihrer Klasse mit akzeptablen, zumindest für den weiteren Prüfungsverlauf unschädlichen Noten von Zürich zurückgekommen waren, blieb rätselhaft. Tatsache war: Sie beide hatten zwei Ungenügende kassiert. Im zweiten Teil durfte nichts mehr danebengehen. Grund genug, sich zusammenzutun. Was sie verband: das gemeinsame Pech. Was sie voneinander noch fernhielt: ihr Verehrer in der hinteren Pultreihe und seine briefliche Verbindung zur Oberschwester des Lepraspitals in Ankara. Dann im Herbst, während der Bahnfahrt nach St. Gallen, die Diskussion: Wer geht mit wem ins Hotelzimmer? Der Kollege machte besagter Renata ein Zeichen. Später, an der Réception fragte die Dame:

»Und jetzt – wer mit wem?« Da traten sie vor. Laut und bestimmt war es zu hören: »Raaflaub und Gmür«. Verehrer und Klasse erstarrten. Seit wann ... und wie –? Im Zimmer zerrte er als Erstes das Nachttischchen zwischen den Betten hervor und schob sie nah zueinander. Sie repetierten schier Tag und Nacht. Er musste ihr die Definition des Wechselstroms hersagen, sie musste ihm *mens sana* deklinieren. Sie berührten sich nicht einmal mit der großen Zehe, und doch hatten sie es gut miteinander. Als er seinen Teil abgeschlossen hatte, blieb er noch bei ihr und leitete sie an, »Die schwarze Spinne« von Gotthelf zu interpretieren.

Zusammen fuhren sie heim.

Fünf Wochen später waren sie – waren wir – verlobt.

18. September 2003

Es ist bald zehn. Renata seit einer halben Stunde aus dem Spital zurück. Am Schluss eines mühsamen Tages sei sie noch zu einer schwierigen Vakuumgeburt gerufen worden. Sie setzt sich zum Tisch, schöpft Resten vom Mittag und erzählt zwischen zwei Bissen von einem Bauer, den sie vormittags anästhesiert hat. Er habe sich einen Kupferdraht in die Harnröhre gestoßen, um einen Steifen zu bekommen. Der Draht habe sich verfangen, es floss viel Blut, der arme Kerl musste per Ambulanz verlegt werden.

Telefon aus dem Gebärsaal: Das Kind zwar da, aber stark blutender Dammriss.

»Ich nehme dein Auto, mein Tank ist leer«, ruft sie, schon auf der Treppe. Während sie wegfährt, schlüpfe ich in die Schuhe. Ich gehe tanken. Erstens sind wir ein Team. Und zweitens brauche ich kommende Nacht vielleicht auch Benzin, habe einem Kollegen in Gstaad bis morgen früh den Notfalldienst abgenommen.

Spätabendlicher Kampf gegen die Papierflut auf Schreibtisch und Fußboden. Briefentwurf an den Spitaldirektor – Traktandenliste Abgeordnetenversammlung zur Ergänzung – Literatur zu Prostatakarzinom und Harninkontinenz – Notizen von Gespräch mit Chefarzt Medizin des Nachbarspitals, die regionale Zusammenarbeit betreffend – und ein abgegriffenes Büchlein in weinrotem Leinen. Ein treuer Patient und Freund hat es mir geschenkt. »Doctors« – eine Ansprache von Rudyard Kipling, Autor des »Dschungelbuchs« und Nobelpreisträger, gehalten 1908 anlässlich der Diplomierung von Ärzten im Middlesex Hospital in London, einem Spital mit 270 Betten. Kiplings Einstieg: »Es dürfte Ihrer beruflichen Beobachtungsgabe nicht entgangen sein, dass es nur zwei Klassen von Menschen gibt auf der Welt – Ärzte und Patienten.«

Er hat die dritte Spezies unerwähnt gelassen oder sie vergessen: die Arztpatienten oder die Patientenärztinnen. Es sind diejenigen, denen beides gehört: das Wissen über ihre Krankheit, aber auch die Angst. Es sind diejenigen, die möglicherweise bis an ihr Lebensende mit beidem nicht zurechtkommen. Sie wollen jederzeit bestens informiert sein über ihr Leiden. Aber mehr Information schafft unter Umständen immer wieder neue Angst.

Ich muss mich daher nicht bloß dem alltäglichen Papierkram stellen. Ich werde mich irgendeinmal auch diesem immer wiederkehrenden Gezänk zwischen Arzt und Patient in mir stellen müssen.

Morgen Abend Abfahrt nach Brissago. Ohne Söhne. Weitere Injektionen stehen auf dem Programm. Das Noradrenalin, Antidot gegen eine zu lange Erektion, ist bei meinem Pharmalieferanten bestellt, es soll bis morgen früh in der Praxis eintreffen.

Casa Lucertolina. Vorgestern gutes Gespräch in meinem alten BMW, derweil ich ins Val Bedretto hinunterkurve. Das gemeinsame Ziel, eine Ehe mit minimalem Liebesleben, gibt Anlass zum Reden genug.

Renata, die gern und gut Auto fährt, ist eine passionierte Passivfahrerin, wenn wir zusammen unterwegs sind. So wie ich ein passionierter Passfahrer bin – mit ihr neben mir.

Intensives Abendrot kommt unserer traulichen Erörterung in die Quere. Immer wieder schiele ich an meiner Passagierin vorbei hinauf zu den Bergen. Von Kurve zu Kurve wechseln die Farben der langgezogenen Wolken. Es ist, als würden sie brennen.

»Schau gefälligst auf die Straße! Ich möchte diese Abendstimmung ohne Angst genießen … Wie glühende Scheiter im Kamin … nein, wie der Himmel hinter unserem Hotel auf Stromboli, weißt du noch, als der Vulkan am Abend …«

Typisch Renata. Die Realistin, die bei leuchtenden Berggipfeln ins Schwärmen kommt. Ist es nicht so? Eigentlich besitzt nur die Frau die Gabe, genau zu beschreiben, was sie sieht. Weil sie selbst in ihrem Entzücken über Himmel und Berge im Abendrot nicht die Farben und nicht das Licht beschreibt, sondern sich selbst.

Spritzen 4 und 5 haben wir im Gepäck, auch das Noradrenalin, noch rechtzeitig eingetroffen, falls er zu lange und zu schmerzhaft stehen sollte, und mit dabei auch die Kochsalzlösung, um das Mittel zu verdünnen.

Samstagvormittag. Während Renata ausschläft, jäte ich in unserem Umschwung, der von Ferien zu Ferien wüst verwildert. Arbeit, die ich liebe, allein mit Bananenstauden, Kamelien, Glyzinien und meinen Gedanken. Mit jedem Unkräutlein, dem ich die Daseinsberechtigung entziehe, meine ich doch, vor allem in mir drin wieder ein winziges bisschen mehr Ordnung zu schaffen.

In diesem Sommer haben sich im vordersten Gartenteil auffällige Stauden mit hellgrünen Blättern, symmetrisch abgehenden Zweigen und traubenähnlichen Dolden durchgesetzt. Die größten der grün-violetten Stängel stehen mannshoch, ich gehe mit dem Gertel auf sie los. Die tief dunkelblauen Beeren saften derart, dass man meinen könnte, die Handschuhe seien voll Blut. Ich beiße eine Beere auf, eine zweite, anfänglich süßlicher Geschmack, später bitter, vor allem der harte Kern. Vielleicht brächte dieser Saft Kathrins Metastasen zum Verschwinden ... Den Giftbecher gibt es, seit es Menschen gibt. Auf den allmächtigen Gesundheitstrank, der uns vom Krebs endgültig erlöste, warten wir immer noch ...

Und schon knie ich nicht mehr bloß zwischen dem Unkraut, dafür tief im Gejät meiner undisziplinierten Gedanken. Wer vom heilsamen Wundertränklein träumt im Gegensatz zum Giftbecher, sollte sich ebenso daran erinnern, dass viele hochwirksame Zytostatika aus dem Gift von Pflanzen gemacht sind. Und die Statistik – auch vergessen? Würde nämlich der Krebs vollständig eliminiert, stiege die mittlere Lebenserwartung sage und schreibe nur gerade um rund zwei Jahre. Nach dem Gesetz über die Konkurrenz der Todesursachen nähme einfach die Sterblichkeit an Herz- und Kreislauf-Krankheiten zu.* Zwei lumpige Jahre laut Statistik ... Eigentlich verrückt, wenn ich bedenke, wie viele junge Leute ich in den dreizehn Praxisjahren an Krebs sterben sehen musste. Aber geht es um Statistik? Es geht mir doch um meine Beinah-Schwägerin, der ich ein Leben ohne Krebs zurückgeben möchte. Das heißt, es geht auch darum, zu hoffen. Aber wo, in welchem Gärtlein

* Prof. Dr. med. Werner Straub: Schweizer Spital, 51, Nr. 1/1987.

wächst die Hoffnung? Keimt sie dort besonders gern, wo sie sich mit dem Glauben verbindet, oder ist ihr Dünger eine Mischung aus Einfalt und Realitätsverlust? Sicher ist nur: Die Hoffnung wächst nicht in jenem Beet, wo die Statistik ihre Wurzeln hat. Das ist das eine. Das andere konstatieren wir allemal, wenn wir ankommen und das Gittertor zum Garten aufstoßen: Das unscheinbarste Kraut kann resistenter sein als der grimmigste Hobbygärtner, der es immer wieder ausreißt. Es ist wie mit Kathrins Metastasen: Nach jedem Chemo-Stoß halten sie sich eine Weile still. Und in acht Wochen sind sie wieder besser sichtbar und womöglich größer.

»Morgenessen für den Gärtner!«

Reni ruft vom Balkon.

Ich streife die Handschuhe ab und strecke den Rücken.

»Sofort!«, rufe ich zurück. Und denke: Für den impotenten …

5. Oktober 2003

Ich meinte, das vergangene, extrem strenge Notfalldienst-Wochenende nicht zu überleben, und bereits ist wieder Montag. Zünftiger Rückfall mit der Kontinenz. Es läuft und läuft und läuft. Wie ungeheuer mich diese Seicherei belastet! Aber: Wie undankbar du bist. Kommst vielleicht vom Krebs ganz los und beklagst dich über eine undichte Leitung.

Matthias studiert Prospekte, will nach San Francisco, um Englisch zu lernen. Michael wirkt heute bedrückt. Noch fünf Wochen RS. Vermutlich weiß er nicht, wie es weitergehen soll. Ob er sich hinter die Matur klemmen wird? Wichtig: ihn nicht fallen lassen, ohne dass er spürt, dass wir ihn halten.

Erster Schnee. Als ob sich die Landschaft hätte überraschen lassen. Die mehr als haushohe Rosskastanie in der Wiese der Nachbarin, gestern noch orange leuchtend, steht weiß bestäubt, als hätte man ihr Mehl ins Laub geblasen. In jedem Gässchen, vor jedem Haus Gescharr und Geschabe von irgendwie beleidigten Hausbewohnern. Nicht die Landschaft, wir selbst sind überrascht, dass der Winter uns schon wieder nah ist, noch bevor der Herbst richtig angefangen hat.

Zwischen Renata und mir schleicht sich wieder Unstimmigkeit ein. Ein Wochenende ging vorbei ohne Einspritzversuch. Im Grund genommen ist es aber nicht die ungenutzte Spritze. Wir reden nicht mehr über uns. Wir lassen es wieder geschehen, dass belangloses Zeug still und unbemerkt die guten Gefühle füreinander zudeckt. Wie dieser störende Schnee die Dächer und Gärten …

11. Oktober 2003

Schweiz–Irland 2:0. Teilnahme an der Fußball-Europameisterschaft gesichert. Köbi Kuhn, Nationaltrainer und ab sofort Nationalheld, wird von allen umarmt und von den Spielern auf die Schultern gehoben. Renata gerührt, sie weint. »Bei dir läuft das Wasser unten, bei mir halt oben.«

Vielleicht ist mein Leck bis zur EM in Portugal gestopft.

Casa Lucertolina. Feriengemütlichkeit. Renata und die Junioren – Michael im Wochenendurlaub – verfolgen auf France II eine Hommage zum vierzigsten Todestag von Edith Piaf. Jean-Luc, Anästhesiepfleger, Franzose, hat angerufen und seine Chefin auf die Sendung aufmerksam gemacht. Er weiß, dass Renata Stephan Eichers Cousine ist, und meldete, Stephan werde ein Lied der Piaf vortragen.

Ich liege im Halbdunkel hinter den Lehnstühlen auf dem Teppich, höre mit einem Ohr zu und trainiere den Beckenboden. Konzentrieren ist schwierig, zu kurzweilig haben wir es. Vielleicht gerade deshalb empfinde ich heute beim Muskeltraining den Krebs wieder einmal als ungemütlichen Crash in meinem Leben. Wozu gut? Ist es dem Crash gelungen, meinem Leben einen Stoß in eine andere Richtung zu geben? Wenn nein – weshalb nicht? Warum klemme ich im Sekundenrhythmus bloß hinten zu, statt zu bedenken, woran mich der Tritt in den Hintern vielleicht mahnen möchte? Aber gilt diese Sichtweise auch bei mir, da doch meine Prostata nicht gesoffen und meines Wissens auch nie geraucht hat?

Ohne Witz, ich fühle mich unschuldig an meinem Karzinom. Und es scheint mir auch ganz und gar Zufall, dass ausgerechnet ich und nicht mein Nachbar den Krebs hat. Was ich akzeptiere: Ein Crash kann Mahnung sein, es sei an der Zeit, sich zum Dasein Gedanken zu machen. Und wer weiß, vielleicht verlaufen mein und Renatas Leben eben doch schon anders, und ich bemerke es bloß nicht oder will nicht wahrhaben, dass meine Philosophie auf Teppich-Niveau das sicherste Zeichen dafür ist, dass sich etwas tut in anderer Richtung.

In der »Weltwoche« ein bissig guter Artikel zur Altherrenerotik: »Spätsünder.« Unter andern geht's um Günter Grass, Martin Walser und Adolf Muschg (sieben Jahre älter als ich) beziehungsweise um deren neue Bücher zum alten Thema: »Altherrenerotik ist, wenn ein sehr redseliger Autor oben liegt und die Erotik keine Luft mehr bekommt (...). Altherrenerotik ist, wenn der Schuss hinten hinausgeht.«*

Man kann es nicht bildlicher sagen. Aber muss ich mich mit

* Julian Schütt: »Spätsünder«, Die Weltwoche, Nr. 41/2003.

meinem kuriosen Tagebuch nicht auch angesprochen und verrissen fühlen? Bin ich nicht auch einer dieser alten Lustmolche, wenn ich auf bald schon hundert Seiten über meinen lahmen Penis jammere? Das Einzige, was mir momentan zu dem unklar empfundenen Vorwurf einfällt: *Merde!*

Und jetzt bespricht auch noch unser ehemaliger Deutschlehrer am Abendgymnasium (mit Sicherheit inzwischen auch er über siebzig) im Berner »Bund« das Buch von Günter Grass, »Letzte Tänze – Neue erotische Zeichnungen und Gedichte«. Das Thema offensichtlich ein Dauerbrenner, Dauerunterhalter.

Aber auch ein Dauerfruster. Daher habe ich keine Lust, die Zeichnungen zu sehen oder die Gedichte zu lesen. »Komm, lieg bei mir, solang mein Einundalles steht«, soll der Fünfundsiebzigjährige gedichtet haben. Und wird er erst einmal einen Schlappschwanz haben – ja, dann liegen sie zu dritt, und die Impotenz macht sich ganz schön giftig breit zwischen dem Paar. Aber vielleicht kommt's gar nicht so weit. Sobald das Einundalles nicht mehr steht, will ja wohl keine Frau mehr neben einem liegen. Und bald einmal wird es dem Dichter weniger ums Dichten als ums Abdichten gehen …

Ganz schön giftig wirst jetzt auch du – weshalb nur? Fängst du an, dich deiner Notizen wegen gar vor dir zu schämen? Gesund – Krebs – impotent – soll das denn wert sein, wortreich beschrieben und beklagt zu werden? Ich weiß: Damit, dass ich es überhaupt beklage, tue ich weitherum Unrecht. Ich fühle es schmerzlich noch und noch und wiederhole mich: Ich bin ungerecht gegenüber allen, die heute und morgen und immer wieder am Krebs zugrunde gehen. Das Allerschlimmste aber: Potenz verloren – Humor verloren. Daher trägt auch die Rezension der Grass'schen Erotik momentan nichts zur Lösung meines Problems bei.

»So ist denn diese lyrische Performance um das ekstatisch sich aufrichtende ›Stehaufmännchen‹ ein beschwingter Ausflug in jene Seinssphären, die ein gewisses gerokratisches oder gerontologisches Aufsichselbstgestelltsein vermuten lassen.«*

Was hat er gesagt? – Frag nicht so blöd ... Dumm genug nur, dass ich mich nicht in Seinssphären bewege und auch nicht auf mich selbst gestellt bin. Ich bewege mich im Alltag, und zwar mit meiner dreiundfünfzigjährigen Ehefrau. Und aus dieser Konstellation ergibt sich zwangsläufig, dass ich nicht lyrisch und nicht poetisch, sondern bis auf weiteres realistisch und leider grässlich humorlos auf meinen Hosenschlitz schauen muss. Punkt.

15. Oktober 2003

Telefon von Christian Bruderherz: Neunter Chemotherapiestoß für Kathrin. Sie sei sehr müde. In der CT Metastasen angeblich kleiner. Vielleicht, sage der Arzt, könne man doch noch schneiden. (Man wird niemals mehr an dieser Leber voller Metastasen etwas schneiden, bestenfalls unterbinden.) Heute sei sie in Zürich, wo sie einen selbst kreierten Workshop kontrolliere, morgen in Belp am Gönner-Anlass seines Alzheimer-Heims.

Christian möchte – »unter uns« – die Prognose wissen. Dass es keine Heilung gebe, wüssten er und Kathrin inzwischen, aber sie hoffe, »es« bleibe noch möglichst lange »so«. Sein Arzt habe ihm unter vier Augen gesagt, es werde kein schlimmer Tod sein, sie werde einfach immer schwächer ... Also sei er eigentlich genau informiert, weiche ich aus. Ich will nicht, dass alles, was er weiß, ihm unversehens in seinem besorgten Gesicht steht und Kathrin in den vertrauten Zügen die Wahrheit lesen könnte.

* Wolf Scheller: »... solang mein Einundalles steht«, Der Bund, 29. 9. 2003.

Morgendliches Scherzen und Raufen im Bett mit Reni, kniend über ihr, meine Hände an ihren Handgelenken, und wie ich mich zu ihr niederbeuge, sie küsse, sie kitzle mit meinem Haar.

»Ihr Männer seid immer zwei«, sagt sie lachend und außer Atem. »Da bist du und da ist *er.* Wir Frauen sind eins mit uns ...«

»Und diese da, deine flotten Brüste – gehören sie denn nicht zu dir?«

»Die sind weit weg, die sind irgendwo draußen. Drinnen bin ich etwas Ganzes. Aber ihr – immer zwei. Der Mann und der da unten.«

»Interessant. Wie alles, was du sagst« – und ich drücke sie noch tiefer ins Kissen. »Aber jetzt bin ich ja nur noch der Mann. Der da unten ist tot. Auf-dem-OPS-Tisch-er-mor-det ...«

Mit jeder Silbe drücke ich mein Gesäß in ihren Schoß. Impotentes erotisches Morgenturnen. Unterhose und Windel kann ich in solchen Momenten vergessen. Aber ich spüre missmutig, dass ich darunter nichts verspüre.

26. Oktober 2003

Die Ferien sind vorbei. Renata ist vor zwei Stunden aus dem Haus gestürzt und losgeprescht. Holzerunfall. Kein Wunder, es schneit. Im Abwaschbecken Geschirr und das Kuchenblech, auf dem sie mittags Pastetli wärmte. Ich binde die Schürze um und putze die Küche fertig. Wie hat Renata vor Jahren einmal gesagt? »Mir etwas zuliebe tun ist nicht der richtige Ausdruck, wenn du den Haushalt machst. Wir sind ein Team. Da springt einer für den anderen ein ...«

Unter der vielen Post, die ich wie immer nach den Ferien in einem Wäschekorb abgeholt habe, ein Werbeprospekt:

»Im Oktober 2003

Sehr geehrter Herr Doktor Raaflaub

Der Herbst bringt neue Farbe in die Behandlung der erektilen Dysfunktion. Es freut uns, Ihnen die Einführung unseres neuen PDE-5-Inhibitors ankündigen zu dürfen. Er ist in der Schweiz registriert und ab sofort erhältlich und verfügbar.

Wir möchten Sie als Arzt rechtzeitig informieren, damit Sie die neue Therapie-Möglichkeit gezielt einsetzen und Ihre Patienten gut beraten können (...). Für verlässliche Erektionen: schnell, hart, dauerhaft.«

Sogar dieser Wisch aus Hochglanzpapier ist stärker als ich. Gibt mir einen Stich zwischen die Beine und schlechte Laune. Es ist der Firma egal, ob der Herr Doktor bloß Doktor sei oder gleichzeitig auch Patient, welcher gut beraten sein möchte.

Vielleicht fehlt mir aber tatsächlich der gute Berater, mit dem ich hie und da die männliche Seite des Problems Impotenz in der Ehe – oder allgemein: in der Mann-Frau-Beziehung – oder noch allgemeiner: in der Paarbeziehung, durchkauen könnte.

Selbsttherapie hat eindeutig Haken. Denke ich als Arzt, bin ich mir als Patient im Weg. Fühle ich als Patient, wird er vom Arzt in mir belächelt. Renata ist zwar ideal: eine humorvolle, äußerst verständige Ehefrau; eine blitzschnell und gescheit analysierende Anästhesistin; eine breit denkende Kollegin – aber was sie nie und nimmer kann: spüren, wie es ist, wenn er hängt. Selbst nach dreißig gemeinsamen Jahren spürt sie das nicht. Zufällig sind es nämlich am heutigen 26. Oktober, da ich die frohe Werbebotschaft aus dem Wäschekorb fische, genau dreißig Jahre, seit wir uns verlobt haben.

In einer Berner Bijouterie hatten wir die Ringe gekauft. Die Gravierung alles andere als originell: »amo te, ama me«*, dazu die Namen.

Im kleinen Subaru des zukünftigen Schwiegervaters zum Gurnigel hochgefahren. Zu Fuß weiter auf einer Weide ohne Zaun und Tiere, bis zu den ersten Schnee- und Eisflecken zwischen dem glitschigen Gras. Die Luft spätnachmittäglich kühl trotz Sonne und Windstille. Abgesessen auf einem Teppich von braunem Moos. Uns gegenseitig den Ring an den Finger geschoben, höchstwahrscheinlich ohne Kuss – ausgekochte Realisten, die wir schon damals waren.

8. November 2003

Michael ist gestern aus der RS zurückgekommen. Hat Qualifikation »sehr gut« erhalten. Will unter keinen Umständen weitermachen. Der Militärdienst habe ihm gutgetan. Aber das allein sei noch lange kein Grund, einen einzigen Tag länger als unbedingt nötig dabei zu sein.

Mit der Familie abends im Hotel Spitzhorn in Saanen.

Geburtstag: Der Tag, an dem die Gefahr besonders groß ist, sich mit einem Schlag steinalt zu fühlen.

Themen: Wann heiraten? Kinder haben? Alte Eltern ein Nachteil? Michael will noch sehr lange nicht oder gar nicht heiraten, würde sich eingeengt fühlen, vor allem mit Kindern. Matthias will, zwar noch nicht jetzt, aber auch nicht so spät wie wir. Er empfinde nicht den Altersunterschied zweiundsechzig zu achtzehn als Problem, sondern den fehlenden Draht zu Papa, wenn's um »Sachen von heute« gehe. Papa zeige kein Verständ-

* Lateinisch: Ich liebe dich. Liebe (du) mich.

nis für die Musik von heute. Papas sture Meinung, Schiller, Goethe, Gotthelf, Keller und wie sie alle heißen, seien auch heute noch für die Bildung wichtig. Papa klebe zu sehr an Vergangenem. Entbehrung und Armut von damals seien wohl zu bedauern, aber nicht etwa ein Verdienst, bloß »zeitbedingte Scheiße«.

Als Matthias sich als Achtklässler über seinen Schulweg im Winter beklagte – von daheim ebenen Weges zur Bahnstation in Schönried, in Gstaad umsteigen auf den Schulbus und von der Haltestelle nochmals ein paar hundert Meter zum Schulhaus – fiel mir nichts Besseres ein als: »Im Winter sind wir im Morgengrauen von Saanen aus zweieinhalb Kilometer zur Schule gestapft, die Straße meistens noch nicht geräumt, mittags zurück und gleich nach dem Essen wieder auf den Weg, weil Picknick im Schulhaus verboten war. Auf dem Heimweg nachtete es – das heißt: zehn Kilometer Tippeln jeden Tag.«

Antwort von Matthias: »Papa …! Hätte es damals schon einen Schulbus gegeben, du wärest sicher nicht so doof gewesen, nebenherzulaufen!«

Zum Dessert eine Zabaione, Spezialität des Hauses.

10. November 2003

Casa Lucertolina. Injektion misslungen. Vermutlich aus Angst, die Urethra zu treffen, habe ich nicht optimal in den Schwellkörper gespritzt. Jeder Laie hätte es nach genauer Anleitung vermutlich besser gemacht.

Arzt und Patient kommen sich auch hier in die Quere. Wen von beiden jagt man wann aus dem Schlafzimmer? Und wie?

»Al Giardinetto.« Nachgeholtes Geburtstagsessen zu zweit. Auf dem Heimweg hat Reni das Gesicht verzogen, als ich einen erneuten Spritzversuch vorgeschlagen habe. Trotzdem später gemütliches Geplauder daheim auf dem Peddigrohrdivan. Ob ich begreife, fragt sie, dass es ihr manchmal geradezu ablösche, wenn wir *amore, amore* planten, so wie sie eine Narkose plane: Spritze applizieren – und hinein in den OPS. Aber unser Schlafzimmer sei doch hoffentlich kein Operationssaal und das Bett kein Operationstisch.

Ich versuche zu witzeln: »Hätten wir kirchlich geheiratet, müsste uns doch sicher jemand gesagt haben, in Zukunft sollten wir Tisch und Bett miteinander teilen ...«

»Teilen schon, aber nicht verwechseln«, sagt Reni versöhnlich und schält eine Banane. »Nein nein, du weißt schon. Wenn ich heute nicht mag, heißt das noch lange nicht, dass wir aufgeben.«

Mit dieser Feststellung lässt sich leben.

20. November 2003

Inselspital Bern. Urologische Universitätsklinik. Ambulante Abklärung und Standortbestimmung zur Inkontinenz. In der Umkleidekabine in das hinten offene Büßerhemd geschlüpft, auf einem Hocker gewartet, gefröstelt und endlich mit flauem Gefühl im Magen auf den Untersuchungstisch geklettert. Die Instrumentierschwester kommt mit einem warmen Tuch und einem warmen Lächeln. Beides tut enorm wohl. Der Assistent, höflich, seriös und deutsch, macht sich am Computer und an mir zu schaffen. Zweiläufiger Katheter vorne, Katheter hinten. Pressen, Husten ... jetzt – und jetzt ... und wieder ...! Und das Ganze nochmals ... Der Urethrakatheter zieht sich automatisch ruckweise heraus wie programmiert – aber dann ist doch irgendwo irgendetwas nicht in Ordnung, die hochdeutsche Erklärung überhöre ich. Also das Ganze von vorn. Und später wieder Pressen und Husten, sogar auf dem Topf. Und endlich Ende.

Anschließend Gespräch zur Prognose der Inkontinenz mit dem stellvertretenden Chefarzt PD Dr. George Thalmann. Beruhigende Stimme, augenzwinkernde, aber engagierte Sachlichkeit. Den computergestützten Resultaten könne man entnehmen, dass ich mir beim Beckenbodentraining zweifellos Mühe gegeben habe. Aber nach so langer Zeit sei kaum noch damit zu rechnen, dass sich der Schließmuskel erhole. Zu den technischen Möglichkeiten, die Situation zu verbessern: der suprapubische DK. Diese Variante sei mir wohl geläufig. Oder als längerfristige Lösung ein künstlicher Blasenschließmuskel. Dabei umschließt eine implantierte Manschette die Harnröhre nahe am Blasenhals. Die Manschette ist durch ein Schläuchlein mit einer Pumpe verbunden, die ins Skrotum zu liegen kommt. Die Pumpe wiederum steht mit einem mit Flüssigkeit gefüllten Ballon in Verbindung, der hinter der Symphyse versorgt wird. Drücke ich an der Pumpe ein Ventil, fließt die Flüssigkeit aus der erschlaffenden Manschette zum Reservoir, ich kann pissen. Anschließend füllt sich die Manschette passiv und klemmt wieder zu.

Ein Dauerkatheter, der dennoch alle zwei bis drei Monate gewechselt und regelmäßig gepflegt werden müsste, passt mir ganz und gar nicht. Auch gegen den künstlichen Schließmuskel bocke ich innerlich. Momentan dann doch noch lieber die Windeln. Will Renata fragen, was sie dazu meine.

Später zu Fuß zurück zum Bahnhofparking. Wie entspannend, für einmal nicht in den Ferien zu sein und doch weit weg von meiner Praxis. Unerreichbar für die allermeisten meiner Patienten, schlendere ich inmitten von Gehetze und Gedränge. Die Leute scheinen es eilig zu haben. Wahrscheinlich meinen sie auch heute wieder, der Feierabend werde weniger langweilig als gestern …

21. November 2003

Meine Diagnose »Prostatakarzinom« hat Geburtstag. Nach einem Jahr ist bei mir von dieser Seite her noch alles in bester Ordnung.

Langes Telefon mit Kathrin.

Sie war bei Professor K. zur Besprechung. Tumor-Rezidiv von ungefähr zwei Zentimetern Durchmesser am Ort des operierten Darmtumors. Der Professor habe ihr vorgeschlagen, in einer ersten Operation den neu entstandenen Darmkrebs zu entfernen und gleichzeitig den rechten Leberlappen zu unterbinden. Der linke Leberlappen werde wachsen. Nach zwei bis drei Monaten operiere man aus diesem Lappen die Metastasen heraus. Mit diesem Eingriff gehe man allerdings an die Grenzen des Möglichen. Vorgängig möchte er nochmals eine CT der Leberregion. Die Metastasen wachsen an einer Stelle um ein Gefäß herum. Da möchte er zuvor schon wissen, was ihn beim Eingriff erwarte. Er habe ihr die Chancen und Risiken dargelegt: ohne Operation keine Möglichkeit, »die Situation zu beeinflussen«. Bei dieser krass ungleichgewichtigen Gegenüberstellung komme sie zum Schluss, sich operieren zu lassen. Sie habe großes Vertrauen in die Ärzte. Dies und die Tatsache, dass die Chemo so gut gewirkt habe, betrachte sie als ihr Startkapital. Sie könne einfach noch nicht ans Sterben denken, bevor in ihrem Leben irgendetwas von Belang getan sei. Abtreten, einfach verschwinden, ohne ganz da gewesen zu sein?

Sie habe ihren Arzt dann noch gefragt: »Und wenn man wartet, nichts macht – bin ich dann in einigen Jahren tot?«

Seine Antwort: »Nein. In einem «

27. November 2003

Zweiter Schneefall. Vom Waldrand her jenseits der Alten Straße jagen die Flocken waagrecht übers Feld. Vor meinem Bürofenster fallen sie einen Augenblick still und dicht wie ein Vorhang – und werden plötzlich vom Wind heruntergerissen und gegen die Scheiben geworfen.

Michael ist immer noch unsicher, ob er sich wieder zur Prüfung für den gestalterischen Vorkurs anmelden soll.

Matthias hat sich im Hotel Spitzhorn, wo wir an meinem Geburtstag beisammensaßen, bis zum Frühling als Kellner anstellen lassen. Danach will er mit dem verdienten Geld ab nach Santa Barbara. In San Francisco war der Englischlehrgang ausgebucht.

Kathrin und Christian zu Besuch. Sie logieren im »Lenkerhof«, wo sie »dem Luxus frönen«. Kathrin fast übermütig, offensichtlich erleichtert, dass der Operationstermin feststeht. Sie habe schon drauflos Geld ausgegeben, Sparen machte ja keinen Sinn mehr, so kurz vor dem Abtreten. Aber jetzt überlege sie wieder von Fall zu Fall, ob es nötig sei, schon wieder eine neue Bluse zu kaufen.

Gesund sieht sie aus, wie sie am Tisch sitzt, ein bisschen Brot und Hobelkäse nimmt und auch meine gebrannte Creme probiert und lobt, wie sie locker über ihre frühere Zeit als Personalchefin bei Gucci plaudert. Wer nicht weiß, dass sie Metastasen in der Leber hat, wird auf sie zugehen und staunen. »Wie gut du wieder einmal aussiehst!« Und Kathrin, was soll sie antworten? Was wäre, wenn sie sagte: »Ich werde am 8. Dezember operiert. Und es wird um Tod oder Leben gehen.«

4. Dezember 2003

Michael hat die Anmeldung zur Prüfung doch noch zur Post gebracht. Matthias geht übermorgen erstmals versuchsweise servieren. Und Renata und ich fahren morgen Abend nach

Brissago. Samstag lasse ich die Praxis ausfallen. Den Kreisarzt-Dienst hat mir Kollege B. in Spiez abgenommen. Ich freue mich, will versuchen, noch einmal über mein Problem zu reden: Wie darf ich mit gutem Gewissen eine Salve Zärtlichkeit abfeuern, wenn ich doch schon beim Zielen weiß, dass lauter Rohrkrepierer daraus werden?

7. Dezember 2003

Kein Wort über Zärtlichkeit. Die Antidepressiva, die ich in der Hoffnung schlucke, die Schließmuskulatur werde straffer, machen schläfrig. Unterwegs braucht's meine volle Aufmerksamkeit. Die Fahrt zwar gemütlich, aber mehr als einmal sagt Reni: »So wenig haben wir im Auto überhaupt noch nie miteinander gesprochen.«

Gestern Abend gespritzt. Zehn Mikro reichten komischerweise nicht für eine brauchbare Erektion. Mit fünf Mikro in die Gegenseite klappte es, aber hocherotisch empfanden wir das chemiegestützte Manöver danach nicht mehr. Hingegen war der Schmerz hinterher bei einem Bier, bei Ständerlampenlicht und Renis Klavierspiel leichter auszuhalten.

10. Dezember 2003

Vorgestern ist Kathrin zum zweiten Mal operiert worden. Die im Bereich des Darms vermuteten neuen Tumore waren Metastasen an beiden Ovarien. Man hat eine große Unterleibsoperation gemacht, dagegen den Darm in Ruhe lassen können. Kein künstlicher Darmausgang, wie Kathrin befürchtet hatte. Der rechte Leberlappen wurde wie vorgesehen unterbunden.

Vor dreizehn Jahren meine Allgemeinpraxis eröffnet. 1990 bezahlte ich für die umgebaute, kleine Dreieinhalbzimmerwohnung ohne Nebenkosten 4165 Franken Miete pro Monat. Der Zins für den Investitionskredit betrug 8 Prozent, für den Kontokorrent 9 Prozent plus je ¼ Prozent Kommission pro Quartal. Zum Glück hatte Renata ein halbes Semester Mathematik studiert. Es gab viel, sehr viel zu rechnen damals … Mein erster Kunde: Manuel, ein Zwölfjähriger mit großem Holzsplitter unter einem Fingernagel. Gleichentags, bestimmt auch ein bisschen aus Neugier, eine Cousine mit Herzbeschwerden. Am zweiten Tag waren's drei, bis zum Donnerstag elf Patienten – dann legte mich eine atypische Pneumonie ins Bett. Ein Wunder, habe ich überlebt. Nicht die Pneumonie. Den Start ins Praxisabenteuer.

Und jetzt bin ich bereits auf dem Rückzug.

15. Dezember 2003

Heute, an Michaels zwanzigstem Geburtstag, sind die Aufgaben für den ersten Teil der Vorkursprüfung eingetroffen.

Er wünschte sich einen Tirolercake. Nach einer halben Stunde schaltete ich aus Angst, er brenne obendrüber an, die Oberhitze aus. Resultat: in der Mitte zusammengesackt. Puderzuckerverzierung hingegen gelungen, Michael zufrieden, hat vor allem »Papas Geste« geschätzt. Er wünscht sich die Ausrüstung, um selber Fotos vergrößern zu können. Von der Waschküche, die zur Praxis gehört, lässt sich ein Teil abtrennen, den er sich als Dunkelkammer einrichten kann.

So manches ist besser als »gelegentlich exzessiver Alkoholkonsum«, womit der Psychiater vor einem Jahr umschrieben hat, was eigentlich Saufen heißt. Und fast alles ist besser als Kiffen.

18. Dezember 2003

Kathrin meldet sich aus dem Spital. Schlechte Nachricht: Die Flüssigkeit, die in der Bauchhöhle produziert werde und die bei der Operation entnommen und untersucht worden sei, enthalte Krebszellen. Ob diese von den Metastasen kommen? Was sie jetzt denken solle im Hinblick auf die zweite, viel größere Operation? Welche Entscheidung die beste sei? Man habe erneut einige Zyklen Chemo vorgeschlagen. Ob ich mit einem der Chirurgen reden könne?

Ich notiere die Handynummer und denke: Krebszellen in der Bauchflüssigkeit, das heißt: Peritonealkarzinose, und das wiederum heißt: definitiv keine Heilung mehr.

Kathrin: »Ob ich nicht einfach sagen sollte: So, jetzt sehe ich mein Lebensende kommen. Jetzt machen wir nichts mehr ...?«

Was soll ich antworten? Ich höre heraus, dass sie weiß: Nichts tun lässt gar keine Hoffnung. Ich spüre, dass sie sich an das bisschen Hoffnung hält, das vermutlich schon darin liegt, dass man etwas tut. Also bleibt es auch weiterhin ein Kriterium: der Hoffnung eine Chance geben.

Christian gehe es nicht gut. Er ertrage die schlechten Resultate nicht. Zumindest hier ist die Antwort einfach: Schau zu dir und nicht zu ihm. Tragen ist lernbar.

Übermorgen soll sie entlassen werden.

22. Dezember 2003

Nach einigen Probeläufen erster voller Arbeitstag von Kellner Matthias. Hat Vertrag für die gesamte Wintersaison unterschrieben. Sie seien zu dritt, wenn die Chefin nicht auch serviere. Seine Kollegen: José, ein schweigsamer, ergrauter Portugiese, abergläubisch »bis an den Bach«, und der Italiener Salvatore, der immer Witze reiße und meistens sogar gute.

23. Dezember 2003

Frau Kuster als Notfall – die Frau, die im September einen Check wünschte. Die mir so gut gefiel und die ich danach für gesund erklärte. Heftigstes Bauchweh auf der linken Seite. Bald wird klar: Dringender Verdacht auf hochakute Divertikulitis. In ihren fiebrigen Augen die Angst, was ihr die nächsten Stunden bringen werden. Lisa hat Blut abgenommen, derweil ich versuche, der Frau, die noch nicht ganz begriffen hat, dass man so urplötzlich zur Patientin werden kann, klarzumachen: Sofortige Einweisung nötig. Weihnacht mit Sicherheit im Spital. Dort Ultraschall, zwei Antibiotika, vielleicht morgen CT. Nur selten müsse man operieren, beim ersten Schub sehr unwahrscheinlich, wichtig sei, dass sie möglichst bald die Medikamente über die Infusion erhalte.

Der Ehemann drängt. Mir ist's recht.

Als die Praxistür hinter ihnen zu ist, sagt Lisa, während sie mit der Lehrtochter Monika das Untersuchungszimmer in Ordnung bringt: »Extrem krass, wie schnell das manchmal geht. Check im Herbst und kerngesund. Und noch vor Weihnachten schwer krank und ein Notfall …«

»Spannend, nicht wahr?«

»Das finden Sie spannend, Herr Doktor?«

»Nicht für Frau Kuster. Für uns. Um daraus zu lernen.«

»Ist Divertikulitis eigentlich häufig?«, fragt Monika. »Ich habe noch keine so akute gesehen.«

»Fast die Hälfte der über Fünfzigjährigen hat reizlose Divertikel, also eine Divertikulose. Die Entzündung bildet sich vermutlich dann und wann spontan und unerkannt zurück. Nach mehreren akuten Schüben empfiehlt man zu operieren. Aber ich habe ›spannend‹ anders gemeint.«

Meine Praxisfrauen blicken fragend.

»Sie haben es ja selbst gesagt, Lisa«, sage ich. »Extrem krass, wie schnell das manchmal geht. Extrem krass – wie das Leben ist.«

Und ich denke wieder einmal an die junge Mutter mit dem Hodgkin im Kantonsspital Luzern. Und füge bei: »Zeitweise fast wie ein Witz, könnte man sagen.«

Monika trägt das mobile Blutdruckgerät hinaus. Lisa fährt sich durchs lange dunkle Haar und setzt eine Haarklemme neu. In drei Tagen, am Stephanstag, wird sie dreiundzwanzig sein. Noch hält das Leben für sie alles bereit. Alles.

»Tragen Sie Sorge, Lisa.«

Sie lächelt. Sie kennt ihren Chef.

24. Dezember 2003

Anstrengender Nachtdienst. Zum Abschluss um halb sechs eine Frau mit Angina. Der gute Onkel Doktor wird doch hoffentlich auch in aller Herrgottsfrühe unterwegs sein. Auf dem Rückweg ofenfrische Gipfeli gekauft. Gegenüber der Bäckerei in Saanen steht wie jedes Jahr ein Weihnachtsbaum auf dem Dorfplatz. Gleich oberhalb, im mittleren Stock des steinalten Hauses, das als eines der wenigen Gebäude einen Dorfbrand überstanden haben soll, bin ich aufgewachsen. Aber nicht an jeder Weihnacht war ich daheim.

Ich bin acht und liege mit Lungentuberkulose im Sanatorium Solsana hoch über dem Dorf. Wie beinah an jedem Morgen ist auch am Vierundzwanzigsten mein Bett nass. Lang bevor die Schwestern hereinkommen, Licht machen und »Erwachen! Aufstehen!« rufen, bin ich beschäftigt, mit dem Nastuch das Leintuch trocken zu reiben. Im Gang geht jemand hin und her und flötet »O du fröhliche«. Es ist die Nachtschwester, die gleiche, die vorgestern über das ganze Sechserzimmer die härteste Strafe verhängt hat, die das Sanatorium kennt: eine Woche »stilles Liegen«, tagsüber ein jeder in seinem Bett, aber jeder allein an einem andern Ort im Haus, im Bad, im Vorraum zur Arztpraxis, im Gang gegenüber dem offenen Treppenhaus, wo dreimal am Tag, wenn es zum Essen läutet, eine tuschelnde Bande mit schadenfrohen Grimassen am Bett vorbeistürmt …

Der Älteste wollte nach dem Lichterlöschen onanieren, befahl allen, sich zur Fensterseite zu drehen, er sprang von Bett zu Bett, um uns zu kontrollieren. Da ging die Tür auf, die Schwester machte Licht und fand, wir hätten alle eine Strafe verdient … Wenn doch das Flötenspiel ewig dauern würde! Aber ich denke es nicht, weil mich die Melodie rührt, nein, es schnürt mir den Hals zu, denn für mich gibt es nicht Weihnacht, mein Bett steht auch heute den ganzen Tag im Bad, das so störend nach einem braunen Desinfektionsmittel riecht …

Aber solang die Nachtschwester im Gang hin und her geht und flötet, ist die Nacht noch nicht vorbei und die Hoffnung, ich bringe das Leintuch mit Reiben doch noch trocken. Wenn dann die Schwestern vom Tag zum Betten kommen, wird Schwester Martha mit mir schimpfen, denn ich werde wieder ungern aufstehen, weil ich fürchte, man sehe die feuchten Flecken im Bett doch noch, und sie werden mich auch wieder hänseln und auf eine Weise miteinander lachen, die mein Heimweh mit jedem nassen Morgen schlimmer macht. Und sie halten mir wie jeden Tag den Jüngsten im Zimmer als Beispiel vor, weil sein Bett immer trocken bleibt.

Ungute Erinnerungen sind wie alter Kaugummi: Man kaut und kaut und kaut. Man verpasst den Moment, da man das klebrig gewordene, bittere Zeug ausspucken sollte.

28. Dezember 2003

Nach zehn. Matthias serviert. Michael im Ausgang. In der Stube plaudert Renata mit ihrer nach Kanada ausgewanderten Schwester Anna Maria, genannt Gügü. Kater Nero im Korb auf dem Papierkorb neben meinem Schreibtisch. Kraule ich ihn unter dem Kinn, fängt er zu schnurren an und legt den Kopf auf den Korbrand.

Ein stiller Abend. Es hat gestürmt und geschneit, leider zu früh wieder aufgehört. Ich denke an Kathrin. Denke vermutlich ihretwegen auch an meine Assistentenjahre, wie oft ich über Weihnachten oder Neujahr in den Spitälern Pikett geschoben habe. Und denke weiter zurück, an die drei Jahre in der Türkei, an meinen verstorbenen Hausmeister Sezai, wohl der Erste, der mich ermunterte, Medizin zu studieren. »Geh zurück, mein *gjaur**, und lerne!«, sagte er oft, wenn wir uns im Treppenhaus begegneten. »Die Ärzte sind meine letzte Hoffnung. Sie sagen nicht: ›*Tschüsamm* und *verem*** hat uns Allah geschickt!‹ Sie wissen, dass Mikroben dahinterstecken. Und wo sie es heute noch nicht wissen, forschen sie weiter und wissen die Ursache vielleicht morgen oder auch erst in hundert Jahren. Egal – aber geh und studiere!«

Er spottete jedes Jahr im Dezember genauso grimmig über die blinkenden, farbigen Lämpchen in den Fenstern der in Ankara stationierten Amerikaner wie über das Tonbandgeplärr der Muezzine von den Minaretten. »Dein Jesus und unser Mohammed – beide die gleichen Verführer«, sagte er etwa, kicherte dann verlegen in sich hinein, kraulte seinen Dalmatiner Kont und fragte ihn, um seine Bedenken zu verscheuchen, er könnte mich mit seinem Unglauben verletzt haben: »Wie

* Eigentlich *gâvur:* Ungläubiger, »Christenhund«.

** Lepra, Tuberkulose.

lacht die Greta Garbo?« Und der riesige Hund hat prompt die Zähne gebleckt...

Was ist los? Sentimental? Was soll Rührei zum Jahresende? Da läuft doch etwas falsch, wenn nicht mehr unser Herz die Gefühle diktiert, sondern der Kalender...

2. Januar 2004

Einen anstrengenden Notfalldienst erwartet – umsonst gebangt. Gemütlich daheim bei Entrecôte und Pommes frites, dazu Renis selbst gemachte, beste Mayonnaise der Welt, ein Glas Wein, mehr durfte es nicht sein, da beide im Pikett. Wir waren allein. Matthias beim Servieren, Michael mit Kollegen irgendwo draußen in der Silvesternacht. Um zwei wurde Matthias vom Chef bis vor die Haustür heimgefahren. Also Lichter aus und Schlafversuch. Um fünf der unstillbar schreiende Säugling weltberühmter Eltern, freundliche, natürliche Mutter, schöner, als sie in den Illustrierten und im Fernsehen schön wirkt – und in natura erst noch viel herzlicher und ganz ohne Allüren. Der noch weltberühmtere Ehemann sitzt übernächtigt zwischen der Wohnküche und einem andern Raum auf der Schwelle, nimmt aber aufmerksam zur Kenntnis, was ich nach der Untersuchung des Kindes entscheide. Und dann erwartet mich in einem Hotel noch ein tonnenschwerer Asthmatiker und Raucher, der meint, ohne Sauerstoff sogleich ersticken zu müssen... Vormittags um zehn krieche ich im Parterre-Zimmer neben der Heizung ins Bett. Ich wollte Renata nicht wecken.

Eigentlich hatten wir vor, zur Erholung an Neujahr früh schlafen zu gehen. Mit müden, schweren Beinen lag ich schon im Bett, Renata noch im Bad. Und ich war blöde genug und zappte kurz zu SF1. Da gab's keine Nachrichten, wie ich meinte, da lief »Cast Away« mit Tom Hanks. Wir hatten den Film im

Kino gesehen, aber ich brachte es nicht fertig, sogleich wieder abzuschalten, und das war ein Fehler, ich hätte nicht sehen und hören sollen, was jetzt geschah: Der einzige Überlebende eines Flugzeugabsturzes beklagte den Verlust eines Volleyballs mit aufgemalter Fratze und einer Palmwedelfrisur. Benannt nach der Fabrikmarke des Balls, war »Wilson« während mehrerer Jahre auf der unwirtlichen Insel das alleinige Gegenüber des Mannes gewesen. Sein Weinen war erschütternd echt – und sogleich steckte er mich an.

Renata stieg aus dem Bad, überrascht und für einen Moment ratlos, bis ich es ihr zwischen Schluchzen und Schnäuzen erklären konnte. So komme ich mir vor mit meiner Impotenz und Unzärtlichkeit. Mit meiner Gefühllosigkeit zwischen den Beinen. *Cast away* – nicht nur schiffbrüchig, nein, weggeputzt aus dem Kreis von allen, die unterhalb des Nabels noch etwas anderes verspüren als den Drang zum Seichen. Weggeputzt meine Potenz. Weggeputzt jede Möglichkeit, ihr anders als mit einer Spritze in den Penis näherzukommen. Und mich als Mann zu fühlen …

Ich flennte und schnäuzte.

Noch bevor Renata antworten konnte, hörte ich meinen eigenen Einwand: Du bist undankbar, höllisch undankbar. Die Urologen haben dir doch den Krebs herausgeschnitten und dir damit das Leben und die Gesundheit zurückgegeben …

Dann sagte sie: »Bedenk doch: Du hattest – nein, wir …! Wir hatten ja keine andere Wahl. Stell dir vor, die Urologen hätten dir ein Angebot gemacht: Keine Operation und auch keine Hormontherapie, die dir die Potenz abwürgt – mit dem Wissen, sie nur noch ein paar Jährchen genießen zu können, weil sich der Krebs ja nicht einfach so stillhalten würde. Und recht bald dann die Metastasen im Becken und in der Wirbelsäule, die Schmerzen, das Kotzen, das elendigliche Abserbeln – denk nur an den Hotelier Lauener, drei Jahre jünger als du –, hättest du das Angebot angenommen?«

Ich konnte nicht aufhören zu weinen. Ich presste die Lippen zusammen. Es prustete und gurgelte, ich schämte mich. Ich drückte den Kopf ins Kissen. Ich wusste, was Reni sagen wollte. Die Alternative ist doch: nach der radikalen Operation ein Leben ohne Krebs, wenn das PSA nach fünf Jahren immer noch tief geblieben sein sollte. Aber eben: ein Leben auch ohne Potenz und ohne …

Reni insistierte: »Würdest du zögern?«

Ich versuchte, die verfluchte Flennerei zu stoppen, biss die Zähne zusammen. Schüttelte den Kopf.

»Also. Alles klar … für uns beide – oder etwa nicht?«

Ich zögere doch auch jetzt, da ich dies niederschreibe, keinen Augenblick und weiß, dass ich ohne Bedenken die gleiche Operation wieder über mich ergehen ließe – und doch: etwas ist und bleibt *cast away.* Man müsste Dichter sein, um ausdrücken zu können, was da aus meinem Empfinden weggeputzt wurde. Zack! – herausgeschnitten aus meinem Leben, das ich womöglich krebsfrei zurückerhalten habe. Aber zurückerhalten auch ohne dieses unsagbare Erschauern beim bloßen Gedanken, was noch möglich wäre in einer Beziehung, auch wenn es in meinem Leben niemals mehr in Erfüllung zu gehen braucht. Habe ich da ein Recht, zu fragen: Was für ein Leben ist das?

Mein Gewissen sagt sofort: Die Frage muss anders lauten: Was für ein undankbarer Hund stellt solche Fragen …? Jetzt mach aber blitzschnell einen Punkt. Und halt dich still. Und danke deiner Frau, dass sie dich akzeptiert – so, wie du jetzt eben bist.

Mein erster Einsatz als Kreisarzt im neuen Jahr.

Jemand sagte, vor vierzehn Tagen habe man ihn in einem Nachbarort beim Bowling gesehen. Echt fröhlich sei er gewesen und habe sich über jeden guten Wurf gefreut.

Jemand sagte, er sei gewiss noch letzte Woche bei ihnen in der Stube gesessen. Man habe über allerlei geredet. Man hätte ihm gewiss nichts angemerkt.

Lang vor Tag muss er sich auf den Weg gemacht haben. Selbst bei so wenig Schnee, wie in dieser Januarnacht ausnahmsweise auch in höheren Regionen liegt, hat er einen zweistündigen Marsch vor sich. Er ist warm angezogen. Von außen dringt die Kälte nicht an sein Herz. Seine Seele aber muss erfroren sein. Arm und Hand lehnen sich nicht auf, das Auto auf dem verlassenen Parkplatz bei der Talstation zu parkieren und abzuschließen. Die Augen ohne Tränen sehen keinen Weg zurück, wollen sich bloß noch vergewissern, dass die Abschiedsbriefe gut sichtbar auf dem Beifahrersitz liegen. Gehorsame Beine und kräftige Füße in hohen Schuhen tragen den Menschen, der da seinem Schicksal hinterherschreitet, den Berg hinan, über Brücken und verschneite Alpwege und Skipisten, er kennt hier alle Pfade und alle Abkürzungen. Entschlossen geht und geht er, weiter und höher. Das Sturmgewehr trägt sich leicht.

An manche Adresse hat er ein SMS verschickt. Und alle, die die Nachricht erhalten haben, sind erschrocken, wie ernst es ihm war.

Zwei Schüsse verhallen.

Alle sind zu spät erschrocken. Sie haben sich alle zu spät auf den Weg zu ihm gemacht.

Er war zweiundzwanzig. *Cast away.*

7. Januar 2004

Krank. Vermutlich erkältet frühmorgens hinten auf dem Schneemobil und beim Marsch auf den Berggipfel zu dem Toten. Zudem hatte ich noch Notfalldienst, zum Glück eine ziemlich ruhige Nacht. Am Morgen musste ich die Sprechstunde absagen.

Als ich bereits glühte, kritzelte ich ins Tagebuch: »Als das Fieber stieg, begann er über sein Leben nachzudenken.«

Dieses Nachdenken wurde allerdings durch Kopfweh, Gliederschmerzen und zapplige Beine sehr gestört. Aber ich empfand die Anklage trotzdem: Warum fangen wir erst an, über unser Leben nachzudenken, wenn das Fieber steigt oder wenn der Krebs bereits da ist?

Wenn alle Krebspatienten Bücher schreiben wollten – wie viele Bibliotheken klagten über Platzmangel! Aber was für eine langweilige, niederdrückende Literatur! Immer wieder der gleiche Sermon: Ich habe Krebs. Ich hatte Krebs. Ich denke seit meinem Krebs über das Leben ganz anders. Und über den Tod insbesondere wie folgt, undsoweiterundsofort …

Wozu also dieses Tagebuch?

Dabei hat es seinerzeit der Chefarzt in Delémont so schön und präzis in einem einzigen Satz auf den Punkt gebracht, als er jenem unheilbar krebskranken Schreinermeister die Prognose an den Kopf warf: Eines Tages krepieren wir so oder so.

Und ich erinnere mich an eine Episode aus dem Kantonsspital Luzern: Bei einem Toten, der am Vortag in Gegenwart des Zivilstandsbeamten und zweier Krankenschwestern im Spital seine langjährige Freundin geheiratet hatte, fand man in der Schublade seines Nachttischchens einen Zettel: »Bitte keine großen Worte, wo keine nötig sind.«

Tagebuchschreiber, nimm dich in Acht!

11. Januar 2004

Aus dem Bett gekrabbelt. Elend schwach. 40,2 Grad habe ich seit der Kinderzeit nicht mehr aufs Thermometer gebracht.

Da war ein Fiebertraum: Vor einem Auditorium, das mir unsichtbar blieb, auch wenn mir der Anatomiehörsaal sehr bekannt vorkam, sollte ich meine Theorie über die Vorherbestimmung beweisen, wie ich sie im Seminar mit meinem Freund Red entwickelt hatte. Ich stellte ein Konfitürenglas aufs Katheder und legte ein Erdnüsschen hinein. Das Nüsschen war der Mensch. Damit war klar, dass wir den Ort, wohin wir im Leben gestellt sind, nicht auswählen können, auch wenn uns ringsum alles frei und weit und klar erscheint. Es gab da gewisse Ausnahmen, die auch noch ausdiskutiert werden mussten. Jemand störte mich mit einem lästigen Singsang: *Frei zu sein, bedarf es wenig…*

»Falsch!«, rief ich. »Total falsch! Es muss doch heißen: Froh zu sein. Und das ist ja erst noch ein ganz widerlicher Gemeinplatz!«

»Die meisten Leute erkranken an einem Gemeinplatz«, hörte ich jemanden sagen. Und der Singsang ging weiter.

»Was geht meine Krankheit andere Nüsse an?«, schrie ich und schlug aufs Pult. Das Konfiglas fiel zu Boden und zersplitterte.

Renata weckte mich. »Tut mir leid. Immer dann, wenn ich gerade am Einschlafen bin, stöhnst du und zuckst…«

Ich trank Tee und bemühte mich, ruhig zu bleiben. Fror und schwitzte. Aber nun war da noch ein stechendes Rückenweh hinzugekommen. Der Schmerz erschwerte es mir, still zu liegen.

Und morgen wieder ein volles Wartezimmer.

16. Januar 2004

Kathrin: Nächsten Mittwoch Spitaleintritt zur weiteren Chemotherapie. Sie ist nicht so zuversichtlich wie bei den Zyklen zuvor. Sie erhalte ein neues Medikament, das starke Nebenwirkungen haben solle. Hat täglich Schmerzen. Ob ich bereit sei, ihr Hausarzt zu sein?

Was ich denn aus der Ferne für sie tun könne?

»Mit dem Herzen erreichbar sein, wenn ich dich brauche.«

Ich wünsche 24 Stunden Bedenkzeit.

22 Uhr. Renata hat soeben gemeldet, sie stehe noch immer im OPS. Hat sich nach meinen Rückenschmerzen erkundigt. Es macht mich missmutig und unsicher. Wenn's Metastasen sind, gebe ich auf.

23.30. Reni noch immer nicht daheim. Gleich wird Matthias anrufen, ich solle ihn beim »Spitzhorn« abholen. Michael ist ausgegangen.

Habe ein Bier geholt. Traurig wie selten zuvor.

Impotent.

Inkontinent.

Bis über den Bauchnabel im Selbstmitleid.

Nicht genug damit, dass ich ohne die Spritze die bloße Karikatur eines Mannes bin. Mir läuft, wenn ich nicht rechtzeitig wechsle, der Seich unter den Windelrändern durch und an den Beinen hinunter.

Nero, den Kater, kümmert es nicht. Er schläft im Korb und zuckt von Zeit zu Zeit mit einem Ohr … Hattu Probleme?

21. Januar 2004

Schon wieder spät. Traurig, obschon das PSA zum Glück weiterhin unterhalb der Messgrenze. Rückenschmerz demnach nicht durch Metastasen bedingt, vermutlich durch zu intensives Bewegen beim Beckenbodentraining. Renata übt eine Sonatine. Michael malt, zeichnet und klebt für den ersten Teil der Aufnahmeprüfung. Matthias hat heute einen servicefreien Tag, spielt Basketball am Computer.

Und ich? Warum so missgestimmt? Warum immer wieder dieses Gejammer? Habe ich ein Recht, mich zu bemitleiden? Nein! Hast du nicht. Und nochmals: Nein! Stell dich doch der Realität. Und die Realität heißt: Du wirst impotent bleiben. Höchstwahrscheinlich Windeln tragen bis an dein Lebensende – was für ein Fliegendreck, verglichen mit Kathrins Schicksal. Sie kann ihr Leben bald einmal nicht mehr in Jahren, bloß noch in Monaten planen. Kannst du dir vorstellen, was das heißt? Und wenn du es kannst – was für Sorgen plagen dich dann noch?

Was wiegt die Lappalie, nicht mehr vögeln zu können, gegen die Gewissheit, alles aus den Händen legen zu müssen? Zu denken: In drei Jahren bin ich nicht mehr da? Was kann dich daran hindern, auch mit einem Schlappschwanz zu lachen und trotz der Inkontinenz fröhlich zu sein? Also – was ist zu tun?

– Zusammen mit Renata den Söhnen Vorbild sein, solang sie noch Vorbilder nötig haben, und sie dann ziehen lassen.
– Im Beruf nicht nachlassen. Zuhören. Aufmerksam bleiben. Einen Nachfolger suchen.
– Weiterhin engagiert und echt die Kolumne für die »Schweizer Familie« schreiben.
– Jetzt sogleich ins Büro meiner Frau gehen und zu ihr sagen: Ich habe dich sehr lieb, aber es macht mir Mühe, es dir zu zeigen.
– Und vor allem andern: endgültig Schluss mit dem selbstmitleidigen Gejammer.

Alles ist ganz klar. Dem Leben standhalten, wie es ist.

(Ich war oben. Reni war von meinem Liebesanfall, wie sie es nannte, überrascht. »Hoffentlich kommt schon bald wieder ein solcher«, sagte sie.)

25. Januar 2004

Gestern Abend war Michael ausgegangen. Um sechs hatte ich Matthias zur Arbeit gebracht. »Sturmfrei«, hätten sie gesagt.

»Ich gehe Klavier spielen«, sagte Reni nach der »Tagesschau«. »Und ich hätte Lust ... Sollen wir? Wir könnten ja noch ein Gläschen Wein trinken.«

»Und ich geh die Kolumne schreiben. Wie ich in der Wut über einen unnötigen Hausbesuch den Ärztekoffer über Nacht vor einem Haus stehen ließ – erinnerst du dich ...? Ja, wir sollten und könnten.«

Später hinauf ins Bad. Am Schlafzimmer vorbei, wo Reni, schon im Pyjama, noch eine Passage ihrer Sonatine übt. Rasch das Pulver auflösen, in die Spritze aufziehen, mein Parterre gründlich waschen, Haut desinfizieren – und hineingestochen ins potenzielle Vergnügen. Nach einer knappen Viertelstunde wird er hart und lang. Und er steht, es ist eine wahre Freude. Aber dicht schließt er auch dieses Mal nicht ab. Vermutlich reicht die Erektion nicht bis zur Peniswurzel, so dass die Harnröhre an dieser Stelle nicht abgedichtet wird. Nach den ersten störenden Tropfen fällt es mir ein: Haben wir ein Präservativ? Ohne Schutz und Schirm vor ungebetener Nässe fehlt uns nämlich beiden die Lust. Nackt bis auf meine Windel flitzen wir in der Wohnung umher, wühlen in den Necessaires, auch in Michaels, wir reißen alle Nachttischschubladen auf. Umsonst.

»Im Männer-WC im ›Bahnhöfli‹, da wird's einen Automaten haben. Ich hole uns Material. Wie der Blitz ...«

Allein schon das Anziehen wie der Blitz wird problematisch. Er reckt sich stramm nach vorn und nicht, wie in gesunden Zeiten, fast bolzengrad nach oben. Hochklappen tut weh, Krümmen noch mehr. Die Windel möglichst locker drum herum, in die weiteste Hose und in die schwarze, zu lange Lederjacke geschlüpft, die wie ein Vorhang die kritische Stelle bedeckt, wenn ich mich manierlich verneige. Und los wie der Blitz. Es schneit. Die Straße unangenehm glatt, man ist gebeten, nicht forsch zu fahren, der heitere Abend könnte sich gründlich trüben.

Diskret krumm und mutig hinein ins Hotel Bahnhof. Beim Ausschank der immerfreundliche Kroate, der mich seit langem kennt und der mir in Gottesnamen auch bekannt ist. Schein und Widerschein, Glanz und momentanes Elend eines Dorfarztes …

»Einen ganz schön guten Abend, Herr Doktor! Sie müssen auch noch draußen sein bei diesem Wetter …?«

Manierliche Verneigung: »Jaja, noch zu tun … Kann ich ein Bier haben? Wissen Sie … zum Mitnehmen … Entschuldigung!«

Eilig treppab, als hätte ich große Not – kein Automat. Ich hätte schwören können, dass da früher – die spinnen ja wohl! Da reden und schreiben sie die ganze Zeit von Safer Sex und von Verhütung und niemals ohne – und haben nicht mal Pariser in einem Touristenort, ja, gibt's denn das …

Draußen im Rieselschnee Bestandesaufnahme: eine Flasche Bier, einen Steifen, aber noch kein – aber halt: Beim Bahnhof? Die Tür zum WC abgeschlossen … Nicht zu glauben! Muss ich denn wirklich noch bis Gstaad? Ich muss. Abwechselnd ein bisschen liegend sitzen oder sitzend liegen im Auto tut gut, denn er schmerzt, aber ich spüre zufrieden, wie hart er geworden und geblieben ist. Der Schnee prasselt in feinen Körnern gegen die Scheiben. Die Straße unberechenbar, die Sicht erbärmlich. Nach der Spitalkreuzung wird beides besser. Und jetzt los! In die Gstaader Autoeinstellhalle …? Gute Idee. Die Halle menschenleer, und trotzdem gehe ich trainingshalber vornüber geneigt, ziehe mit den Händen in den Taschen die Jacke vorn ein bisschen tiefer, verschwinde im WC, in verschiedener Hinsicht angespannt … Unglaublich. Auch hier nichts. Fluchend die Treppe hoch. Beim nahen Hotel Viktoria das Restaurant voll besetzt, da getraue ich mich nicht hinein. Feigling, der du bist, also weiter in den ›Bernerhof‹. An der Réception die sehr nette Dame, die mich von etlichen Krankenbesuchen im Hotel kennt. Bitte, liebe, freundliche Réceptionistin, lassen Sie mich nicht auch noch im Stich, flehe ich unhörbar. Es ist nämlich inzwischen zwanzig nach neun, Renata wartet, und ich habe doch gesagt: wie der Blitz. Und tapfer trete ich näher, mich verbeugend: »Wissen Sie zufällig, gibt's im Hotel-WC einen Automaten für Präservative?«

Sie blickt mich an, als denke sie: Jetzt hat's aber dem Doktor ganz zünftig ausgehängt! Einen halben Augenaufschlag lang scheint sie irritiert, aber sogleich wirkt sie wieder dienstlich. »Ich glaube … nein, hat's nicht. Aber drüben beim Bahnhof, dort sicher … Ja, dort sicher. Gute Nacht, Herr Doktor.«

»Wirklich …? Gute Nacht … Und danke.«

Ja gottfriedstutz – Herr Doktor …! Gar nicht Herr Doktor. Ein Kalb mit einem undichten Steifen auf der Jagd nach einem Pariser, das ist alles. Aber es darf ja nicht sein: Jetzt wird er doch wahrhaftig weicher. Wie ist das möglich?

Aufrecht und mit größeren Schritten als auch schon hinüber zum Bahnhof. Auf den Bänken im Durchgang zwischen Kiosk und Wartsaal drängen sich Mädchen vom Institut Le Rosey und warten auf den Zug, der sie zurück nach Schönried bringen soll. Lärmend und kichernd sitzen sie einander auf den Knien, die Russin mit dem blonden Rossschwanz beim Telefonanieren, ich kenne sie von der Sprechstunde, auch im Wartzimmer hat sie immer das Handy am Ohr … Rasch die Bahnhoffront inspiziert – kein Automat. Um die Ecke ins WC, es ist nicht abgeschlossen, ein Wunder sozusagen, und trotzdem nichts. Das kann ja einfach nicht sein. Gstaad, ein weltbekannter Ferienort, und keine Pariser im Bahnhofareal! Mein Fluchen jetzt schon lauter. Aufgeben?

Einen Versuch noch. Ich gehe zur Einstellhalle zurück und fahre nach Saanen. Der Parkplatz beim Hotel Landhaus besetzt, ich müsste bis zum Bahnhofplatz – da löscht es mir ab. Schluss, fertig. Der Abend ist futsch. Die Erektion auch. Warum eigentlich, wenn sie andere Male stundenlang gehalten hat? Spielt die Psyche doch noch irgendwie mit? Ist es die sitzende Position? Ich wende und gebe Gas. Es hat zu schneien aufgehört. Wie ich in die Alte Straße einbiege, ruft Renata mich an, zum Glück ohne Vorwurf in der Stimme. Gut dreiviertel Stunden bin ich weg gewesen. Was für ein Seich mit meinem Seich …

Reni nackt unter dem Leintuch, Weinflasche und Gläser auf dem Nachttisch. Ich ziehe mich aus und rapportiere. Wir stoßen an, ihr Gesicht gequält, enttäuscht. Und das Schlimmste: Er steht nicht mehr. »Ich spritze noch fünf Milligramm!«, und ab ins Bad. Aber komischerweise hilft der Nachschub vorerst nicht. Missstimmung und Fiasko kriechen ins Ehebett.

»Cäsar, du Nachtschwärmer und WC-Inspektor, ich hab eine Massage nötig …«

Zum großen Glück ist Renata heute beim Skifahren gestürzt wie noch nie, Stock unters linke Auge, Hämatom an der Backe, dazu Schulter- und Rückenprellung. Wie gut für uns. Die Massage bringt's, besser und besser. Auch wenn es nicht ganz einfach ist und uns viel Humor abverlangt. Nun also ein Novum: in Unterhose und Windel …

12. Februar 2004

Michael chauffierte seine Mutter zum Spital. Anschließend brachte er die Prüfungsarbeiten für den Vorkurs zur Post. Fünf Minuten vor dem allerletzten Termin.

Meine Traurigkeit ist vorbei, hat Gleichgültigkeit Platz gemacht. Und dem Wunsch, diesen belastenden Beruf, so einmalig er ist, sobald als möglich aufzugeben.

Krebs, immer wieder Krebs. Es ist wieder Krebs-Zeit in meiner Praxis.

Gestern habe ich einem siebzigjährigen Hotelgast eröffnen müssen, er habe laut der CT, die ich veranlasste, höchstwahrscheinlich ein Pankreaskarzinom und sollte seine Ferien abbrechen. Der Mann wurde blass und schweißig. Ich riss das Fußende der Untersuchungsliege hoch. Legte ihm nasses Papier auf die Stirn und setzte mich zu ihm. Er lag lange still, die Hände über dem Bauch gefaltet, und blickte wie verwundert zur Decke. Als er endlich etwas sagte, war seine Stimme sehr leise und sehr heiser. Er machte lange Pausen, als müsse er die Kraft für die nächsten Worte tief aus seinem Innern holen.

»Es ist nicht meinetwegen. Ich weiß, dass ich irgendwie damit fertig werde … auch wenn ich jetzt inwendig schlottere. Aber meine Frau, sie hat MS … Ich pflege sie seit bald zehn Jahren. Wie soll das weitergehen? Wenn ich nicht mehr da bin … Wie?«

Er schwieg. Er schien umsonst in sich hineinzuhorchen. Auf diese Frage gab ihm nichts und niemand Antwort.

Eine Bäuerin, sechs Jahre jünger als ich, hat seit vergangenem Herbst ein zuerst fliegendreckkleines, aber schnell wachsendes, dunkelblaues Knötchen am Unterschenkel mit Jod und Melkfett behandelt. Der Tumor war schwarz und groß wie eine Johannisbeere, als sie vor einer Woche in die Praxis kam. Leider genügte ein Blick zur Diagnose: malignes Melanom.

Gleichentags an die Spezialisten überwiesen.

Frau Gruber mit dem Mammakarzinom lebt zwar noch, Metastasen im Skelett, Schmerzen beim Liegen, Schwindel beim Stehen und Gehen. Aber sie hat heute Lähmungen entwickelt.

Und Kathrin? Telefonischer Bescheid: Bereits nach der zweiten Chemo extrem müde. Tumormarker noch nicht gesunken. Wenn er unter dieser Therapie nicht weiter sinken sollte, wolle der Onkologe ein noch nicht registriertes Medikament zur Immunstimulation einsetzen. Auch habe sie immer zu wenig Blut, eventuell sei eine Behandlung mit EPO vorgesehen.

»Ich glaube, ich muss mich kurzfristiger ausrichten. Den Wunsch vergessen, hundert Jahre alt zu werden. Die kleinen Freuden, die jeder Tag bringt, noch bewusster genießen. Weißt du – sonst fällt mir die Decke viel zu häufig auf den Kopf. Aber sag – wie hast du's mit den Windeln?«

Ich versuchte zu scherzen. Da der Tagesverbrauch nicht abnehme, hätten es meine Arztgehilfinnen langsam im Griff, wann wieder eine Großpackung zum Bestellen fällig sei. »Aber ich habe kein Recht, mich zu beklagen, wenn ich mit deiner Situation vergleiche«, sagte ich.

Kathrin war nicht einverstanden. »Ich zähle die Chemos und die Tage dazwischen, du zählst die Windeln. Wer krank ist, kann niemals objektiv sein. So ist das Leben. Jedem ist sein eigenes Weh am nächsten.«

Ich habe ihr übrigens zugesagt und bin von nun an ihr Hausarzt – auf Distanz.

15. Februar 2004

Mein operativ versteiftes Sprunggelenk hat nach vier Wintern Pause die Skitaufe bestanden. Wenn auch nicht ganz schmerzlos. Der Kopf einer Knochenschraube liegt zu oberflächlich unter der Haut und hat im Skischuh gezwickt.

Meine Qualifikation: Anfänger auf Lebenszeit. Denn eben dieses Fußgelenk verdarb die Kinderzeit, in der wir so vieles lernen, ohne wahrzunehmen, dass wir lernen. Nach anderthalb Jahren Sanatorium wegen Mandeln- und Lungenbefall verkroch sich die Tuberkulose, als ich zehn war, in den linken Fuß. Ein Jahr lang versuchte es der Dorfarzt mit Klebeverbänden, weil ich auf jedem Kieselstein einknickte. (Was heute sehr modern und sehr gescheit Taping heißt, praktizierte unser guter Doktor Flury ganz selbstverständlich. Möglicherweise sogar, ohne Englisch gelernt zu haben.)

In einem relativ gesunden Winter stand ich zum ersten Mal auf schuleigenen, steinalten Brettern. Aber bald war es wieder für Jahre vorbei. Nach Monaten im Kinderzimmer der Chirurgischen des Inselspitals passte man mir eine Unterschenkelschiene an. Sie verhinderte Misstritte, aber auch das Tragen normaler Schuhe. Aus Scham über das Gestänge trug ich den ganzen Sommer über lange Hosen und Skischuhe. Viele penible Spitalaufenthalte folgten, auch wieder ein halbes Jahr Sanatorium, und hinterher gab's Sportverbot bis zum Schulaustritt. Die Skilager im Seminar sind mir als Nichtskönner in unguter Erinnerung.

Bei der Talstation des Schönrieder Hausberges Rellerli überragten heute meine alten, langen Latten alle Ski und alle Köpfe. »Wie ausgeschossener Kopfsalat«, sagte Renata.

Kaum traten wir aus dem Halbdunkel in der Bergstation ins Licht des frühen Nachmittags, weitete sich nicht nur der Horizont, auch die Seele. Ringsum die Schneefelder und Gipfel gleißend unter ungetrübter Bläue, einzig über Oldenhorn und Diablerets lag dünnes, langgezogenes Gewölk. Die Februarsonne tat ihr Möglichstes, durchdrang am Skilift unsere Jacken und taute den Panzer aus Sorgen und Selbstmitleid auf. Es wurde uns warm. Monatelang war alles, was ich dachte und fühlte, zwischen den Beinen fixiert geblieben, hatte geendet mit der blockierenden Schlussfolgerung: Du bist ein Schlappschwanz. Und du bist ein Seicher.

An unserem fünfzigjährigen Chalet Sunneggli ist jeder Fensterladen mit einem ausgesägten Herz verziert. Sind die Läden zugezogen, sieht man bestenfalls einen Tupfen Himmel. Nur wenig Licht fällt herein, keine Sonne, nie Wärme. So wie sich ein Sonnentag hinter geschlossenen Läden verengt auf einen Streifen kalten Lichts, so hat sich mein Denken verengt und reduziert – aber nicht auf die Konturen eines Herzens, nein, auf die Konturen meines Hosenschlitzes. Aber heute stand ich oben auf dem Rellerli, genoss das prächtige Panorama und dachte wie erlöst: Lass doch den Hosenschlitz Hosenschlitz sein. Lass deine Gedanken laufen, so wie du es gemacht hast, als noch kein Krebs sich darin festgebissen hatte. Als du noch leben konntest ohne das beengende Gefühl, das Schicksal gucke dir immerfort über die Schulter …

Dumm nur, dass ich im WC des Bergrestaurants zwischen zwei Abfahrten die Windel wechseln musste. Die komplizierte Auspackerei wegen des Skianzugs hat mich zünftig von meiner philosophischen Warte heruntergeholt.

21. Februar 2004

Magdalena oder Madi, Renatas jüngste Schwester, und ihr Mann Pascal, beide Lehrer, leiten in Flims ein Ski- und Snowboardlager. Michael ging als Hilfsleiter mit. Er hat soeben angerufen und gefragt, ob ein Brief von der Schule für Gestaltung da sei. Wir hätten ihn aufmachen dürfen.

Dass er wartet, heißt doch, dass er hofft.

28. Februar 2004
Der Brief ist gekommen. Erster Teil der Aufnahmeprüfung bestanden, wie schon vor zwei Jahren. Zum vorgegebenen Thema »Mein Bett nach dem Aufstehen« hatte Michael sein Duvet vom obern Stock ins Wohnzimmer geschleppt, sich im Schneidersitz auf einen Stuhl gesetzt und einen Tag lang nur dieses Duvet farbig gezeichnet – mit allen Falten und Fältchen, wie er sie gesehen und noch zusätzlich hineingedrückt hat.

Offenbar hat er sich heimlich an meinem Computer zu schaffen gemacht. Statt der Uhrzeit tanzt jetzt ein elftes Gebot über den Bildschirm: »Schaffe, Raaflaub!«

»Armut-Alarm!«* Immer mehr Junge, Familien und selbst gut qualifizierte Erwerbstätige sollen angeblich verarmen. Rekordansturm auf die Sozialämter.

Was ist Armut? Wer definiert sie – die Armen oder die Reichen?

Eine Cousine meiner Mutter war Oberschwester in einer psychiatrischen Klinik. Ledig, pflichtbewusst und, zum größten Glück für uns, strenge Vegetarierin. Schwester Annelies schaffte jahrelang ihre mittäglichen Fleischrationen auf die Seite. Und vermutlich manchmal auch, was auf den Platten auf dem Schwesterntisch übrig blieb. Einmal pro Woche brachte sie ein kleines Paket zur Post, in Seidenpapier eingewickelt ein bisschen Speck und Wurst, einige Scheiben Siedfleisch und ein einsames Wienerli, woran noch das Sauerkraut klebte. War ein Häuflein Schweinsragout dabei, gab's bei uns ein Festessen. Denn die Mutter ging selten zum Metzger und schickte uns ungern. (Obschon er hie und da eine kleine Zugabe mit ein-

* Der Bund, 28.2.2004.

wickelte.) Lieber den Briefträger abwarten und hoffen, Annelies habe etwas geschickt. Und wenn es so war, klaubte sie geduldig und erleichtert die feuchten Papierfetzchen von den Fleischresten. Ein Glück für ihr rappengenaues Budget. Fleisch riss jedes Mal ein Loch ins Portemonnaie.

Einmal habe ich eine Zwanzigfrankennote verloren, womit ich unterwegs zur Sägerei war, um einen Ster Holz zu bezahlen. Der defekte Herd in der Küche fraß im Lauf eines Jahres ganze Holzberge. Zumindest uns Buben schien es so, weil wir es hacken mussten. Zwanzig Franken – exakt die Hälfte einer Monatsmiete für die schattige Anderthalbzimmerwohnung. Unsere sonst so schüchterne, stille Mutter zeterte und jammerte so laut, dass ich sie übers ganze Dorf hinweg noch beim Bahnhofplatz hörte, wo ich weinend suchte. Aber ein guter Mensch hatte das rote Geldbeutelchen vermutlich noch am gleichen Abend am Schalter der Lokalzeitung abgegeben, wohl wissend, dass man anderntags eine Annonce aufgeben würde.

Sind zwanzig Franken heute zweihundert? Zweitausend? Egal. Es war der ganze Betrag, den die Witwe als »Unterstützung« jeden Monat am Schalter der Gemeindekasse abholen durfte. Durfte oder musste? Auch das mag egal sein …

(Matthias hat, was ich sehr ungern habe, über meine Schulter hinweg die letzte Seite gelesen. »Es ist zwar krass, was du da schreibst … wie ihr aufgewachsen seid. Aber es liest sich so enorm humorlos.«

Matthias hat so enorm recht.)

1. März 2004

Bald Mitternacht. Renata im Operationssaal. Matthias im Service. Michael im Ausgang. Raaflaub im Dienst und im Tief. Die beiden Antidepressiva, die man mir in der Urologie empfohlen hat, stören mein Gedächtnis. Eben vorhin noch auf Notfallbesuch im Hotel. Dreimal habe ich nach der Zimmernummer fragen müssen. Will man herausfinden, ob Kranke mit dem Frischgedächtnis Mühe haben, wenn's Richtung Arteriosklerose oder Alzheimer gehen könnte, kommt die Standardfrage: »Was haben Sie gestern zu Mittag gegessen?«

Ich weiß nicht einmal mehr, was ich am heutigen Mittag auf dem Teller hatte.

Renata hat schon mehrmals zu beschwichtigen versucht. »Es sind die Medikamente ...!«

Schön wär's.

Später in der Nacht ein kleines Bier, Pikett hin oder her. Ich lege mich im Wohnzimmer aufs Sofa. Schalte einen Erotiksender ein. Nichts. Nichts.

Impotenz: Es wird nie wieder sein, wie es war und nicht mehr ist.

2. März 2004

Kathrin war in der Praxis, nunmehr als Patientin. Hübsch und gesund sah sie aus, sehr hübsch war sie gekleidet. Lisa und die Lehrtöchter Miriam und Monika staunten: Sieht so eine Krebspatientin mit Metastasen in der Leber aus?

Sie brachte den Bericht für die Invalidenversicherung mit, den ich ausfüllen solle. Bei der Frage: »Prognose?« habe ich lange gezögert. Mich für »unsicher« entschieden. Ich hätte schreiben müssen: »infaust«, fürchtete aber, die Kopie des Berichts könnte in Kathrins Hände geraten.

Michael vom zweiten, zweitägigen Teil der Prüfung in Bern heimgekommen. Findet, er habe es gut gemacht. Sollte er die

Prüfung nochmals schaffen, werde der Vorkurs kein Problem sein, das wisse er jetzt schon. Sei nicht mehr so schüchtern gewesen, habe sich sogar lange mit einigen alternativ angezogenen Frauen unterhalten. Vor zwei Jahren hätte er noch gedacht: Mit diesen Möchtegerns will ich nichts zu tun haben. Die meinen doch, es sei bereits Kunst, im Backofen Joghurtbecher zu irgendwelchem Schmuck zusammenzuschmelzen. Diesmal sei er viel toleranter gewesen und habe sich an eine Psychologiestunde im Gymer über Freuds Neurosenlehre erinnert. Indem man etwas Unangenehmes nochmals durchlebe, könne man sich davon befreien.

Antriebslos. Nebenan im Korb schnurrt Nero. Michael im »Prüfungs-Abschluss-Freuden-Ausgang«, wie er gesagt hat, Matthias hat Abendschicht im Hotel. Renata strickt an einem Pullover mit kompliziertem Muster und schaut fern. Es schneit.

Ich greife einen Ordner aus dem Regal. Ein fünfseitiger, mit Maschine geschriebener Brief des chirurgischen Chefarztes von Sarnen kommt mir in die Hände. Ich war einer seiner Assistenten. Später, als ich schon in Luzern arbeitete, wurden wir Freunde. Auf den oberen Rand des ersten Blattes hatte er ein Zitat kopiert: »In Wahrheit gibt es reichlich Zeit für jedes Vorhaben.«

Das beschämt mich. In zwei Briefen, die ich verspätet beantwortet habe, nannte ich als Grund die mangelnde Zeit und die vielen andern Verpflichtungen. Meine Klage ist doch immer wieder die selbe: Hätte ich Zeit, hätte ich Gedanken. Dabei ist es umgekehrt: Hätte ich Gedanken, nähme ich mir Zeit, sie aufzuschreiben. Nicht nur im Skifahren, auch im Denken ein lebenslanger Anfänger. Alles wie gehabt, wenn ich in alten Tagebüchern blättere:

»Es muss doch möglich sein, Tagebuch zu führen, dachte ich heute, als ich von der Einstellhalle zur Psychiatrie hinaufging. In den gepflegten Grünflächen krochen Regenwürmer. Eine Amsel tat sich daran gütlich. Es roch nach frisch gemähtem Gras. Beim Schwesternhochhaus hing Wäsche auf einem der winzigen Balkone. Anderswo eine offene Tür. Geschirrgeklapper. Ich sah, hörte und roch das alles. Und sagte so laut, dass die Amsel mit hochgestelltem Schwanz davontrippelte: Es muss doch möglich sein, auch zu sehen, zu hören und zu beschreiben, was hinter diesen Fassaden los ist! Man müsste doch Zeit haben, sich Gedanken zu machen über das Spital, über die Kranken im Spital und über sich selbst als Assistent im Spital! Ich möchte erfahren, wo ich stehe im Leben. Ob ich überhaupt stehe oder vom Leben einfach mitgerissen werde.«

1982

»Drei Wochen und vier Tage arbeite ich nun schon in der Geburtsabteilung in Sarnen. Zu mehr als dieser Zeitangabe scheint es nicht zu reichen. Konkret geht es um das Problem: Wie ist es möglich, neben der Arbeit eigene Gedanken zu haben? Ich sollte den Operationsbericht der Curettage und drei Austrittsberichte diktieren, sollte die Verlegung eines gefährdeten Säuglings nach Luzern organisieren – ist es meine Unfähigkeit, mein intellektuelles Ungenügen, oder schließen sich Denken und Krampfen in der Assistenzzeit aus?

›Wo haben Sie den roten Durchschlag der Operationskarte? Muss unbedingt zusammen mit dem besprochenen Bändchen in dieser Hülle zum Tippen ins Sekretariat gegeben werden …! Haben Sie sich informiert, wie viele Frauen heute zum Ultraschall kommen …? Müssen Sie aber! Damit Sie im Bild sind, wenn ich die Frauen nach der Konsultation zu Ihnen zum Schallen hinunterschicke.‹ ›Was – in Weiß? Sie dürfen in Weiß nie weiter als bis

zu dieser Tür … !‹ ›Wie – in Grün … ? Wissen Sie denn nicht, dass Sie in Grün das OPS-Stübli nicht verlassen sollen?‹«

1984

25. März 2004

In acht Tagen viermal 24-Stunden-Pikett. Mit Husten und einer Pneumonie, mit Müdigkeit und Antibiotikum auch noch den Wochenenddienst hinter mich gebracht.

Morgen sind wir dreißig Jahre verheiratet.

Wir fahren bis Sonntag ins Tessin. Michael will an den Hofwil-Ball. Er hat sich einen dunkelblauen Nadelstreifenanzug, ein weinrotes Hemd und eine silbergraue Krawatte gekauft. Potz, potz. Er scheint keine Hemmungen zu haben, an den Ort seines Absturzes zurückzukehren.

Matthias will auch nicht mit ins Tessin, obschon er einige Tage frei hätte. »Das ist uns auch recht«, hat seine Mama ihm am Mittagstisch zugeflüstert. Er grinste und nickte verständnisvoll.

Als ich mich seiner Meinung nach wieder einmal sehr altmodisch und vergesslich benehme, fragt er scheinheilig: »Papa, hast du eigentlich schon einmal nachgeschaut, ob auf deiner Glatze nicht zufällig ein Verfalldatum steht?«

Das konnte ich natürlich nicht auf mir sitzen lassen. Strafe musste sein. Ich griff zu meiner besten, aber einzigen Waffe: der Geschichte mit dem Schlitten.

Matthias war in jenem Winter elfeinhalb, als seine Klasse, was selten vorkam, schlitteln ging. Seit zwei Jahren stand unser Schlitten unbenutzt im Geräteschuppen. Matthias zerrte ihn unter dem Gerümpel hervor, ohne sich weiter um Details zu kümmern …

Kaum zur Bergabfahrt gestartet, blieb sein Schlitten mit Stollen an den rostigen Kufen stecken. Er stellte ihn in den Schnee und saß bei einem Kollegen hinten auf. Zu guter Letzt Matthias unten, Schlitten oben. Und seine Eltern der Meinung, er müsse ihn am nächsten freien Nachmittag holen. Also geht Matthias von daheim zu Fuß zum Bahnhof Schönried. Bahn nach Gstaad. Postauto zur Talstation, Gondelbahn zur Bergstation. Holt den Schlitten, stapft zurück zur Station. Und wieder Gondelbahn, Postauto, Eisenbahn …

Und kommt ohne Schlitten nach Hause.

Erst im Zug zwischen Gstaad und Schönried soll er bemerkt haben, dass er den Schlitten, dessentwegen er einen langen freien Nachmittag opfern musste, im Bahnhof Gstaad – vergessen hatte.

Lieber Matthias, wie steht's denn um das Verfalldatum auf *deinem* weisen Haupt?

Eine gute Nachricht: Der Hotelgast, den ich mit dringendem Verdacht auf Pankreaskarzinom zur weitern Abklärung nach Hause schickte, hat ein Lymphom. Das ist zwar auch kein Schleck. Aber es lässt sich mit größerer Aussicht auf länger dauernde Heilung behandeln. Das freut ganz besonders den Arzt, den auch ein Krebs zwischen den Scheren hatte.

Eine weitere gute Nachricht: Michael hat die Prüfung in den Vorkurs erneut bestanden.

26. März 2004

Dreißigster Hochzeitstag.

Falsch: Dreißig Jahre verheiratet. Eine Hochzeitsfeier gab es nicht. Bloß eine Ziviltrauung und anschließend einen Bündnerteller in Gesellschaft beider Trauzeugen, der nigelnagelneuen

Schwägerin Marie-Theres und meines Freundes Red. Am Vormittag hatte ich noch die Treppen vom dritten zum zweiten Stock im Wohnblock gefegt, wie es die Hausordnung vorschrieb. Frau Senn, die Nachbarin auf der gleichen Etage, trat vor die Tür. (Sie trat immer vor die Tür, wenn sie auf dem Treppenabsatz ein Geräusch hörte.) Dass wir seit dem Spätherbst verlobt waren, wusste sie. Aber sie hätte gerne mehr gewusst.

»Und … habt ihr nicht im Sinn, in diesem schönen Frühling einmal zu heiraten?«

»Doch, heute Nachmittag«, gab ich zur Antwort, wrang energisch den Putzlappen über dem Blecheimer aus, stellte diesen hörbar eine Stufe tiefer und schuf eine Sensation in dem Haus, in dem mit Ausnahme einer Familie im Parterre nur ledige Frauen und kinderlose, alte Ehepaare wohnten.

Casa Lucertolina. Ein Abend auf der Terrasse. Es ist klar und friedlich und gar nicht kühl. Bloß der See kräuselt sich, als hätte er Gänsehaut. Die Masten der Segelboote, die im Hafen überwintert haben, stehen unbeweglich vor dem blaugrünen Wasser. Ab und zu verschäumt an den Steinblöcken der Seepromenade eine flüchtige Welle. Wir verwundern uns auch heute, wie deutlich jedes Geräusch vom Dorf herauf an die Costa di Dentro dringt. Auf dem großen Rasenplatz zwischen Schulanlage und Hotel Caesar lachen Kinder. Was sie spielen, können wir auf Distanz nicht sehen. Ein Paar versucht sich auf dem grünen Hartplatz zwischen Uferweg und Rasen beim Tennis. Zu mehr als einmal hin und zurück reicht es ihnen nie. Prallen die Bälle ans Racket, hört es sich an wie ein leises Schnalzen.

Die ersten Fledermäuse fledern.

Renata hat ein Wunderjubiläumsessen gekocht. Fenchel, Rüebli, Broccoli, Bohnen und Blumenkohl. Dazu Entrecôtes und Bratkartöffelchen. Auch ihre feine Mayonnaise und die

Kräuterbutter fehlen nicht, so wenig wie für mich die obligate Tomate. Im gegarten Zustand werden den darin enthaltenen Lycopenen ein hemmender Einfluss auf das Wachstum des Prostatakrebses zugeschrieben.

Wir stoßen mit einem Merlot an.

»Also denn – auf die nächsten dreißig Jahre … Hoffentlich werden wir nicht noch sentimental heute Abend«, lacht sie.

»Ich bin's schon länger«, sage ich. »Habe sogar gedichtet …«

»Ist mir aber grässlich peinlich …«

Ich ziehe den Zettel unter meinem Teller hervor. »Vorlesen mir auch. Aber heute muss es halt sein.«

Wir denken noch gleich – auch nach dreißig Jahren:
Unsere Welt *ergibt keinen Sinn.*
Als Partner-AG haben wir trotzdem erfahren:
Wir verbuchten Verlust – und es wurde Gewinn.

Auch einem Gott *vermögen wir nicht zu danken.*
Wir sehen zu viel, was nicht stimmt
und uns in täglicher Begegnung mit Kranken
wohl nicht die Hoffnung, aber den Glauben nimmt.

Die weißen Kittel öffneten uns manche Türe.
Doch noble Gesellschaft *verführte uns nie.*
Wir durchschauten Klugscheißerei und Allüre
und genossen im Stillen die Autonomie.

Bis heute bist du *mir die Liebste geblieben.*
So will ich auch handicapiert mich bemühen,
dich in den kommenden dreißig Jahren zu lieben
und als Ehemann und Esel vorwärtszuziehen.

Reni wischt schon die Tränen. »Achtung – das Dessert wird salzig!«

Typisch Reni.

Dabei könnte es bestenfalls schmelzen. Sie hat ein Parfait Grand Marnier dahergezaubert.

Ich hole das Windlicht, das uns Kathrin und Christian einmal geschenkt haben. Reni zündet sich eine Zigarette an. Einen Zug nehme ich auch. Es dämmert. Über dem Tennisplatz gehen die Scheinwerfer an.

Sie sagt: »Du hast uns als Partner-AG bezeichnet. Eigentlich nichts als logisch, wenn wir einmal eine Bilanz erstellten.«

»Du meinst, Konten wie in der Buchhaltung: Beziehung … Gesundheit … Zufriedenheit … Ja, Zufriedenheit – das ist das Wichtigste.«

Reni drückt die Zigarette aus, schüttelt sich angeekelt und nimmt einen großen Schluck Wasser. »Fast wie im Leben: Ein paar Minuten Genuss, der Rest ist grauslich oder zumindest fraglich. Also … sind wir zufrieden?«

Ich muss mich nicht lang besinnen. »Ich finde: absolut … Mit uns und mit den Junioren … Wenn dieser Seich mit dem Seich und der Impotenz nicht wäre.«

»Wart gefälligst ab, was ich dazu zu sagen habe. Ob ich auch zufrieden sei? Doch, ich bin es auch. Wir hatten zwar Krisen. Aber sie haben uns nicht geschadet … nicht auseinandergebracht. Im Gegenteil. Die letzte, weißt du noch? Ein paar Monate nach deiner großen Operation … Aber eigentlich haben wir es bis jetzt tipptopp gemeistert. Auch mit dem Kinderwunsch … Du als Hausmann, damit ich meinen FMH für Anästhesie auch noch machen konnte. Eigentlich nicht schlecht, was wir beruflich erreicht haben. Und an der Buben-Front ist es bedeutend ruhiger geworden. Ja, ich bin sogar sehr zufrieden. Aber mit Seich und Impotenz hast du ja schon zum Konto

Gesundheit gewechselt ... Da habe ich nichts zu jammern. Bloß über die Wallungen. Aber du: Sei nicht schon wieder undankbar. Gut möglich, dass du deinen Krebs sogar ganz los bist.«

Ich muss ihr recht geben. »Und jetzt das Spannendste: unsere Beziehung.«

Reni lacht. »Ich hole jetzt Kaffee. Mach du dir mal deine Meinung. Meine habe ich schon.«

Sie trägt, was sie tragen kann, ins Haus.

Ich schenke ein Schlücklein Merlot nach. Das Tennisspieler-Paar und die Kinder sind verschwunden. Vor den funkelnden Lichtern von Ascona und Locarno kurvt eine Fledermaus um den Kamin des Hauses nebenan. Dessen Mieter sei krank, die Ehe am Zerbröseln, hat uns Signore Emilio, der in der Nähe des Bootshafens wohnt, erzählt ... Und unsere Ehe – auch am Zerbröseln? Verflucht, dass ich momentan gar nichts anderes denken kann als: Potenz, Potenz ... Wie war denn unsere Beziehung, als ich noch im Schuss gewesen bin? Spielte die Potenz eine so wichtige Rolle? War nicht anderes viel wichtiger? Aber was denn? Komme ich jetzt wirklich nicht von dieser Sache weg? Was wollte Reni in den vergangenen dreißig Jahren von mir? Nichts als jeden Abend eine Erektion? Als wir den Entschluss fassten, gemeinsam Medizin zu studieren – entschied da die Potenz? Als wir uns sicher waren: jetzt wollen wir Kinder! – entschieden wir uns so, weil ich potent war oder weil Reni wusste, dass es wirklich auch mein Wunsch war? Gibt's denn zwischen Mann und Frau wahrhaftig nichts anderes, das mindestens ebenso wichtig ist? Nichts, was schöner und verbindender wäre als diese verdammte Potenz?

Es ist, als habe Reni wieder einmal meine Gedanken erraten. Noch bevor sie das Tablett mit den Tassen abgestellt hat, sagt sie: »Du hast ja vorhin schon vorgegriffen. Vergiss nicht: Wenn wir wollten, konnten wir ... und zwar immer, wenn wir wollten ...

bis zur zweiten Operation letztes Jahr. Und da warst du ja immerhin schon über einundsechzig … Es war uns nie bewusst, dass das ganz und gar nicht selbstverständlich war.«

Eigentlich war es schon so. Ich hatte mich im Bett mit ihr nie gefragt, wie alt ich sei. Und dabei war ja das Thema Impotenz seit einigen Jahren, seit es dagegen auch Tabletten gab, enorm in. Eine Statistik überbot die andere, wenn es darum ging, zu beweisen, dass bereits ein paar Prozent der vierzigjährigen Männer einen Pillenkick nötig hätten. Nein, nach unseren Startschwierigkeiten hatte ich mir dazu nie mehr Sorgen machen müssen. Es war, wie Reni sagte: Wir konnten, wenn wir wollten.

Sie stellt mir das Tässchen hin. »Habe ich nicht recht?«

»Recht – was meinst du damit?«

»Weil wir konnten, wenn wir wollten, bedeutete das doch indirekt: Es war für uns nicht das Wichtigste. Ich meine, wir hatten zusammen auch anderes zu meistern. Sechsmal sind wir umgezogen, immer wieder Neuanfänge als Assistenten – deine Myokarditis, mein Wiedereinstieg in die Anästhesie nach der Kinderpause, deine Praxiseröffnung, die Schwierigkeiten mit Michael … Ist dagegen deine … dein momentaner Zustand nicht totale Nebensache?«

»Du meinst – ich sollte es nicht mehr so wichtig nehmen … nicht als das Schwierigste in unserer Beziehung?«

»Nicht mehr so viel darüber nachdenken. Du vergisst, dass ich in den Wechseljahren bin. Wozu sonst die Hormonpflaster? Ich habe auch nicht mehr Lust darauf wie früher … Natürlich ist es jetzt viel schwieriger, weil es nur noch mit Spritze und nach Plan funktioniert.«

»Und selbst dann nicht immer.«

»Trotzdem musst du mehr Abstand bekommen – sonst ist es plötzlich für dich kein rein medizinisches Problem mehr.«

»Zum Psychiater?«

»Überhaupt nicht. Aber zu einem Neutralen. Ich bin nicht neutral. Und du kannst dir gegenüber erst recht nicht neutral sein. Einfach, damit die Impotenz uns nicht mehr verfolgt. Und nicht zu wichtig wird … Weißt du noch – vier lange Monate Krücken nach deiner Arthrodese! Und am Schluss haben wir schon gar nicht mehr bemerkt, dass du an Krücken gehst … So ist es doch jetzt auch. Ich denke gewiss nicht jeden Tag, nein, nicht einmal jeden Monat: Oi oi oi, ich habe einen impotenten Mann … Als ob wir nichts Gescheiteres und Wichtigeres zu denken hätten. Jetzt ist halt die Spritze so etwas wie eine Krücke – und? Es geht ja hie und da.«

»Er steht ja hie und da«, echote ich. »Wart, ich hole dir eine Jacke.«

Wir sitzen danach noch eine Weile draußen. Wir rücken zusammen. Ich lege den Arm um sie. Sie drückt sich an meine Seite und küsst mich.

Pause.

Lange Pause.

»Und heute?«

»Müssen wir?« Für Reni ist es klar. »Heute lieber nicht … Es käme mir allzu geplant vor. Probieren wir erst einmal, das Thema eine Zeitlang auf die Seite zu schieben. Ich meine: nur das Thema … Unser Jubiläum – das feiern wir in einer andern Nacht.«

1. April 2004

Heute vor achtundfünfzig Jahren war in Saanen Markt. Es muss ein warmer Tag gewesen sein. Im Lokalblatt wurde das »abnormale« Frühlingswetter beschrieben, das schon Arbeit in Feld und Garten erlaube. »Ein großes Blühen hat in den Gärten eingesetzt, schon sind die Talmatten vollkommen schneefrei, und

an sonnigen Rainen ist ein ganz nettes Gräslein vorhanden.«*
Alle Tage schien die Sonne. Es war so warm in den Stuben, dass man kaum noch zu heizen brauchte.

An diesem ersten Frühlingsmarkt nach dem Krieg gab es nur wenige Stände, aber desto mehr Leute. Mildes Wetter lockte sie hinaus und auch die Neugier, was für Herrlichkeiten feilgeboten würden. Butter, Honig, Fett und Einmachzucker waren noch rationiert, auch Kondensmilch und Seife. Weil zu wenig Weißmehl in die Schweiz eingeführt werden konnte, waren nach kurzer Zeit die Sonntagszöpfe wieder aus den Schaufenstern verschwunden.

Ein viereinhalbjähriger Bub wurde von einer Frau, die er nicht kannte, durchs Dorf geführt. In der freien Hand hielt er eine Orange, ein Geschenk dieser fremden Person. Es war vermutlich die erste Orange, die ihm allein gehören sollte. Und das war für ihn viel wichtiger, als zu begreifen, was die Ursache dieses unverhofften Geschenks sein mochte.

Die Frau, die mich damals an der Hand führte, klärte mich zum fünfzigsten Todestag meines Vaters darüber auf: »Ich weiß, dass ich beim Brunnen war und vernahm, dass euer Vater soeben gestorben sei. Ich ging schnell hinauf um nachzusehen, ob jemand bei eurer Mutter sei. Ich ging mit dir, damit du hinausgehen könnest aus dieser Situation, über den Markt und machte meine Einkäufe. Ich war so traurig über eure Lage, was nachher geschehen würde mit euch. Wir hatten ja damals selber zu kämpfen mit der Arbeit und dem Auskommen und konnten auch wenig helfen, oder man meinte, man könne nicht.«**

Derweil stand am Totenbett eine sehr kleine, sehr hagere Frau mit tief liegenden Augen und vorspringenden Backenknochen.

---

* Anzeiger von Saanen, April 1946.

** Aus einem Brief der damaligen Nachbarin Frieda Haldi, 1905–2005.

Ihr Gesicht wirkte dadurch immer ernst und streng – auch jetzt, im Schmerz. Sie wagte nicht, die Hand ihres toten Mannes zu nehmen. Sie schämte sich, und sie fürchtete sich vor den Anwesenden. Denn »dann kamen zwei Nachbarinnen, die eine tröstend und die andere schimpfend, weil ich weinte«.*

Ein Siebenjähriger, mein Bruder, stand auch da. Womöglich weinte auch er. Ganz verstehen konnte er nicht. Heute war sein erster Schultag gewesen. Als er am Mittag heimgekommen war, hatte ihn Papa noch scherzhaft gefragt, ob ihm die Lehrerin gefallen habe. Und jetzt war Papa still und sehr bleich und sagte gar nichts mehr.

»Was nachher geschehen würde mit euch?«

Wir wurden von der Fürsorge abhängig.

Nichts Weltbewegendes.

Indessen sollen etliche ehrbare Bürger in der Gemeinde bezweifelt haben, dass die Witwe die beiden Buben zu anständigen Menschen erziehen könne. Und man habe etliche Hebel in Bewegung gesetzt, um uns der Mutter wegzunehmen und in fremde Familien zu platzieren.

Also immerhin etwas Hebelbewegendes.

5. April 2004

Renata und Michael brachten Matthias zum Flughafen. Er freute sich wie ein Kind auf die fünf Monate Englisch in Santa Barbara.

»Telefoniert dann nicht schon übermorgen, ob ich das Zahnbürstli eingepackt habe!«, soll er gesagt haben, bevor er bei der Passkontrolle zwischen andern Passagieren verschwand.

---

* Aus Aufzeichnungen meiner Mutter.

Unterdessen war Kathrin mit Christian in meiner Praxis. Schwieriges Gespräch. Unmöglich, ihr die Hoffnung auf Leben und Zukunft zu nehmen. Sie möchte noch in die USA. Sie möchte planen auf drei, vier Jahre hinaus. Also muss sie wissen, ob es denn gar keine Möglichkeit gebe, »das Zeug« zum Stillstand zu bringen. Der Onkologe habe ihr nämlich gesagt, sie habe Bauchfellmetastasen. Die Leber könne versagen oder ein Darmverschluss auftreten. Und das bedeute doch: Das Zeug hält sich nicht still.

»Jetzt habe ich vor allem eines: Angst.«

Mein Versuch, ihre Angst fassbar und damit diskutierbar zu machen.

Ob planen auf Jahre hinaus zurzeit sinnvoll sei? Je nach Ansprechen des Krebses wird einmal ein Wechsel der Chemotherapie nötig. Mit Plänemachen darum vielleicht zuwarten, bis zwei, drei Stöße vorbei sind. Anschließend Computertomografie und danach ein bisschen weiter in die Zukunft schauen, sage ich. Und ich denke: Kann denn das Schicksal in ihrem Fall nicht gütig sein? Eine Metastase könnte doch ebenso gut ein großes Gefäß zerstören, sie könnte rasch verbluten und einschlafen, so dass ihr die letzten bitteren Monate erspart blieben. Was wird sein, wenn die Metastasen im Bauchfell trotz Chemo weiter wachsen, wenn der Aszites zunimmt, wenn ihr Bauch so unnatürlich gespannt sein wird, dass auch sie es spüren muss: Das ist der Anfang des Sterbens – wäre es nicht anders herum besser?

Dabei sieht Kathrin so gut aus. Die Nase etwas spitzer, einige Fältchen mehr um die Augen, aber immer noch das Sprühende in ihrem Blick, einmal auch ihr schalkhaftes Lächeln, als sie Christian anschaut und sagt: »Pläne? Allerdings haben wir noch Pläne, gell?«

Ich habe mich gestern lange mit Renata beraten, was ich sagen wolle und was verschweigen. Wir sind zum Schluss gekommen: Solang Kathrin hofft und ihre Situation nicht sehen kann oder sehen will, wie sie ist, weil sie ja den Verlauf und die düstere Prognose nicht präzis kennt oder vielleicht verdrängt, darf ich nicht »mit der Wahrheit kommen«.

Denn was ist sie, die Wahrheit? Gibt es im Medizinischen wirklich nur *eine* Wahrheit?

Im Mai 1991 erhielt ich den Anruf einer Assistenzärztin aus der Onkologie des Universitätsspitals. Man gedenke, einen Patienten aus unserer Gegend zu entlassen, Prognose infaust. Er habe mich als zukünftigen Hausarzt genannt. Im blutigen Erguss des Perikards, also des Herzbeutels, seien Krebszellen seines 1984 operierten Bronchuskarzinoms gefunden worden. Auf das Risiko hin, den Krebs im ganzen Brustraum zu streuen, habe man ein Perikardfenster angelegt, um zu verhindern, dass später entstehende Flüssigkeit wieder zu einer Tamponade führe. Auf weitere Chemotherapie habe man bei diesem fortgeschrittenen Verlauf verzichtet. Man entlasse ihn mit zweimal täglich 60 Milligramm MO.

Wenige Tage später kam er zur Fadenentfernung. Und erzählte: Die junge Frau Doktor (er wusste ihren Namen noch) habe ihm gesagt, weitere Kontrollen oder Therapien seien bei ihm nicht mehr vorgesehen. Sie habe ihm auch geraten, daheim möglichst bald seine Sachen zu regeln.

Der Bauer, klein, brandmager, die Backen eingefallen, das Kinn spitz, aber sauber rasiert, die Lippen blau, das Hemd weiß und um den Hals viel zu weit, aber für den Arztbesuch extra mit Krawatte, sah mich an. Seine Augen verlangten Offenheit. »Heimgeschickt, weil sie im Spital wissen: an Weihnachten vermutlich nicht mehr da, verreckt und unter dem Boden – verstehen Sie das auch so, Herr Doktor?«

»Man muss ja fast... ja, eigentlich schon. Aber jetzt ziehe ich erst einmal die Fäden. Wir geben Ihnen einen Termin in einer Woche wegen des Morphiums. Ich bezweifle, dass Sie so viel nötig haben.«

Ende Oktober bat ich die Onkologie, ihn nochmals zur Untersuchung aufzubieten. Unser Todeskandidat hatte seiner Familie bei der Heuernte geholfen. Er schluckte seit mehr als einem Monat kein Morphium mehr und hatte vier Kilo zugenommen. Und am Ende jeder Konsultation sagte er: »Mir geht's doch gut – sehen Sie das auch so, Herr Doktor?«

Medizinische Wunder werden folgendermaßen umschrieben: »Aufgrund der jetzigen klinischen, radiologischen und computertomografischen Befunde besteht kein Perikarderguss mehr und – was mehr erstaunt – keine Pleuraergüsse oder Tumormanifestationen. Aus diesem Grund veranlassten wir eine erneute Beurteilung der zytologischen Befunde, welche allerdings noch ausstehen.« (Sie wurden nachgeliefert: Die Zytologen hatten sich nicht getäuscht: Es war 1984 Krebs und 1991 ganz klar eine Metastasierung.)

Fazit: Kontrolle in einem halben Jahr. In dieser Zeit nichts Neues außer eines Narbenbruchs, der operiert wurde.

Kontrolle nach dem ersten Jahr: »Der Patient bietet das Bild eines ungewöhnlichen Krankheitsverlaufes. Auch in der heutigen Untersuchung finden sich keine klinischen Hinweise auf einen Perikarderguss. Klinisch und labormäßig finden sich auch sonst keine Hinweise auf ein aktives Tumorleiden.«

Nach drei Jahren die dritte Flasche Wein für den Patienten und der zweite Brief an die Onkologie.

Antwort: »Der außerordentlich benigne Verlauf ist erstaunlich. Wir freuen uns für den Patienten über die weitgehend fehlende Progression des Tumorleidens.«

Mehr als viereinhalb Jahre nach dem Todesurteil ist der

Landwirt gestorben. Und einzig die letzten vier Monate waren schwierig für ihn.

Darum sollen wir nicht nur Medizin betreiben und die Forschung pflegen. Dass wir die Hoffnung pflegen, das ist das Wichtigste. Niemals dürfen wir denken: »Nur noch ein Funken Hoffnung …« Der Funke *ist* die Hoffnung. Er kann jede Krankengeschichte sprengen.

Warum nicht auch Kathrins?

7. April 2004

Heute vor einem Jahr Krebsoperation.

Ja und? Ein Jahr überlebt – und eigentlich ganz gut überlebt. PSA tief geblieben. Seicherei trotz Beckenbodentraining nicht im Griff. Spritze und Impotenz: Eine Krücke ist immer noch besser als Kriechen. Im Übrigen: Zum Teufel mit dem Selbstmitleid.

10. April 2004

Gestern das Karfreitagskonzert in der Kirche besucht. Anschließend Einladung von unseren Freunden Heinz und Renate zu Bündnerfleisch und Wein. Später daheim gefragt: »Soll ich spritzen?«

Reni: »Was denkst du?«

»Ich denke ja.«

Ging also hinauf, riss Material hervor, Nadeln aufgesetzt, Kleider weg – sie stören die Sicht auf den Tatort, so wie die Schamhaare auch, aber ich lasse sie vorderhand stehen – Pulver und Lösung gemischt, Haut desinfiziert und rein den Mix ins Würstchen. Es fühlte sich gut an, wuchs auch recht geschwind, also wieder angezogen und zur Spätausgabe der »Tagesschau«. Eigentlich interessierten mich die Nachrichten nicht, ich genoss es einfach, mit Aufbruchstimmung zwischen den Beinen neben Renata zu sitzen.

Als er stand und spannte, knipste ich den Fernseher aus.

Es fehlte uns beiden nicht an Zuneigung und Humor. Aber der Hund wurde im Liegen eher wieder kürzer, dünner, benahm sich wankelmütig, trotz sanften Händen. Endlich aber, wie sich Reni auf ihn niederließ, nahm die Geschichte einen angeregten Verlauf.

Später gingen wir hungrig hinunter in die Küche. Auch diesmal war es nicht anders: Durch die Reibung hatte sich die eingespritzte Substanz so gut in den Schwellkörpern verteilt, dass erst jetzt eine andauernd harte und schmerzhafte Erektion einsetzte. Sie zwang mich schräg auf den Stuhl, und ich wickelte noch während des Essens einen feuchten Waschlappen darum. Zurück ins Bett, Kopfteil hoch. Auf ORF lief ein Krimi mit Liz Taylor, »Mord im Spiegel«. Wir sahen den Film zu Ende, aber auch *The End* bedeutete nicht das Ende meines Problems.

Nach einer halben Stunde glitt ich aus dem Bett und schlich aus dem Schlafzimmer. Reni murmelte aus dem ersten Schlaf: »Immer noch?«

»Ja. Und wie.«

Ich ging nach unten in mein Büro.

Und da sitze ich, den Waschlappen um das harte Ding, und halte die Story unserer Karfreitagnacht fest.

Gemäß Prospekt der Firma sollte nach einer Caverject-Injektion die Erektion allerlängstens vier Stunden dauern. Ansonsten besteht die Gefahr von Durchblutungsstörungen und Fibrose. Die Zeit überzogen habe ich bisher nie, aber heute Nacht komme ich nahe an die Limite.

Demnächst will ich mich in der urologischen Klinik beraten lassen, wie ich die Spritzerei verbessern könne. Vor allem auch: In welcher Konzentration ich das Antidot spritzen solle, wenn die Erektion einmal länger als vier Stunden anhalten würde.

Immerhin sieht es so aus, als wären wir dem hautnahen Teil unseres Ehelebens wieder ein gutes Stück näher gekommen.

15. April 2004

»Hallo, tut mir leid, habt ihr noch nichts gehört, ich hatte die E-Mail-Adresse falsch geschrieben. Ich bin angekommen und es geht mir bestens. Es ist alles perfekt. Zwar ist nicht alles nett and clean, aber das macht mir nichts aus. Wir sind 13(!) Studenten im Haus, es ist eine gute Stimmung. Ich bin nicht wie vorgesehen in einem 1er-Zimmer, sondern in einem Vierer, aber das macht mir nichts aus, bin froh, ist es so. Ich habe übrigens keinen Strich Heimweh, es würde mich schrecklich anscheißen, müsste ich deswegen jetzt heimkommen. Was macht Michael? Eine CD kostet hier 5–9 $, höchstens 15. Ich habe mir einen Rucksack gekauft. Ein Velo kostet höchstens $ 200. Es ist noch schwierig, nicht zu viel Geld auszugeben. Bin also voll zufrieden, überglücklich. Habe jetzt 10 Uhr abends, gehe bald ins Bett.«

»Typisch Matthias«, sagt Renata. »›Geht mir bestens. Alles perfekt. Voll zufrieden, überglücklich‹.« Sie sieht mich lange und vielsagend an. »Eigentlich schön, wenn die Kinder den Eltern zu Vorbildern werden …«

16.–23. April 2004

Paris. Renata am Weltkongress für Anästhesie, ihr Mann als Begleiter. Sie trägt ein Namensschild mit blauem Balken, das seine ziert ein gelber Streifen und ein großes A: *ami,* Anhängsel, artfremd oder *associate*? Immerhin hat seine Frau für den *associate* bezahlt. So konnte er an der Eröffnungszeremonie im Palais des Congrès und an der Soiree im Louvre mit Steh-Dinner und exklusivem Museumsbesuch mit dabei sein.

Jeden Morgen begleite ich Renata vom Hotel zum Kongresszentrum. Wenn sie nach einem kurzen Winken, wahrscheinlich nur für ihren *associate* als Winken erkennbar, in einem der Vortragssäle verschwunden ist, mache ich mich auf die Pirsch.

Einmal steige ich bei ekelhafter Bise an der Place de la Concorde aus der Metro. Wir sind leider optimistisch genug gewesen, im April ohne Mantel und Regenschirm nach Paris zu fahren. Allerdings haben wir es irgendwie verpasst, in Ruhe zu packen. Renata hat noch bis weit in den Abend hinein anästhesiert, ich bin auch ziemlich spät aus der Praxis gekommen. Mit dem Seufzer: »So, jetzt wird man uns hoffentlich in Ruhe lassen!«, sanken wir knapp vor Mitternacht ins Bett. Und kaum das Licht gelöscht, die Polizei am Telefon: ein Erschossener im Obersimmental. Abzweigung zur Alphütte markiert. Aber Achtung, auf dem Weg zur Hütte liegt noch Schnee. Ich rechnete es mir an den Fingern aus: Vor halb vier würde ich nicht wieder im Bett sein …

Über den Pont de la Concorde schlendere ich ans linke Seine-Ufer. Ich hoffe, die *bouquinistes* seien schon da. Es ist zu früh. Ein einziger Händler mit Siebentagebart und einer erloschenen Zigarette zwischen den Lippen bemüht sich, die Deckel seiner grünen Bücherkiste hochzuklappen. Dabei kommt ihm sein abgetragener, viel zu großer Lodenmantel, dem alle Knöpfe fehlen, in die Quere. Wie die Auslage hergerichtet ist, befeuchtet er sein Reviercben auf dem breiten Gehsteig mit Wasser aus einer PET-Flasche und wischt die Spritzer mit einem stumpfen Besen auf die Straße hinaus. Seinen ersten potenziellen Kunden würdigt er keines Blicks. So zottle ich weiter und friere mich durch bis in die Rue Jacob. Dort setze ich mich in ein Café.

Unverbesserlicher Nostalgiker … Vor dreiundvierzig Jahren schafften es mein Freund Red und ich per Autostopp an einem Tag von Saanen bis Paris. Nicht schlecht für zwei Landeier, und erst noch gut für unser Budget. Fünf Franken pro Tag, mehr lag nicht drin. Spätabends hatte uns der letzte Wohltäter am Straßenrand aus seinem Auto komplimentiert. Es war noch hell, aber doch Zeit, uns nach einem Ort zum Schlafen umzusehen. Vorabend des Quatorze Juillet – die Straßen anfänglich noch erleuchtet und voll Volk. Hungrig, ohne Stadtplan, ohne Ahnung, wo wir waren, versuchten wir uns zu orientieren. Mit schweren Beinen und Rucksäcken zottelten wir los, müder und müder, immer weiter und immer ungefähr gegen Westen. Das Trottoir wurde schmaler, die Beleuchtung spärlicher, die Stadt stiller. Wir kamen an einer Bude des Straßenbaus vorbei. Blieben stehen, sahen uns an, gingen zurück. Eine rostige Kette und ein riesiges Vorhängeschloss an der Tür, daneben ein Fensterloch ohne Fenster. Die Rucksäcke plumpsten ins Dunkel, wir stiegen nach. Aus Angst, entdeckt zu werden, ließen wir die Taschenlampe nur hie und da aufblitzen. Das Werkzeug schoben wir beiseite, suchten die finsterste Ecke aus und klopften mit den Socken Staub und Dreck von den rohen Brettern. Red hatte den Schlafsack nur ausgeliehen und fürchtete, ihn schmutzig zu machen. Er legte alle seine Kleider auf dem Boden aus und den Schlafsack sorgsam darüber. Im Finstern kauten wir an einer Scheibe Speck und gedörrten Apfelschnitzen aus Reds Rucksack, ich stiftete Brot und den Tee dazu, heute früh daheim gebraut und abgefüllt … In sechzehn Tagen wollten wir nach Schottland und zurück. Paris war für uns Etappenort, keine Zeit, kein Geld, uns zu verweilen. Die Stadt sahen wir damals nicht, wir sahen nur die Autos, die uns Richtung Calais hätten mitnehmen können.

Paris zwölf Jahre später. Abendgymnasium, Geld immer noch knapper als knapp. Einmal hatte ich als Taxichauffeur Ausstellungsvitrinen von Gstaad nach Monaco überführt. Im Hotel Monte Carlo wollten die Bijoutiers Van Cleef & Arpels in Gegenwart des Fürstenpaars ihre schönsten Schmuckstücke zeigen. Auch ich hatte mich in eine festliche Schale stürzen und unter die Geladenen mischen müssen. Sollte ich angesprochen werden, hatte ich möglichst unzweideutig zu murmeln: *»I have a special function …«* (So wie die Bijoutiers zwei Jahre zuvor im »Ritz« in Lissabon mich den Journalisten der größten Tageszeitungen ohne Hemmungen als Judo- und Karate-Champion verkauft hatten.) Am Abend nach der Ausstellung schlug man mir vor, die Vitrinen statt zurück nach Gstaad gleich nach Paris zu bringen. Am nächsten Vormittag fuhr ich auf der Place Vendôme vor. Beim Eingang zu meinen Auftraggebern stellte ich mich vor eine gepanzerte Tür mit mehreren Überwachungskameras. Sie waren mein stärkster Eindruck von Paris. Für alles andere blieb keine Zeit.

Und jetzt Paris zum Dritten. In Windeln.

Was ich heute wahrnehme und was mich missmutig macht: Das viele Gehen reizt die Blase oder schwächt die Muskulatur im kleinen Becken. Ist es die Kälte? Jedenfalls geht der Seich wieder restlos zwischen die Beine. Wie ganz am Anfang nach der Operation. Fängt alles von vorne an, trotz Beckenbodentraining?

Eine Schwarze sitzt schräg gegenüber an der Bar. Sie plaudert und lacht mit dem Keeper, hat nur Augen für ihn. Der aber blinzelt bloß, weil ihn der Rauch der Zigarette stört, die er beim

Gläserwaschen nicht aus dem Mund nimmt. Sie nippt am Tässchen, fingert an einem kleinen Schlüsselbund. Das gelbe, tief ausgeschnittene T-Shirt drückt ihre großen Brüste zur Seite und ist so kurz, dass es den Nabel freilässt. Ein Lederjupe betont die breiten Hüften, Blick frei auf überlange Beine in Netzstrümpfen und auf mehr. Nur dem blinzelnden Barmann scheint sie gefallen zu wollen. Der neue Gast, der inzwischen mit Kaffee und Croissants bedient worden ist, interessiert sie offensichtlich nicht, obschon außer mir nur zwei Männer in Überkleidern entlang der Glaswand sitzen. Und jetzt ist meine gute Pariser Laune futsch. Die feuchte Windel hat es mir wieder einmal bewusst gemacht: Du könntest ja gar nicht! Selbst wenn du allein, Witwer oder untreu wärest. Selbst wenn die schwarze Frau auch etwas von dir wollte und nähme – du bist impotent. Du hast einen Schlappschwanz.

Vielleicht darum spinnt's mir plötzlich.

Wer möchte nicht einmal über alle Stränge
schlagen und sehr viel Verbotenes tun?
Wer entwischte nicht gern aus Ehre und Enge,
um einmal in seiner Schwachheit auszuruhn?

An dieser Stelle seufzt der Gast sehr tief. Er presst in der Hoffnung, sich ein bisschen zu spüren und zu erwärmen, die Schenkel zusammen, hilft mit einem Schluck Kaffee nach und spielt auffällig mit dem Kugelschreiber.

Die schwarze Dame auf dem Barhocker tut,
als locke sie mit dem Schlüsselbündchen.
Rechts hinten wohl Geld, doch vorn fehlt der Mut
zu einem schamlos pikanten Stündchen.

Die Dame hat inzwischen die Beine übereinandergeschlagen. Der Minijupe ist weiter nach oben gerutscht. Der Gast vergisst, dass er in ein Croissant beißen wollte. Sein Kaffee wird kalt. Er greift noch einmal zum Schreibgerät.

Beine, Busen, Netzstrümpfe und Nabel –
Gedankenlang drohte der Ehe Gefahr.
Wo die Treue zaudert, wird alles diskutabel.
Nicht nur in Paris an der Bar.

Die Dame gleitet, ohne zu bezahlen, vom Hocker. Übergibt dem Barmann einen ihrer Schlüssel. Sie küssen sich über Gläser und Bierhahnen hinweg. Sie tragen dieselben Ringe.

Oje! Ojemine, denkt der Gast. Und vorsorglich notiert er für ein andermal die Moral der Geschichte.

Zwischen können und bloß meinen,
schlüpfrig schwänzeln und dem Schwanz
gibt es zwischen Männerbeinen
oftmals große Diskrepanz.

Place Pigalle. Das Wetter kalt und trüb. Zeitweise fällt feiner Regen. Die Brillengläser beschlagen sich mit winzigen Tröpfchen. Ich bin unterwegs mit einer bestimmten Absicht im Kopf und einem riesigen, vielfarbigen Schirm unter dem Arm. Wir haben ihn angesichts des Wetters bei einem Händler gekauft, ohne lange zu feilschen. Den Kittel zugeknöpft wie ein Konfirmand, schlendere ich den Boulevard de Clichy entlang. Der Mittelstreifen eine einzige Baustelle. Abschrankungsbänder, glitschige Bretter über Gräben und Schächte, Schubkarren, ein rumpelnder Zementmischer und die Erdhaufen überall erschweren es, die Straßenseite zu wechseln.

Und doch versuche ich es immer wieder, der Dreck an den Schuhen ist mir egal. Ich friere. Gehe hin und zurück. Auf und ab und den Schaufenstern entlang. Rosa, gelb, blau, grüngelb, rotblau – waagrecht und senkrecht leuchten und blinken die Neonreklamen am Vormittag schon. Viele Farben, ein Wort: Sexshop. Und in einen Sexshop will der Doktor von Schönried. Aber die längste Zeit bringt er den Mut nicht auf. Bleibt er länger vor einem Schaufenster stehen, öffnet sich unversehens eine Tür und jemand sagt – mit schmieriger Stimme, wie ihm scheint: *»Monsieur, entrez …«* Und jedes Mal beeilt sich der Doktor, wegzukommen, als schäme er sich. (Vielleicht schämt er sich wirklich.) Ein paar Auslagen weiter wiederum das Gleiche: Höschen, Korsette, Kurioses aus Lack und Leder, ganze Uniformen, Peitschen, Ketten noch und noch. Was er sucht, sieht er nicht. Nach kurzer Aufwärmrunde in einem Café geht er wieder hinaus – und drückt endlich eine Klinke. Die Überraschung: ein beinah kahler Raum. Rechterhand Schachteln mit undefinierbarer Beschriftung bis fast zur Decke, die andern Wände verhüllt mit schwarzen Vorhängen. Auch der Fußboden ist schwarz. Hat sich der Doktor in der Tür geirrt? Ist er in ein Bestattungsinstitut geraten? In ein Schuhgeschäft? Aber nein, es gibt keine freundlichen Damen, die ihn heißen, Platz zu nehmen, und es gibt auch keine Sitzgelegenheit, keinen Ladenkorpus, geschweige einen Schirmständer …

Unhörbar wogen die Vorhänge. Auftaucht ein kurzbeiniger, massiger Mann mit gelblichem Gesicht und Schlitzaugen. Lederjacke, Krawatte und Hose schwarz wie sein strichförmiger Schnauz und das glänzende, straff nach hinten geklebte Haar. Das Hemd aber ist wunderschön rosa. Zum Bodyguard fehlt einzig die dunkle Brille.

Er verzieht keine Miene. *»Monsieur …?«*

Und Monsieur sucht zu erklären: Zu schwache Erektion nach einer Operation ... Gibt es vielleicht ein starkes Präservativ?

Bodyguard gleitet zwischen die Vorhänge und bringt bald, was Monsieur nicht wollte. »Mit Erdbeergeschmack ...«

»*Non* ... Wissen Sie – ein robusteres ...!«

Wieder wogen die Vorhänge. Diesmal liegt auf der fleischigen Handfläche ein himmelblaues Schächtelchen.

»Das größte ...«

Monsieur le Docteur aus dem fernen Schönried gibt noch nicht auf. Aber er kann doch nicht einfach in das glatte, gelbe Gesicht hineinfluchen: »*Merde!* Ich suche nicht den größten, nicht den schmackhaftesten, sondern einfach einen dicken, steifen Pariser ... Darum bin ich ja auch in Paris!«

Also hakt er nach: »Stark ... verstehen Sie ... aus steiferem Material!«

Unmöglich, die Gedanken hinter Bodyguards Stirn zu erraten. Schnauz und Schultern heben sich unmerklich.

»*Non, non ... Non!*«

Ich gehe hinaus, den Schirm unter dem Arm, die Absicht aus dem Kopf.

Am Abend im Hotel frage ich Renata, nachdem ich meinen Vorstoß zur Place Pigalle erzählt habe: »Oder hätte ich einen Penis aus Latex kaufen sollen, weißt du, einen zum Anschnallen?«

»Lappi!«

27. April 2004

Telefon von Kathrin in die Praxis. Ihre Stimme wie ein Glöcklein. Der Tumorwert von 2800 auf 1600 gesunken und auch die Leberwerte viel besser, und morgen die nächste Chemo, und sie gehe fast auf Wolken, und sie müsse immer wieder an einen Ausspruch von Wolf Biermann denken, so etwas wie »brandschwarze Zuversicht«.

30. April 2004

Michael hat seiner Mutter zum Geburtstag einen weißen A4-Halbkarton geschenkt. Kein ganzes Gesicht, bloß eine Augenpartie in feiner Strichtechnik, in der einen Pupille die Zahl 54. Und darunter, in undefinierbarem Dialekt:

Dear Mama
I hätts fasch
vergäße, aber
äbe nume
fasch.
Zum 54. wünsch i
alles Guete.
Blib so wid bisch
i ha di gärn. Und um mi
muesch Dir ke
Sorge mache.
Äs chunnt guet mit mir.
*Michael**

Seiner Mama laufen die Tränen übers Gesicht. »*Äs chunnt guet mit mir* – wenn er uns das doch schon vor zwei Jahren hätte sagen können …!«

* Liebe Mama, ich hätte es beinahe vergessen, aber eben nur beinahe. Zum 54. wünsche ich alles Gute. Bleib, wie du bist, ich habe dich gern. Und um mich brauchst du dir keine Sorgen zu machen, es kommt gut mit mir.

15. Mai 2004

Renata an einer einwöchigen Fortbildung in Wildhaus. Matthias in Kalifornien. Michael in Gstaad beim Bräteln. Der Mieter unter mir ausgegangen. Nero, unser kastrierter Kater, handicapiert wie ich, wahrscheinlich draußen beim Mausen. Also bin ich allein. Es ist halb elf. Es gäbe keine stillere Zeit, um nachzudenken, wie es weitergehen solle. Den ganzen Tag habe ich auf den Knien zwischen den Heckensträuchern auf der Seite zum neuen Nachbarhaus gejätet. Anschließend geduscht und die erdverschmierten Socken gewaschen. Das Wasser ist dunkelbraun geworden. Es war also bitter nötig, die Socken zu waschen. Aber sonst: Was ist nötig?

Nur eines weiß ich ganz bestimmt: ein für alle Mal aufhören, dich selbst zu bemitleiden. Und endlich akzeptieren, was du eigentlich schon lange weißt: Tränen, die du deinetwegen weinst, trüben die Sicht darauf, was in dir noch gut und gesund ist, und für das Leid deiner Nächsten machen sie dich blind.

Gestern unter der Praxispost eine Werbung für ein »Vakum-Erektions-System« gefunden. Ich suchte zu diesem Thema einen Fachartikel heraus, der mir früher schon einmal zwischen die Finger gekommen war. Vorhin habe ich Reni am Telefon daraus vorgelesen:

»›Das Wirkprinzip besteht darin, dass ein Kunststoffzylinder luftdicht über das Glied gestülpt und dann mit einer Pumpe ein negativer Druck von bis 225 mm Quecksilber hergestellt wird. Der Penis füllt sich passiv mit Blut. Nach Erreichen einer genügenden Festigkeit wird ein Gummiring auf die Penisbasis abgestreift, wodurch eine Obstruktion des venösen Rückflusses entsteht. Das distal vom Ring abgeschlossene Blut wird von der Zirkulation abgeschaltet‹ – hörst du überhaupt noch zu?«

»Ich sitze im Hotelzimmer gemütlich auf dem Bett. Lies weiter! Ich stelle es mir plastisch vor. Gar nicht so uninteressant.«

»›Die Blockade wird auf 30 Minuten Dauer beschränkt. Die fehlende Zirkulation führt zu einer Temperaturabnahme von etwa 1 Grad Celsius und einer blauvenösen Verfärbung...‹«

»Also nichts für langsame Liebespaare«, unterbrach sie. »Und kalt und blau wird er auch noch. Aber wir sind ja schon einiges gewöhnt und auch schon schnell und hitzig gewesen. Meinst du, wir könnten es noch so Tempo, Tempo?«

»Wenn ich nicht gerade im ganzen Saanenland für ein Präservativ umherspeede – aber im Tessin, da gebe ich 3M-Garantie bei Muße, Mondschein und Merlot. Aber wart. Ich überspringe ein paar technische Details... Hier: ›Erst, wenn sich die Partner über diese Form von Erektionshilfe einig sind, sollte das System verwendet werden. Mit vorhandener Partner-Übereinstimmung kann mit den Vakuum-Erektionshilfen eine sehr hohe Zufriedenheitsrate erreicht werden.‹*«

»Mein Okay hast du«, sagte Renata. »Im Grund genommen finde ich das gar nicht so unnatürlich. Aber jetzt muss ich dir doch noch berichten, ich war gestern, als der Nachmittagsworkshop fertig war, in Weesen ...«

Und sie erzählte, dass ihr Vater nach dem Insult Fortschritte beim Treppensteigen mache und sich bei einem Fahrlehrer angemeldet habe, er wolle so bald als möglich wieder ans Steuer.

Telefon von Kathrin. Auch heute ist sie mir zuvorgekommen. Schlechter Bescheid. Tumormarker trotz laufender Chemotherapie innerhalb weniger Wochen wieder massiv angestiegen. Der Onkologe habe sich sogar gefragt, ob der letzte, viel tiefere Wert nicht ein Laborfehler gewesen sei.

Sie fahren jetzt zuerst einige Tage ins Tessin, danach in die Toscana. Anfang Juni sehe man weiter, wie sich die Werte nach

* Dr. med. Kurt Lehmann: Therapeutische Umschau, Band 55, 1998, Heft 6.

der Chemo-Pause verhielten. Sie müsse sich zurzeit große Mühe geben, noch daran zu glauben, dass sie je wieder gesund werde …

Gruß per E-Mail von Renata vom Säntis. Ich maile Kathrins schlechten Bericht zurück. Und »Pumpe bestellt«.

19. Mai 2004

Konsultation in der Urologie im Inselspital. PD Doktor Thalmann hat sich viel Zeit genommen, mich nochmals über Einbau und Funktion des künstlichen Blasenschließmuskels zu orientieren. Man habe bereits jahrelange Erfahrung mit dem verwendeten Produkt*. Auch heute vermittelt mir sein gut gelauntes und trotzdem sachliches Auftreten das Gefühl, in kompetenten Händen zu sein. Zeit scheint er für seine Patienten immer zu haben, obwohl ich ahnen kann, wie beansprucht er ist. Einmal sah ich ihn über Mittag; er hatte ein Sandwich in der Hand. Ich bin weniger skeptisch als noch im vergangenen November, als er mir nach der urodynamischen Abklärung die Prothese zum ersten Mal vorstellte.

Renatas Kommentar: »Und ein Herzschrittmacher? Eine Silikonbrust? Ein Hüftgelenk? Sind doch auch Fremdkörper. Oder meinetwegen Krücken. Der einzige Unterschied: Deine Krücke hätte sogar Selbstbedienung.«

Alternative: Möglicherweise lebenslang Windeln, vielleicht auch Medikamente. Sicher helfen sie, indem sie die Beckenbodenmuskulatur straffen. Es gibt Tage, da muss ich die Windel vom Abend erst am folgenden Vormittag wechseln. Aber die effektiv wirksame Tablettendosis macht mich tagsüber vergess-

* American Medical Systems AMS 800®.

lich, denkfaul und schläfrig, als liefe ich mit ungewaschenem Gesicht herum.

Die Vakuumpumpe ist noch vor Pfingsten eingetroffen. Renata vor dem Fernseher beim French Open. Um auch etwas vom Tennis mitzubekommen, stehe ich bei offener Wohnzimmertür mit heruntergelassener Hose im Esszimmer, probiere und kommentiere. Der erste Versuch enttäuscht. Ich bringe kein genügendes Vakuum zustande – bis ich konstatieren muss, dass sich die Drehzahl des batteriebetriebenen Motörchens nicht höher stellen lässt. Ein Hebelchen klemmt. Auch regt sich mein Verdacht, die Tube mit dem Gel zum Abdichten zwischen Penisbasis und Kunststoffzylinder sei schon einmal offen gewesen; das Stannioldeckelchen fehlt.

Das Ganze enttäuscht zurück an den Absender. Ich will ein fabrikneues Modell, oder die Bestellung ist annulliert.

Allerhand Leute und allerhand Firmen scheinen mit der Impotenz Geschäfte zu machen. Aber im Grund genommen vermarkten sie nicht ihre Produkte. Sie vermarkten unsere Not.

13. Juni 2004

Ich weiß nicht, ob und wann der Arzt, der ich bin, und der Patient, der ich bin, sich gegenseitig näher kennen lernen und miteinander reden sollen. Vielleicht wäre es besser, wir gingen uns weiterhin aus dem Weg und wüssten wenig voneinander, obschon wir schon lange zusammen sind, seit November 1980 nämlich, als ich, gleichzeitig mit Renata, das Arztdiplom erhielt. Schon damals war ich hie und da krank, aber ich fühlte mich kaum einmal als ein leidender Patient. Aber auch der Arzt fühlte sich in seiner neuen Rolle noch nicht wohl. Ein abgeschlossenes Studium macht bestenfalls einen Mediziner, aber noch keinen Arzt. »Wenn ihr nach dem Staatsexamen sogleich eine Praxis aufmachen wollt, ohne ein paar Jahre Assistenten gewesen zu sein, dann müsste man euch bei der Diplomierung gleich auch bevormunden«, stellte in einer Vorlesung ein Professor klar.

Wie auch immer: In der Geschichte der Medizin ist schon viel geschrieben worden über die Beziehung des Arztes zu seinem Patienten, des Patienten zu seinem Arzt. Aber bei wie vielen oder, besser gesagt: bei wie wenigen waren die Seele von Arzt und Patient in der gleichen Brust daheim?

Sind da Konflikte nicht programmiert?

Mit Renata aufs Rellerli. Es ist unsere erste Wanderung in diesem Jahr. Untrainiert, wie wir sind, bleibt uns nicht genug Atem, Intimes zu reden oder die Aussicht zu kommentieren. Im Bergrestaurant Kartoffelsalat mit Wienerli, dazu ein Bier. Heimwärts mit der Bahn. Reni fürchtet sich, wie sie sich immer fürchtet, sobald sie keinen festen Boden mehr unter sich spürt, ganz besonders aber, wenn die Gondel über die Rollen rattert und nach jedem Mast ein bisschen schaukelt. Immerhin ist sie trotz ihrer Angst imstand, einen ihrer bildhaften Vergleiche zu bringen, wie wir uns über Michaels bevorstehenden Umzug nach Bern unterhalten.

»Gondelfahren ist wie unser Familienbetrieb. Wir schweben, das Leben läuft still dahin, wir haben den Überblick … Plötzlich rattert es, alles schwankt, die Richtung ändert, mir fürchtet … und danach wieder für einen Moment Ruhe …«

Kaum hat sie es gesagt, passiert die Gondel die vielen Umlenkrollen, die das Seil im untern Streckenteil in eine Kurve zwingen. Es rumpelt und rattert heftiger als gewöhnlich.

»Du bist dir bewusst, dass es in diesem Moment mit uns beiden bergab geht? Und das wollen wir für unsere Familie ja gewiss nicht hoffen«, bemerke ich sehr listig und beiläufig und stelle einen Fuß auf Renis Bank, um meinen Schuh zu binden. »Sogar ein Absturz wäre noch möglich …«

Bald danach fahren wir sehr steil abwärts in die Talstation ein.

»Sag nicht so Zeug!«

20. Juni–4. Juli 2004

Brissago. Ich liege mit geschlossenen Augen in Badehose und Windel auf dem Boot. Plötzlich Renata nackt und warm über mir. »Ich glaube, unsere Sache braucht wieder einmal einen Kick …«

Ein Flugzeug kreist tief über der Bucht von Ascona.

»Achtung!«, warne ich und lege meine Hände dorthin, wo ihre Haut noch schneeweiß ist. »Wenn die von oben dein Ärschchen sehen, kommen sie im Sturzflug.«

»Sollen sie doch – wir haben hier unten jetzt ernsthaft zu tun …«

Sie umarmt und küsst mich, presst ihren Schoß mit aller Kraft zwischen meine Beine. Irgendwo im Parterre empfinde ich ein angenehmes Gefühl, aber leider nichts anderes. Sie spürt mich ein bisschen, weil ich die Beckenbodenmuskulatur mit aller Kraft anspanne, wie ich es seit einem Jahr mit wenigen Ausnahmen täglich tue, aber es bleibt auch an diesem ersten heißen Ferientag ein Wunsch, dass er je wieder spontan stehen könnte.

Ihr Vorschlag: »Probieren wir doch heute Abend einmal MUSE … Die Stimmung stimmt.«

Der Urologe hatte mir zwei Versuchspackungen MUSE zum Testen mitgegeben.

Statt dass ich das Prostaglandin wie bisher mit einer Nadel direkt in den Penis spritze, kann es als dünnes, drei Millimeter langes Stäbchen mit einem feinen Applikator in die Harnröhre eingeführt werden. Dort löst sich die Substanz auf und findet den Weg in die Schwellkörper. Das tönt viel schwieriger und gefährlicher, als es ist. Um den Übertritt aus der Harnröhre in die Schwellkörper zu fördern, soll der Penis anschließend während einiger Minuten geknetet werden. (»Das Kneten werde ich übernehmen!«, erklärte Reni, als ich ihr die Prozedur beschrieb.)

Das Flugzeug ist gegen Magadino zu verschwunden.

»Siehst du … kein Sturzflug wegen meinem Füdli«, sagt Reni, löst sich von mir und stützt sich auf einen Unterarm. Auch ihre Brüste sind zu Ferienbeginn noch schneeweiß.

»Pass auf – der Pilot kommt zurück, wenn du dich auf den Rücken legst …«

»Das meinst vielleicht du …«

Renata ist daran, die Kissen des Bettsofas im Wohnzimmer mit dem gleichen Stoff zu überziehen, mit dem wir letztes Jahr die alten Polsterstühle ihrer Eltern aufgefrischt haben. Ich komme nackt, eine Windel zwischen die Schenkel geklemmt, aus dem WC gelaufen. Das Kneten habe ich fürs erste Mal selbst übernommen. Ich rapportiere. »Das Gefühl ist unheimlich gut, er schwillt auch viel gleichmäßiger an …«

Zu früh gefreut. Er wird zwar recht groß, bleibt aber weich und schlaff. 500 Mikrogramm sind offenbar zu wenig.

»Wir haben noch Zeit. Viel Zeit«, sagt Renata.

Anderntags gehen wir in die Apotheke und fragen nach der doppelten Dosis. Die Apothekenhelferin weiß nicht, was ich begehre. Sie geht nach hinten und zeigt die leere Verpackung ihrem Chef. Er sieht kurz vom Computer auf. »Mit einer oder fünf Applikationen?«, ruft er nach vorn. Ich strecke einen Daumen auf. »Aber mit 1000 Mikrogramm«, rufe ich zurück.

An einem schönen Tag mit der Zahnradbahn bis zur Mittelstation Bellavista am Monte Generoso, den Rest zu Fuß.

Eine Gruppe Jugendlicher steht herum. Die letzten Rucksäcke werden verschnürt. Der Leiter mahnt zum Aufbruch. Ein schwarzhaariger Bursche und ein Mädchen, viel kleiner als er, bleiben zurück. Sie stehen unmittelbar vor uns am Geländer. Er hält sie von hinten umschlungen. Mit zögerlichen Verrenkungen und Handgriffen versucht sie, seine Hände von ihren Brüsten wegzuschieben. Sie stehen und stehen, er drückt sein Gesicht in ihr langes, gewelltes Haar im Nacken – und ich kann meine Augen nicht von dem Pärchen lösen. See und Himmel und die imposanten Gipfel rundum sind mir keinen Blick mehr wert. Ich sehe nur noch diese jungen Anfänger. Und plötzlich denke ich voll Schadenfreude an nichts anderes als an seine Erektion, die er doch garantiert hat, mit der er jedoch auf der Plattform des Monte Generoso ebenso garantiert nichts anfangen kann.

Aber ich empfinde nicht nur Schadenfreude. Ich bin auch neidisch – auf eine kindische Art. Und wie! Zu meiner Schande wird mir gleichzeitig klar, ich bin sogar hundertmal neidischer, als je ein Kind neidisch werden kann, weil es in seinem Neid ja immer nur fühlt und nie überlegt. Dieser bockige Aff mit seinem unnützen Steifen! Erst als Renata einen Arm um mich legt und mich auf ein Sportflugzeug aufmerksam macht, das wie ein glänzendes Insekt lautlos über dem See kreist, kann ich meine Blicke von den beiden lösen. Neid und Schadenfreude – habe ich solche Gefühle bisher unterdrückt? Sind sie nicht schon im vergangenen September an die Oberfläche gekommen, als die schöne Frau Kuster einen Check von mir wünschte? Sind dermaßen gehässige Reaktionen normal, wenn man impotent ist? Was soll in diesem Kontext normal sein? Wie bei einer Gemeinheit ertappt, blicke ich rundum. Aussichtstrunkene Gesichter, Fotoapparate, Videokameras – nichts weiter. Das jugendliche Pärchen verschwunden. Und ich – allein gelassen mit meinem primitiven Koller. Einzig Renata weiß von meiner Impotenz unter diesem lichten Sommerhimmel ohne ein einziges Wölklein …

Hand in Hand und ohne Stopp traben und hüpfen wir vom Gipfel retour bis zur Mittelstation. Bei einer Coca-Cola beichte ich meinen Penisneid.

Reni lacht. »Wenn du nur deine länglichen Körperteile mit denen anderer Männer vergleichst, kommst du natürlich flach heraus.« Sie nimmt mir das Käppi vom Kopf und tippt an meine Stirn. »Hat ein bald Dreiundsechzigjähriger wirklich nichts anderes zum Vergleichen anzubieten?«

Es wurde insgesamt ein guter Tag.

Mit der Spritze ist es nach langem wieder einmal gut oder sehr gut geworden. Ich lag aber anschließend drei Stunden wach mit den bekannten Schmerzen, die mir die Sache aber trotzdem nicht verleiden. Ich nahm mir vor, beim nächsten Mal die Dosis nochmals zu reduzieren. Einmal spritzte ich offenbar zu viel, das nächste Mal brachte weniger sogar mehr. Vielleicht traf ich auch noch zu wenig präzis in den Schwellkörper. Üben und üben.

Die bestellte stärkere Dosis MUSE beim Apotheker abgeholt.

Wanderung von Brissago durch die Kastanienwälder hoch über dem See bis Ascona. Bald haben wir alle Villen, alle Rustici und *privato*-Schilder so weit unter uns gelassen, dass nichts mehr zu hören ist als rundum Vogelgezwitscher und das leise Surren merkwürdiger Tierchen, halb Käfer, halb Mücken. Zu Tausenden tanzen sie niedrig über dem Asphalt und über dem Farn im Unterholz. Einmal huscht ein Eichhörnchen über das Sträßchen. Es hangelt einen Stamm hinauf und springt hoch über uns in den geschlossenen Baumkronen wieder seewärts, von wo es gekommen ist.

Wir gehen und gehen und schwitzen. Einmal mehr das Gespräch über mein lahmes Perpendikel.

»Dass ein Mann nicht mehr kann, das ist das eine. Und das andere: Wen stört es, dass er nicht mehr kann? Zu unterscheiden ist doch: Es stört nur ihn allein, oder es stört ihn und eine andere.«

»Oder einen andern ...«, unterbricht Renata.

»Meinetwegen. Die Homosexuellen sind mir gerade jetzt total egal. Ich rede nur von Frau und Mann.«

»Nur weiter! Ich höre dich gerne referieren ...«

Wenn der Mann Single und mit seiner Impotenz allein sei, fahre ich ungefähr fort, könne er ja versuchen, sich damit irgendwie zu arrangieren. Sieht er eine Frau, mit der er vor dem Debakel möglicherweise ins Bett wäre, wird er im Kopf oder in der Seele oder sonstwo weiterhin diese Spannung spüren, genannt Libido, die sich so schwer beschreiben lässt – aber er belästigt mit seinen Fantasien niemanden. Auf einem andern Blatt stehe, sage ich weiter, wie er damit fertig wird, dass zwischen den Beinen die andere, ebenso unbeschreibliche Spannung total ausbleibt. Entscheidend sei: Er stört und quält nicht andere, wenn er nicht mehr kann. Anders beim schwierigeren Fall: Mann impotent und dazu noch Partnerin vorhanden.

Reni unterbricht schon wieder. »Warum ›noch‹? Haben wir im Sinn, uns scheiden zu lassen?«

Wir bleiben stehen und verschnaufen eine Weile. Zwischen Blättern und Stämmen hindurch der Blick auf den gleißenden See und die Inseln. Wie winzige Wattebäuschchen die vielen Segelboote, von einem schwachen Wind getrieben, wovon wir auf dem baumgeschützten Sträßchen nichts verspüren.

»Scheiden? Mir ist nichts bekannt ... Nein! Mit dem ›noch‹ will ich einfach sagen, eine solche Beziehung ist kompliziert. Einem impotenten Mann ist seine Partnerin doch ein täglicher Vorwurf. Er fühlt sich unterlegen. Minderwertig. Vergleicht sich dauernd mit andern Männern ...«

Reni schweigt auch jetzt nicht. »Bist du komisch! Mit welchen ›andern Männern‹? Du könntest doch erst vergleichen, wenn ich, verstehst du: wenn *ich* mit andern Männern ginge, die etwas mit *mir* ...«

Da unterbreche ich auch. »Will ja nur sagen, auf dich und mich bezogen: Weil ich dich quäle, quält es auch mich ... Weil ich dich nicht richtig nehmen kann, verachte ich mich manchmal ... Oder ich hasse mich.«

Wir gehen weiter. Eine Weile schweigen wir. Bis Renata wieder einmal einen bildlichen Vergleich bringt. »Du hast doch vorhin das Eichhörnchen auch gesehen. Springt oben in den Bäumen dorthin zurück, von wo es auf dem Waldboden hergekommen ist. Zum wievielten Mal macht es das heute? Unser Disput über deine Impotenz kommt mir bald auch vor wie so ein Eichhörnchenleerlauf. Wie oft haben wir schon darüber diskutiert und geredet! Wir landen mit unseren Überlegungen immer wieder am gleichen Ort. Habe ich dich wegen deiner Potenz geheiratet? Ach was! Die Beziehung ist bloß komplizierter geworden, wie du dem sagst. Mit deiner Operation hat man uns nun einmal den Sex auf Sparflamme gesetzt. Aber es gibt dich immerhin noch. Mit ein bisschen mehr Zärtlichkeit gäbe es dich sogar sehr – wenn du merkst, was ich meine. Und auch mich gibt es noch. Und das heißt doch: Weil die Potenz flöten ist, ist unsere Beziehung noch lange nicht flöten. Wir haben es ja erlebt, sie ist sogar fester geworden. Und dazu gibt es jetzt immerhin auch Krücken: die Spritze, MUSE, vielleicht wieder einmal Tabletten, eine Pumpe … Du hast doch vor der zweiten Operation schon einmal Viagra probiert. Es soll ja jetzt auch ähnliche Pillen geben. Vielleicht wirken sie sogar trotz der durchtrennten Nerven. Wir laßen uns noch so gern von einem Powerpillchen überraschen. Hast du nach unserer großen Krise nicht im Sinn gehabt, dich zu informieren …? Aber hörst du …? Die üben doch für heute Abend.«

Wir haben es, ohne daran gedacht zu haben, in Ascona zum Jazz-Festival getroffen.

Mit brennenden Füßen, durstig und müde, bewältigen wir die letzten Steintreppen. In den Gassen geht es schon laut zu. Bei der ersten Absperrung kaufen wir die Eintritte und suchen auf der Piazza nach einem freien Tisch. In Gedanken schließe ich mein Palaver ab.

Impotenz: Du hast ihn noch, aber du hasst ihn.

Wir bleiben bis weit in die Nacht.

Mit einem späten Bus zurück nach Brissago. Zu Fuß hinauf zur Casa Lucertolina.

Auch das war ein guter Tag.

5. Juli 2004

Die Praxis hat mich wieder. Ich hoffe nach jeden Ferien, dass die Geduld gegenüber einigen schwierig zu verstehenden, rechthaberischen Patienten größer geworden sei. Dass ich mich erholt haben möchte von fruchtlosen Disputen und fordernden Gesichtern – aber es ist anders: Sie fallen mir nach drei Wochen Distanz eher noch mehr zur Last.

Heute klagt eine Madame zwanzig Minuten lang über ihre Verdauung, heißt: wie verstopft sie sei. Natürlich glaube ich ihr, dass sie verstopft ist. Aber sie ist auch unglaublich stur. (Ich vermute, dass dauernd verstopfte Leute manchmal nicht nur hinten unten verstopft sind.) Wenn ich ihr rate: »Trinken Sie mehr«, sagt sie: »Zu viel Flüssiges belastet den Magen!« Schlage ich vor: »Essen Sie jeden Tag zwei Feigen«, gibt sie zur Antwort: »Feigen blähen!« Empfehle ich: »So trinken Sie jeden Tag ein Glas Traubensaft«, kontert sie: »Traubensaft erkältet die Nieren!«

Also versuche ich es anders herum. (Schließlich hat auch Kathrins Krebs mit Darmträgheit angefangen.) »Wir sollten Ihre Verstopfung vielleicht einmal genauer abklären lassen – mit einer Darmspiegelung ...« Da schaut sie mich sehr beleidigt an. »Meine Cousine hat gesagt: ›Lass dir nur nie im Leben eine Darmspiegelung machen!‹ Seither hat sie nämlich immer dieses komische Aufstoßen ... Nein! Nein! Gespiegelt wird bei mir nicht ... !«

Und würde ich sagen: »So hören Sie um Gottes willen auf, über das Scheißen zu jammern!« – sie würde mich verbrüllen als frechen, schlechten und weiß der Teufel wie unmöglichen Arzt.

(Das lasse ich so stehen, weil ich rückschauend vermute, auch ich könnte jahrelang nicht nur hinten unten verstopft gewesen sein. Und weil ich meine Patienten grundsätzlich gern habe.)

Endlich hat sich auf meine Inserate im Internet und in der »Ärztezeitung« neben mehreren Deutschen und einem Usbeken auch wieder ein Schweizer für eine Praxisübernahme gemeldet.

10. Juli 2004

Roger Federer hat unten in Gstaad soeben das Swiss Open gewonnen. Wir liegen auf dem Bett und verfolgen die Siegerehrung im Fernsehen.

Renata laufen die Tränen. Bald danach wird es auch draußen nass. Es ist windig und kalt. Ich mache Feuer im Cheminée.

Gestern Abend bin ich mit meinen Mitarbeiterinnen Lisa, Miriam und Monika vom dreitägigen Praxisausflug aus dem Tessin zurückgekommen. Für jede war eine Premiere dabei. Lehrtochter Monika kletterte schon zur Schulzeit an südfranzösischen Felsen und war an einem Truck-Festival in Holland dabei – im Tessin war sie noch nie. Sie war es auch, die auf der Rückfahrt die winzigen Figürchen in der senkrechten Felswand der Gondoschlucht entdeckte. »Etwa sechs Seillängen noch, dann sind sie oben …«, meinte sie fachfraulich und wagte es, ein bisschen mit ihrem Chef zu plaudern, als die Reihe an ihr war, vorne zu sitzen. Miriam hat vor zehn Tagen die Lehre bei mir abgeschlossen. Sie saß noch nie im Auto auf einem Autozug, und sie fuhr noch nie über die Grimsel. Und für Lisa, meine rechte Hand in der Praxis, war der Nufenen neu. Für alle drei aber die Fahrt im Motorboot und die traumhafte Sicht über den Lago Maggiore von der Cimetta aus.

15. Juli 2004

Mit Schwägerin Madi und Pascal beim Abendessen in Bern am Bärenplatz. Thema: Aufklärung. Anlass dazu meine Erzählung: Ein achtzehnjähriger Mittelschüler bittet seine Mutter, mir das Resultat des Aids-Tests weiterzuleiten, den er in einer Arztpraxis an seinem Schulort durchführen ließ. Daraus schließt sie, er könnte »näheren Kontakt« mit einer Frau gehabt haben. »Fragen Sie ihn doch einfach, wenn er Ihnen einen solchen

Auftrag gibt!«, rate ich ihr. Die Mutter zweifelt, ob etwas dabei herauskomme. Beim Vorschlag, die Eltern sollten mit ihrem Sohn darüber sprechen, wie man ein Präservativ handhabt, errötet sie bis zum Hals.

Madi, die Lehrerin, lacht. Ihre Tochter sei in der siebten Klasse bald besser aufgeklärt als sie selbst. Mit was für Details zu was für Fragen Mariann aus der Schule komme…

Wir haben unsere Mutter nie nackt gesehen, kaum je in Unterwäsche. Wozu der Büstenhalter gut sein sollte, wusste ich nicht präzis. Selbstaufklärung war gefragt. Die beste Gelegenheit bot das Gstaader Tennisturnier, das spätere Swiss Open. An einem Anlass war ich Ballboy, andere Jahre verkaufte ich Eis. Aber selbst für diesen Job waren weiße Turnschuhe gefragt. Ich besaß von meinem Bruder nur ein Paar alte, blaue – ich überschmierte sie mit weißer Farbe. Das Eis lieferte Charly's Confiserie vorn an der Dorfstraße. In einer schweren Holzkiste, deren Riemen auf der Schulter einschnitt, trug ich die mit Trockeneis gekühlte Ware zu meiner Kundschaft. Was hatten Tennisturnier, Eis und Aufklärung miteinander zu tun? Auf der Tribüne bot sich mir schier unerschöpflich Gelegenheit, von einer höheren in die nächst tiefere Sitzreihe zu schielen. Meine scheuen Blicke suchten nicht sonnengebräunte Frauenschenkel und nicht bis zu den Schultern nackte Arme. An straffen und faltigen Hälsen vorbei äugte ich in den einmal engen, andernorts klaffenden Hautspalt, der sich im Ausschnitt der Sommerkleider verlor. Und das waren die Kernfragen: Haben die Frauen zwei Brüste oder nur eine Brust mit einem verwirrenden Spalt in der Mitte? Und wo führt er hin? Wo hört er auf?

»Deine Frage war absolut berechtigt«, fügt Madi bei. »Schließlich haben wir hinten auch zwei Backen und in der Mitte einen Spalt, aber trotzdem nur ein Füdli.«

24. Juli 2004
Handy-Verbindung mit Kathrin. »Wir sind in Murten. Christian parkiert soeben unten am See.«

Vorgestern aus der zweitletzten Chemo entlassen. Anschließend sehr übel und müde, mochte fast nicht sein, gestern ein wenig besser. Leber- und Blutwerte unverändert, Tumormarker auf 5000 gestiegen. Heute ordentlich. Sie sei gerade dabei, zu Christian zu ziehen, vergesse dabei ein wenig das Ganze. Möge nicht dauernd an die unerfreulichen Tatsachen denken. Geplante Chemo nächste Woche, zwei bis drei Tage Spital wie bisher. Vorgesehen sei eventuell zusätzlich eine Antikörpertherapie, der Onkologe äußere sich zurückhaltend. Sie wisse nicht, wie viele Pfeile er noch im Köcher habe gegen ihren Krebs. Es komme ihr vor, der Köcher könnte urplötzlich leer sein.

»Und dann? Wohin trifft der allerletzte Pfeil? Ich habe Angst, er fliege einmal direkt auf mich zu …«

Gestern sehr späte Heimkehr von Peter Reglis* Geburtstagsfest auf Schloss Lenzburg. Unterwegs im Auto eigentlich nur ein Thema: Was macht einen Mann attraktiv? Ich behaupte, keine der Frauen an diesem Fest nähme mich, den Impotenten, wäre Renata tot und ich suchte eine neue Beziehung.

Sie lacht. »Das meinst du. Es braucht so wenig. Einen Mann ohne Schlabberbauch, den wir bewundern können.«

»Erste Bedingung erfüllt. Aber bewunderst du mich?«

»Nein. Dich habe ich einfach.«

»Danke.« Ich kneife sie in den Oberschenkel.

»Au! Schau auf die Straße! Nein, ehrlich«, sagt Reni. »Wie du ›Die jodelnden Schildwachen‹ ohne Spickzettel vorgetragen hast – warum hast du mir eigentlich nichts verraten?«

---

* Peter Regli, *1944, ehemaliger Schweizer Geheimdienstchef.

»Damit du mich zuvor nicht kritisieren konntest.«

»Danke… Und wie du Peter in das Gedicht einbezogen hast, da lief mir fast das Wasser im Mund zusammen. Ich habe dich enorm bewundert – und alle Frauen im Saal natürlich auch. Jede nähme dich mit Handkuss.«

Diese Beweisführung ist mir zu simpel. Ich spöttle. »Nur mit Handkuss? Nein, so einfach kann das nicht sein. Was heißt ›ohne Schlabberbauch‹?«

»Dass wir auch auf Äußeres schauen. Aber es ist nicht entscheidend. Was habe ich früher immer gesagt: Keinesfalls einen Blonden, keinesfalls einen Berner – und was habe ich seit über dreißig Jahren: dich.«

Ich gebe noch nicht auf. Auch wenn die Fahrerei mich anstrengt. Die Männer, die sie meine, hätten ja sicher in jüngeren Jahren keinen Bauch gehabt, wende ich ein. In dieser Beziehung also kein Vorteil für mich. Und die berufliche Position, die die meisten von Peters und Irènes Freunden heute erreicht hätten, sei für deren Frauen wahrlich mehr Anlass, zu bewundern, als auswendig ein Gedicht aufsagen zu können. »Damit wären wir wieder am Anfang.«

Reni gibt sich auch nicht geschlagen. »Am Anfang war die Potenz – grundsätzlich richtig. Aber heute Abend – wie viele waren über sechzig? Bei wie vielen Männern über sechzig funktioniert es noch? Hat nicht Doktor Thalmann dir einmal geschrieben, bereits zwischen vierzig und fünfzig hätten ungefähr zwanzig Prozent der Männer Mühe mit der Erektion? Eins zu eins für dich.«

Ich zweifle. »Du meinst immer noch, ich käme in die Kränze auch ohne Potänze?«

Sie lacht. »Vielleicht, wenn du dazu auch noch so schön dichtest. Nein, da ist doch noch etwas anderes. Es hat mit Vertrauen oder mit Sicherheit oder mit Anlehnen zu tun.« Sie dreht das Radio an und neigt sich demonstrativ zu mir herüber. »Aber ich bin auch müde. Diskussion verschoben. Wir können ja noch ein wenig über die andern tratschen. Die Frage bleibt: Was ist für die Frau das Wichtigste an einem Mann?«

Sie sucht und findet Musik, die uns wach hält bis Schönried.

30. Juli 2004

Ein ruhiger Samstag. Ein bisschen Sommer. Wir haben frei. Morgenessen auf der Terrasse. Zwischen Fuchsia, Balkongeländer und Basilikum im Topf blitzt ein Spinnennetz in der Sonne.

Dritter Besuch von Doktor Bracher, einem möglichen Praxisnachfolger. Ich muss mir vorstellen können, wie er mit meinen Patienten umgeht. Mit der neunundachtzigjährigen Lehrerwitwe, die nicht einsieht, dass sie dringend ins Altersheim gehörte, aber auch nicht mehr imstand ist, die Strumpfhose ohne meine Hilfe anzuziehen, nachdem ich ihr die Zehennägel geschnitten habe. Ich stelle mir vor, wie er gestern der zweijährigen, ängstlichen Nadine begegnet wäre, Fieber über vierzig Grad seit bald drei Tagen bei gutem Allgemeinzustand, und wie er die Mutter beruhigt hätte, die sehr vernünftig ist, aber selbst an MS leidet. Da ich spüre, dass er solchen Situationen gewachsen wäre, bin ich überzeugt, er dürfte der Richtige sein. Es könnte gelingen, denke ich erleichtert.

Auch ein Österreicher hat sich inzwischen interessiert. In etwa zwei Jahren soll die Übergabe stattfinden.

Und wenn das PSA bei mir schon nächstes Jahr ansteigt?

Der Mensch denkt, die Krankheit lenkt.

3. August 2004

Frau Gruber, die Brustkrebspatientin mit Knochenmetastasen und neurologischen Störungen, sitzt seitlich auf der Behandlungsliege, wie ich ins Sprechzimmer trete. Kaum habe ich die Türe zugezogen, versucht sie aufzustehen und streckt schwankend die Arme nach mir aus. Eine Krücke rutscht der Liege entlang und scheppert zu Boden. Die Frau zittert, weint und zieht mich mit letzter Kraft an sich. Ich spüre durch meinen Kittel die Prothesen in ihrem Büstenhalter.

»Ich mag nicht mehr … einfach nicht … Schon am Morgen so müde, dass ich mich nach einem Schluck Kaffee gleich wieder hinlegen muss … Ohne die ekelhaften Krücken geht's gar nicht mehr. Sie müssen mir helfen … ich kann nicht … wie geht das nur weiter … mit mir?«

Lange sitzen wir auf der Liege. Mein Arm hält sie aufrecht. Sie zittert und sie weint.

Der verfluchte Krebs. Vorgestern gesund. Gestern die Brust weg. Mit Metastasen heute an Krücken.

Und morgen?

6. August 2004

Telefon von Christian Bruderherz aus dem Tessin. Er sitze mit Kathrin bei Magadino am Lago. Es sei heiß, sie ließen die Füße ins Wasser baumeln und redeten über die Zukunft. Es gehe gut. Heute ganz besonders, aber die vorgesehene Chemo habe man verschoben, Blutwerte zu schlecht.

Kathrin nehme es momentan gelassen.

Und morgen?

Es gibt Menschen, und ich gehöre zeitweise dazu, die brauchen Zeit, gelegentlich sogar viel Zeit, um ihr Leben jeden Morgen neu anzufangen. Wie muss es erst den Menschen zumute sein, die, wissend um ihren bevorstehenden Tod, ihr Leben jeden Morgen neu abschließen müssen?

10. August 2004

Michael hat sich nach Bern abgemeldet. Nächste Woche beginnt der Vorkurs der Schule für Gestaltung für ihn nach zwei Jahren zum zweiten Mal. Renata hat ihm für die kommenden Tage ihr Auto überlassen.

Michaels Kommentar: »Heißt das, ihr nehmt an, ihr könnt mir wieder vertrauen?«

»Wir nehmen nicht an – wir tun es einfach«, antwortete ihm seine Mutter.

Von Matthias noch keine Nachricht, wann er gedenke heimzukommen. Ab und zu ein Mail. Manchmal sind Fotos dabei, eine zeigt ihn, wie er Jack Johnson* den Arm auf die Schultern legt. Und immer strahlt er die ganze Welt an. Als er im Frühling nach der Ankunft in Santa Barbara meldete, er sei »überglücklich«, hat Renata mir ja zu verstehen gegeben: als Vorbild geeignet.

12.–18. August 2004

Casa Lucertolina. Kein schlechter Abend gestern. Nach dem Essen sind wir sitzen geblieben, kommen uns plaudernd näher. Noch bevor Reni ihr zweites Gläschen Wein ausgetrunken hat, steht sie auf und sagt: »Ich glaube, das ist für mich genug …« Ich höre, wie sie sich im Bad auszieht. Und ich trinke beide Gläser aus und gehe ihr nach. Gute Gelegenheit für die höhere Dosis MUSE, die wir Anfang Juli in der Apotheke geholt, aber

* Ursprünglich Surfprofi, jetzt Popstar.

noch nicht ausprobiert haben. Er schwillt zwar bald und viel versprechend an, stärker als bei 500 Mikrogramm, bleibt aber trotzdem zum Eindringen zu schwach. Ich spritze knapp fünf Milligramm nach.

Endresultat für beide gut bis sehr gut.

Anschließend im Dunkeln zwischen Stube und Terrasse lange gewandert, halbnackt, einen nassen Waschlappen um das harte Gebilde. Dazwischen mit gespreizten Beinen draußen auf dem Liegebett gesessen, eine Spur besoffen in den Nachthimmel gestarrt, über weiß nicht was geflucht, Sternschnuppen und die Laternen der Fischernetze gezählt und auf das Lichterlöschen in meinem unteren Stock gewartet … Im vergangenen Oktober hatte mir eine Firma eine neue Tablette angepriesen. Der Prospekt hatte mich wütend gemacht und mich wieder einmal daran erinnert, dass ich nicht nur Arzt, sondern auch Patient mit einem Schlappschwanz sei. Aber es geht ja nicht nur um mein beleidigtes Würstchen, auch indirekt um die Partnerin. Wir wissen es von früher: Guter Sex, auch wenn er selten ist, bringt in einer Stunde näher zusammen als neunzig Tage manierlicher Ehefrieden. Wir haben es schon einmal diskutiert, als wir im Juli nach Ascona gewandert sind. Warum nicht wenigstens ausprobieren, ob das Tablettli trotz radikaler Operation nicht doch behilflich wäre, aufzustellen?

Nach gut zwei Stunden sind Härte und Schmerzen weg.

Renata schläft, als ich mich wieder zu ihr lege. Ich nehme ihre Hand. Häufig schlafen wir auf diese Weise ein, Reni mir zugewandt und ich auf dem Rücken, ihre Hand in der meinen.

Ich strecke mich bis in die Zehenspitzen. Das Süffchen kaum noch zu spüren, aber ein angenehm liederliches Gefühl, das ich seit langem entbehrt habe, bleibt … Ich ergebe mich ihm gern … und irgendwann geht im Halbschlaf die Fantasie ab, zeigt mir die glitschigsten Abgründe, stößt geheimste Türen auf, führt mich in immer abwegigere Räume – und plötzlich bin ich wieder wach und spüre, dass er sich regt. Ich schiebe die Windel beiseite – tatsächlich! Er fühlt sich nicht mehr so schlaff und weich an wie immer und immer seit bald anderthalb Jahren.

Ich drücke Renis Hand. Sie erwacht. Ich mache Licht.

»Schnell, schau … da, schau doch!«

Wir greifen nach dem Wunder und staunen. Beinah steht er. Aber merkwürdig: Er steht ein bisschen krumm.

»Damit kannst du ja schon fast in ein österreichisches Priesterseminar«, murmelt meine Ehefrau schläfrig. Und als habe er das verstanden, wird er auch schon wieder weich und kippt.

Ich lösche. Bald ist Reni eingeschlafen.

Ich greife mir noch einige Male zwischen die Beine. Ein winziges bisschen Festigkeit scheint ihm noch zu bleiben. Zum ersten Mal seit fast anderthalb Jahren habe ich so etwas wie den Anfang einer spontanen Erektion erlebt. Ist nicht gerade das ein Hinweis, dass bei der radikalen Operation nicht das hinterste und letzte Nervlein durchtrennt worden ist? In diesem Fall müssten doch die Tabletten gegen Impotenz noch ein bisschen nachhelfen …

Ausprobieren! Aber krumm ist er gestanden. Warum? Seine etwas andere Form und Stellung sind mir schon nach dem letzten und vorletzten Spritzen aufgefallen. Ich habe mich mit dem Gedanken beruhigt, es komme wahrscheinlich darauf an, wie genau ich in den Schwellkörper treffe. Sollte das die Fibrosierung sein? Die Nebenwirkung, wovon in einigen Fachartikeln die Rede ist? Man schreibt aber auch, die Verhärtungen in den Schwellkörpern zeigten große Tendenz zu spontaner Rückbildung. Manchmal sei es nicht einmal nötig, die Injektionen zu unterbrechen.* Ist es demnach nicht gescheiter,

* Dr. med. Kurt Lehmann: Therapeutische Umschau, Band 55, 1998, Heft 6.

mit dem Spritzen ganz aufzuhören, solang er noch halbwegs gerade steht?

Aber welche Alternative gibt es noch? Der erste Versuch mit einer Vakuumpumpe ist in die Hosen gegangen. Soll ich es mit einem andern Produkt versuchen? Und wenn auch das nicht klappt? Was würde uns dann noch bleiben?

Ich kann lange nicht einschlafen.

Weltuntergang oder Fliegendreck?

17. August 2004

Das mit den glitschigsten Abgründen, geheimsten Türen und abwegigen Räumen sind grässlich kitschige Phrasen. Wozu das Geschwätz? Doch nur, weil ich mich irgendwie vor mir selber schämte, meine Fantasien in allen Details aufzuschreiben. (Fast hätte ich geschrieben: »schmutzige« Fantasien. Das ist natürlich der gleiche Quatsch. Fantasien sind nie schmutzig, solang man sie für sich behält.) Ich war doch ganz einfach gierig nach Renata, obschon wir kurz zuvor miteinander geschlafen hatten. Und offensichtlich ist es eben so, dass eine spontane Erektion halt ganz andere Gelüste weckt als ein gespritzter, künstlicher Steifer.

C'est tout.

20. August 2004

Telefon mit Doktor Bracher. Will die Praxis nicht kaufen, lieber mieten, wenn es uns recht wäre.

Ist uns auch recht.

Mein Wunsch: die Praxis bald abgeben und noch einige Jahre leben. Gesund leben.

Drei Tage hintereinander Pikett. Notizen machen schwierig. Erstens bin ich müde und durch die Fahrten in die Praxis oder zu Hausbesuchen immer wieder abgelenkt. Und zweitens laufe ich dauernd zwischen Büro und Wohnstube hin und her.

Die Olympischen Spiele am Fernsehen.

E-Mail von Matthias: Seine Kamera, gekauft mit dem Geld aus dem Kellnerjob, sei aus dem Mietauto gestohlen worden, mit dem sie zu viert nach San Francisco unterwegs sind. In diesem Fall wird es mit dem Die-ganze-Welt-Anstrahlen auch nicht mehr so weit her gewesen sein …

21. August 2004

Michael nach zwei Wochen im Vorkurs zum ersten Mal daheim. Die Schule gefällt ihm. Sieht kein Problem mehr, das Jahr durchzuhalten. Ein Lehrer und eine Lehrerin, die ihn noch vom ersten Anlauf her kannten, sollen ihn gut, sogar witzig aufgenommen und ihm Glück zu seinem Neustart gewünscht haben.

E-Mail an Matthias: Die Kamera ist diebstahlversichert. Für ihn nur ein halber Trost. Vor allem wird ihn der Verlust der Bilder ärgern.

Ruhiger Pikettdienst. Musiksommer in Gstaad. Renata im »Weißen Rössl«. Da sie noch bis morgen Ferien hat, konnte sie wieder einmal ohne Handy ausgehen. Michael kam vorhin aus seinem Fotolabor in der Praxis-Waschküche zurück, macht jetzt einen Rucksack mit Picknick bereit, will sich mit Kollegen treffen.

Ich sehe mir die Wiederholung des Beachvolleyballspiels der Gebrüder Lacigas gegen die Brasilianer an. Es berührt mich kein bisschen. Müde. Traurig. Auch ein Gläschen Grand Marnier hilft nicht weiter.

Wie oft schon habe ich mir Jammern verboten, und es hat anscheinend nichts genützt. Bin ich am Ende selbstmitleidsüchtig? Profitiere ich wie andere Süchtige vom Privileg der Schwachen? Ihnen kommt ja im Grund genommen ein Verbot jederzeit gelegen. Sooft sie es missachten und ihrer Sucht nachgeben, sooft können sie sich mit ihrer eigenen Schwäche herausreden.

Wie hilft sich der Starke gegen Selbstmitleid?

Frag Kathrin!

Sie hat übrigens eine Adressänderung mit der Ansicht von Riggisberg geschickt.

»Diese Aussicht genießen wir nun gemeinsam.«

Ihr letzter Umzug.

22. August 2004

Christian und Kathrin auf Besuch. Wer diese Frau nicht kennt, wer ihre schalkhaften Augen und ihr lebhaftes Gesicht zum ersten Mal sieht, wird denken: Was für eine gesunde, vor Lebensfreude strahlende Frau!

Sie seien von Lauenen bis zum See und wieder zurück ins Dorf gewandert – nicht nichts für eine Frau mit einer von Metastasen durchwucherten Leber. Sie sei in den letzten Wochen regelmäßig halbtags im Büro gewesen – nicht nichts für eine Frau, in deren Blut der Tumormarker zwar von 5000 auf 3000 gesunken, aber immer noch hundertmal zu hoch ist. Und sie habe beim Umzug zu Christian recht streng mitgeholfen. Nicht nichts für eine Frau, die bereits einundzwanzig Chemostöße hinter sich hat.

25. August 2004

Die ganze letzte Nacht kein Telefon. Trotzdem sehr müde. Am Morgen strahlend schön, klarer Himmel, wie gewaschen, aber föhnig. Jetzt wieder Regen, mein Kopf wie ein Bienenhaus.

Es gibt im Leben Tage, die kommen einem abhanden, man weiß nicht wie.

Einmal angenommen, das Bild könnte stimmen und man befände sich wirklich in einem Wettlauf mit dem Tod, so werde ich die Angst eben doch nie ganz los, ich stolpere, wie soeben Allen Johnson im Vorlauf zum 110-Meter-Rennen in Athen über mehrere Hürden gestolpert ist – und der Tod hole mich noch auf der Zielgeraden ein.

28. August 2004

Ganzer Tag im Garten. Die Esche an der Grenze zum Sträßchen und zum Nachbarn mit der Motorsäge zünftig gestutzt. Plötzlich stellst du fest, dass mehr Cheminéeholz ums Haus gelagert ist, als du je verfeuern kannst in den Jahren, die dir noch bleiben – selbst bei großzügigster Interpretation der Statistik bezüglich Lebenserwartung und auch unter der unwahrscheinlichen Annahme, jeder künftige Winter werde kälter sein als der vorangegangene.

Altwerden …

In »topfit, Das Schweizer Gesundheitsmagazin«, gelesen:

»Hilfe, es geht nicht mehr! Allein in der Schweiz haben 350 000 Männer Mühe mit dem Stehvermögen. Sie machen schlapp.«*

Es sind, genau gezählt, 350 001.

---

* Schweizer Illustrierte, Nr. 33/2004.

9. September 2004

Renata hat mich ermuntert, mich nochmals nach einer Vakuum-Erektionshilfe zu erkundigen. Die Urologische Uni-Klinik in Bern wusste Rat. Nach wenigen Tagen war die Lieferung da.

Der Inhalt des soliden Etuis mit Reißverschluss:

- Ein konischer, durchsichtiger Kunststoffzylinder, am einen Ende rund, am andern oval. In die ovale Öffnung passt
- die Vakuum-Pumpe. Sie kann mit einem Hebelchen problemlos mit einer Hand bedient werden, benötigt also weder Batterien noch einen Anschluss. Ein Druckknopf ermöglicht es, das Vakuum jederzeit zu verringern oder aufzuheben.
- Ein Applikator, um die Spannungsringe auf den Zylinder zu bringen. Der Applikator besteht aus einer Kappe und einem Kegel, dessen Ende in die runde Zylinderöffnung passt.
- Spannungsringe, unterschiedlich eng. Die schwächeren sind beige, die stärkeren rosa.
- Ein Einsatz, der die runde Öffnung des Zylinders verengt, anzuwenden je nach Größe des Penis.
- Eine Tube Gleitgel.

Das Gerät ist sehr robust und nicht störanfällig. Die Anleitung übersichtlich, die Bedienung scheint einfach.

Ich werde mit Üben anfangen, sobald ich mich innerlich vom Spritzen verabschiedet habe.

12. September 2004

Gestern Abend Matthias in Kloten abgeholt. Ein Koffer, wie wir später erfahren, ist unterwegs liegen geblieben oder macht einen Umweg. Matthias wartete eine gute Stunde bei der Gepäckausgabe, wo wir ihn kurz einmal stehen sahen, dann erledigte er gleich noch die Formalitäten, damit ihm der Koffer nachgeschickt werde. Und wir standen und standen vor den Scheiben, die Wartende und Ankommende trennen. Und Ankommende gab es auch in den späten Abendstunden jede Menge. Renata bekam Gelegenheit, Begrüßungen *à discrétion* aus der Nähe zu beobachten. Die Tränen liefen ihr mehr als einmal übers Gesicht. »Das ist jetzt halt Pilcher nature«, sagte sie.

Endlich kommt Matthias.

»Du hast einen Akzent«, stellt Michael fest. »Bist du jetzt größer als ich?«

Die Brüder stehen Seite an Seite. Michael ist beruhigt. Es ist die neue Frisur, die Matthias größer erscheinen lässt.

Während der Autofahrt nach Bern unterhalten sie sich auf dem Hintersitz über Filme und CDs. Renata und ich zwinkern uns im Scheinwerferlicht entgegenkommender Autos hie und da zu. Einiges von Matthias' Bericht bekommen wir mit. Surfen in der Waikiki Beach in Honolulu hammermäßig, etwa fünfzig Surfer hätten gleichzeitig mit ihm auf gute Wellen gewartet, Gefühl wie im Paradies, Wasser glasklar und warm. Fahrt im gemieteten Auto über die Golden Gate Bridge fantastisch, sauschade wegen des gestohlenen Fotoapparats. Besuch der Gefängnisinsel Alcatraz in der Bucht vor San Francisco nicht schlecht, aber natürlich Touristenkack. Vorgestern ziemlich heiße Abschlussparty. Ach ja, die Vermieterin sei nur aufs Geld aus gewesen, aber John, ihr Partner, immer viel cooler, habe kein Geschiss gemacht wegen jeder liegen gebliebenen Cola-Flasche …

In Bern Michael in der Wohnung zurückgelassen und weiter nach Schönried. Gerade rechtzeitig zu Roger Federers drittem Satz im US Open gegen Lleyton Hewitt und zur Siegerehrung.

Abends mit Matthias zum Essen ins »Spitzhorn«, wo er während der letzten Wintersaison servierte. Dolly, die Wirtin, begrüßt ihn herzlich. Sie sind per Du. Sie fragt, ob er nächsten Winter wieder komme, auf Wunsch könne er auch nur vier Tage die Woche arbeiten. Auch José, der Portugiese, zeigt sich mit einem Lächeln in den Mundwinkeln. Salvatore, sagt er, sei nicht mehr da. Als wir in die Nacht hinaustreten, steht der Tellerwäscher rauchend auf der Treppe, die zur Küche führt. Auch er freut sich, Matthias zu sehen, und Pavo, einer der Köche, steigt herauf und winkt.

»Matthias, das verpflichtet fast«, sagt seine Mama.

»Geld könnte ich allerdings gebrauchen«, sagt unser jüngerer Sohn.

24. September 2004

Aber wie das? Doktor Bracher, mein favorisierter Interessent für eine Praxisübernahme, hat abgesagt. Aus Angst, wie er schreibt, »vor den astronomischen Immobilienpreisen« in unserer Region.

Tatsächlich gibt es ganz in unserer Nähe Viereinhalbzimmerwohnungen, die kosten immerhin 2400000, zu jedem Zimmer ein Bad. Da mag Angst berechtigt sein, auch wenn mein Kollege nun das Kind mit dem Bade ausgeschüttet hat.

Die Absage schmerzt.

25. September 2004

Bis zum späten Abend flauer Dienst. Ich rufe Kathrin an. Seit ihrem Besuch Ende August habe ich nichts von ihr gehört. Der Beantworter verweist auf eine Handynummer. Kathrin meldet sich – aus Gran Canaria. Sie sitze mit Christian am Strand. Schaue aufs Meer. Genieße die Unendlichkeit. Oder doch immerhin die Weite, die es in ihrem Leben vermutlich nie mehr gebe. Aber es gehe ihr gut. Am Montag fliegen sie zurück.

Ich frage zweimal. Und sie sagt zweimal: »Es geht mir gut.«

In der Praxis hat sich der Krebs wieder breitgemacht.

Frau Gruber findet die Worte nicht mehr. Kann auch an den Krücken kaum noch gehen. Wahrscheinlich als Folge der Hirnmetastasen.

Dazu zwei neue Fälle. Ein Rentner mit Hirnmetastasen eines vor vielen Jahren am Rücken operierten Melanoms. Deswegen Sehstörungen mit Gesichtsfeldausfall, deswegen Streifkollision mit anderem PW. Als Hausarzt soll ich zuhanden des Gerichts ein Gutachten abgeben, auch wenn ich weiß: Es kommt zu keiner Gerichtsverhandlung mehr. Das Melanom wird schneller sein als das speditivste Untersuchungsrichteramt.

Und ein Lungen-CA bei Frau Liechti, einer Hotelière, die nie geraucht hat. Alle entfernten Lymphknoten weisen bereits Metastasen auf.

Und Kathrin sagte: Mir geht es gut.

Und mir? Geht es mir denn nicht auch gut?

Was heißt: Es geht mir gut?

Bei diesen Worten denke ich immer an »Haselnüsschen Leu«.

Etwa fünfzig mag sie gewesen sein, als ich sie im Lepraspital in Ankara kennen lernte. Genau wusste sie ihr Alter selber nicht. Was sie hingegen wusste: Seit vielen Jahren war sie aussätzig. Und wahrlich hatte die Krankheit ihr zerstörerisches Werk an ihr getan: Beide Hände ohne Gefühl, die Finger verkrallt, verstümmelt und unbrauchbar. Aus dem vernarbten Gesicht unter dem zerschlissenen Schleierchen starrten leere Augen, die Hornhaut längst zerstört und grau wie Milchglas. Schwerhörig war sie auch geworden. Niemand wusste, ob sie selbst verstand, was sie summte, wenn sie im Türkensitz auf dem Bett saß, den Kopf wiegte und die allem Anschein nach nutzlosen Hände zu ihrem Singsang abwechselnd in den Schoß fallen ließ.

Findik Aslan* stammte vom Schwarzmeer, wie sie mir sagte, aus einem Dörfchen weitab jeder Zivilisation, ein Tagesritt mit dem Esel bis zur nächsten Überlandstraße. Sie wurde mit einem Mann aus dem Dorf verheiratet und lebte im Haushalt der Schwiegereltern. In dieser Zeit wurden ihre Finger gefühllos, ihre Augen entzündeten sich, und am Leib nahm sie eigenartige Flecken wahr.

Eines Abends kommt ihr Mann mit finsterem Gesicht vom Markt. Bespricht sich heimlich mit seiner Familie. Man ruft nach ihr. »Verschwind!«, schnauzt man sie an. »Und wag es nicht, dich je wieder hier zu zeigen. Fort! Bevor wir dir Beine machen.«

Und die ganze Sippe, allen voran ihr Mann, jagt sie in derselben Nacht aus dem Haus und aus dem Dorf. Ein Hirte reitet bis zum Morgengrauen hinter ihr her. Um ihr aufzuhelfen, wenn sie vor Müdigkeit zusammenbrechen sollte? Um sie aufsitzen zu lassen, wenn die Mutterliebe sie zurückgetrieben hätte zu ihrem dreijährigen Söhnchen, das man im Dorf vor ihr versteckte? O nein: um notfalls mit Gewalt zu verhindern, dass sie umkehre.

Was es heißt, von einer Stunde zur andern aus einem ruhigen und geborgenen Leben gestoßen zu werden, können jene nicht begreifen, die das Glück nie kannten, in Ruhe und Geborgenheit zu leben.

Zeit, sagt man, heilt alle Wunden.

Wie manches Jahr sie in den Aussätzigenasylen von Elazig und Istanbul verbracht hatte, wusste sie nicht. Mit der Zeit

* Findik: Haselnuss. Aslan: Löwe. Im Türkischen sind blumige Namen weit verbreitet.

erblindete sie ganz. Aber weil sie jung und robust war und noch gut auf den eigenen Füßen stand und ging, war auf die Dauer selbst unter ihresgleichen kein Platz für sie. Andere sind schlechter dran als du, haben ein Dach über dem Kopf und ein Bett nötiger. (Und wäre es auch nur ein rostiges Eisengestell mit einer längst durchgelegenen Baumwollmatratze.) Hör bloß auf zu jammern und mach einer andern Aussätzigen Platz!

So kam es, dass sie Tag für Tag in Istanbuls staubigen Straßen hockte und ihre krallenfingrigen Hände ausstreckte, nicht sah, nicht spürte, ob man ihr etwas gab und wie viel davon in die Gosse rollte.

Einmal im Winter – bitter kalt sei es gewesen, und Haselnüsschen weinte auf der Steintreppe vor der Hauptpost – soll ein Mensch Erbarmen gehabt und ihr eine wollene Jacke übergeworfen haben. Außer dieser weißen Jacke und einigen stinkenden Lumpen am Leib soll sie nichts besessen haben, als man sie nach Ankara brachte – lange vor meiner Ankunft.

Wie Haselnüsschens Leben weiterging, weiß ich nicht. Aber ich werde nie wieder vergessen, wie ich wenige Monate vor meiner Heimreise bei ihr am Bettrand saß und ihr die alltägliche Frage ins Ohr brüllte, wie es ihr gehe.

Haselnüsschen unterbrach ihren Singsang. Sie lächelte unter dem Schleier. Nein, sie strahlte übers ganze verunstaltete Gesicht.

»Fragst, wie es mir gehe …? Ach mein Söhnchen, wie bist du jung und grün! Dass dich doch eine Wespe in die Zunge steche! Mir geht's gut, hörst du! Es geht mir gut, hab heut früh meine Jacke gewaschen …«

Und Haselnüsschen hockte weiterhin mit untergeschlagenen Beinen auf dem Bett und wiegte leise singend den Kopf.

13. Oktober 2004

Jetzt fängt das Zweifeln und Hadern erst recht an. Einerseits hat mir ein Patient die Urologische Universitätsklinik in Bern als weltweit bekanntes Zentrum für Inkontinenzprobleme empfohlen. Aber ich wechsle die Windeln anderthalb Jahre nach der Operation mit so viel Routine, dass ich mich frage: Soll ich einen weiteren Eingriff wagen? Man hat sich nachgerade daran gewöhnt, statt des Portemonnaies eine Windel in der hintern Hosentasche zu tragen. Wenn man bloß nicht so vergesslich wäre, im Dorfladen mit der Windel bezahlen zu wollen …

15. Oktober 2004

Erster Schnee bis vors Haus. Thuja, Gras und Geranien sind niedergedrückt oder geknickt.

Renata: »Unsere Körper sind sich fremd geworden …«

Ich weiß nichts zu erwidern. Es wird wohl stimmen.

Fremd geworden – der Schnee scheint auch in unsere Herzen gefallen zu sein.

16.–21. Oktober 2004

Casa Lucertolina. Die Sache mit der Vakuumpumpe. Seit Mitte September übe ich. Anfänglich habe ich bloß gepumpt, ohne danach einen Spannungsring vom Zylinder auf den Penis abzustreifen. Die Erektion ist beachtlich. Sie wäre vermutlich imposant, wären die Schwellkörper noch intakt. Nach einigen Tagen startete ich mit dem schwächsten, dicksten Ring. Die Erektion hielt nur kurz. Mit dem stärkeren, beigen, spazierte ich dann etwa zehn Minuten herum. Der Penis wurde blau und kühlte sich ab, wie in der Anleitung beschrieben. Trotzdem ein gutes Gefühl, ihn groß zu sehen.

Nach diesen Selbstversuchen vorgestern der erste Probe-Paarlauf. Die Liebeswut war nicht allzu groß, die Neugier überwog, wie bei jedem Test. Bald zeigte sich auch das Problem dieser Methode. Streift man den Ring von Anfang an über, heißt's aber hopp, hopp! Für eine amouröse Aufwärmrunde bleibt wenig Zeit, die Stauung sollte ja nicht länger als eine halbe Stunde dauern.

Wir wählten zur Premiere eine Variante ähnlich der TV-Unterbrecher-Werbung, das heißt: Wenn's nahezu am schönsten ist, aus dem Bett springen, im Badezimmer pumpen, mit aufgekratztem Gefühl und groß gesogenem Objekt zurück ins leicht abgekühlte Vergnügen. Nicht nur das. Es zeigte sich, dass auch mit dem mittelstraffen Ring die Stauung im Liegen bald einmal ungenügend wurde. Ich setzte mich an den Bettrand – und ohne mein Dazutun war er wieder bereit. Und irgendwie ging's.

Es war immerhin ein Anfang. Auch war man sich wieder viel nähergekommen. Mit dem Körper oder auch mit den Herzen?

Nächster Versuch mit dem engsten Ring, Farbe rosa.

22. Oktober 2004

Ich stand bei offener Tür im Bad beim Probepumpen. Die Junioren, dachte ich, sitzen in Michaels Zimmer bei einem Film. Das Vakuum zog eben an. Da hörte ich Schritte. Ich gab der Tür mit dem Schuh einen Stoß. Zum Glück ging Matthias am Bad vorbei in sein Zimmer. Ich hüpfte aufgeschreckt ins Schlafzimmer, mit heruntergelassener Hose und das Rohr noch vorne dran. Es kam mir nicht mal in den Sinn, per Knopfdruck das Vakuum aufzuheben …

Meinetwegen sollen sie alles wissen, unsere Söhne. Aber ob sie auch alles sehen sollen?

28. Oktober 2004

Der lokale TV-Sender TeleBärn hat einen kurzen Beitrag aus meiner Praxis gebracht. Auch Fernsehen DRS war kürzlich da. Man will in »Schweiz aktuell« einen Beitrag bringen über die Schwierigkeit, als Landarzt einen Praxisnachfolger zu finden.

»Nach der Ausstrahlung werden Sie mit Anfragen überschwemmt!«, prophezeiten mir die beiden TV-Frauen.

Der Ehemann von Frau Liechti, der Nichtraucherin mit Lungenkrebs, bringt mir immer wieder Artikel und Leserbriefe aus verschiedenen Zeitungen zum Thema.

»Die Schweiz steuert auf einen verheerenden und kostspieligen Ärztemangel zu. Kostspielig darum, weil es vor allem diejenigen Ärzte trifft, welche am billigsten produzieren: die Grundversorger. (80 bis 90 Prozent der medizinischen Probleme werden von den Grundversorgern kompetent und abschließend gelöst; sie verursachen damit 10 bis 20 Prozent prämienwirksame Kosten). Und doch wird gerade dieses Segment mit Ärztestopp, Zulassungsbeschränkungen und Aufhebung des Vertragszwangs am meisten geschwächt. Mit unsinnigen Hürden werden an den Schweizer Universitäten die Studenten vom Medizinstudium abgehalten (…). Die Folgen sind drastisch: Die Grundversorger finden keine Nachfolger mehr (…). Die Medizin wird verteuert, weil sich viele Patienten direkt an Spezialisten oder an die Ambulatorien der Spitäler wenden. Dort muss der Mangel an Nachwuchs mit Importen aus Deutschland ausgeglichen werden und, wenn auch dieses Reservoir versiegt, wohl mit Kollegen aus den Ostblockstaaten. Will das Herr Couchepin?«*

* Dr. med. Ueli Bachmann: NZZ am Sonntag, 17.10.2004.

Am gestrigen Ärzte-Stamm den Pikettdienst nach vierzehn Jahren Praxis altershalber abgegeben. Kolleginnen und Kollegen, soweit sie sich äußerten, einverstanden. Den Kreisarzt-Dienst werde ich vorläufig behalten.

Das Präsidium der Abgeordnetenversammlung will ich Ende Jahr niederlegen.

Rückzug in Raten.

Und: Keine einzige Anfrage zur Praxisnachfolge nach dem Auftritt in »Schweiz aktuell«.

21. November 2004

Michael hat gestern beim Hinausfahren aus der Garage bei meinem BMW die vordere Stoßstange weggerissen. Ist sehr erschrocken, hatte auch ein schlechtes Gewissen. Heute haben wir sie gemeinsam wieder montiert. Es hatte in der Nacht ein bisschen geschneit. Die Sonne ließ das Schäumchen auf dem Vorplatz schmelzen. Sie wärmte uns noch einigermaßen während der Reparatur.

Michael: »Ich kann mir gar nicht mehr vorstellen, den Vorkurs aufzugeben. Vergangene Woche habe ich mit andern bis gegen Mitternacht in der Schule geschuftet, um Aufgaben noch rechtzeitig abliefern zu können.«

Musik in Vaters Ohren.

An diesem Wochenende ist er wohl zum ersten Mal seit Sekundarschulaustritt nicht im Ausgang. Dafür spät abends, als es zu schneien anfing, in Begleitung von Matthias in der Umgebung fotografieren gegangen und nach einer guten Stunde sehr zufrieden und sehr abgekühlt wieder heimgekommen.

Nach dem Mittagessen sagte Renata: »Oh, mir stinkt's, ich möchte auswandern. Übrigens – ich habe im ›Berner Oberländer‹ gelesen, da hat doch eine Frau gefragt – sieben oder neun Jahre verheiratet, zwei Kinder –, ob ein Seitensprung der Beziehung nicht guttäte. Die Ehe sei nicht mehr so interessant. Natürlich hat man ihr abgeraten.«

Ich benutzte die Gelegenheit, um an unser Hausgespenst zu erinnern.

»Wir haben uns nach der letzten Krise versprochen, beim nächsten Mal früher zu reagieren. Also reagiere ich. Ich habe das Gefühl, wir leben wieder ein wenig nebeneinander her.«

»Es fehlt halt auch das Spritzige.«

»Das käme vielleicht, wenn wir einander näher wären. Du hast vor Wochen gesagt, unsere Körper seien sich fremd geworden.«

»Habe ich das?«, lachte Reni. »Ich kann mich nicht erinnern … Nein nein, so schlimm empfinde ich es noch nicht.«

Musik in des Ehemanns Ohren.

2. Dezember 2004

Kontrolle in der Urologie. Eine japanische oder chinesische Assistentin befragt mich freundlich und interessiert zum Verlauf seit der letzten Konsultation. Ob ich die Antidepressiva noch einnehme?

Nein – am nächsten Tag fühle ich mich komisch belämmert. Das behindert mich bei der Praxisarbeit. Allerdings habe ich mit den Medikamenten deutlich besser geschlafen.

Wie häufig ich die SKAT anwende?

Seit dem Sommer nicht mehr gespritzt. Die Schwellkörper scheinen fibrosiert zu sein und der Penis steht diskret krumm.

Pause. Die Assistentin zieht die Brauen hoch. Krumm? Nach welcher Seite hin krumm?

Nach rechts. (Und gedacht: Jetzt fragt sie dann gleich noch: Wie viele Grad steht er krumm?)

Und so weiter.

Fragen an Doktor Thalmann, der später zu uns stößt:

Erstens: Würde der künstliche Schließmuskel, der wie eine Manschette operativ um die Harnröhre gelegt wird, durch einen Stauungsring des Vakuumsystems gestört oder beschädigt?

Der Fachmann sagt nein. Die Manschette umschließt die Harnröhre perineal, also unmittelbar unterhalb des defekten Muskels. Pumpe und Stauungsringe könnten auch nach einer Operation problemlos weiterverwendet werden.

Zweitens: Zum künstlichen Schließmuskel gehört ein Ventil, das ins Skrotum zu liegen käme: Könnte das Ventil beschädigt werden, wenn das Vakuum einen Teil des Hodensacks in den Zylinder saugt?

Der Fachmann sagt nein. Das Ventil liegt relativ beweglich im Skrotum. Es kann problemlos zur Seite geschoben werden.

Fazit: Eine weitere Krücke würde demnach die andern nicht stören – Chance oder Schwierigkeit, mit mehreren Krücken zugleich durchs Eheleben zu stolpern?

4. Dezember 2004

Als wir Frau Gruber vor elf Jahren mit der Diagnose »Brustkrebs« konfrontieren mussten, wurde es zu ihrem größten Wunsch, am Leben zu bleiben, bis ihre Kinder die Schulzeit hinter sich hätten. Ihr Wunsch hat sich erfüllt. Selbst an deren Ausbildung hat sie noch Anteil nehmen können. Jetzt scheint sie zu realisieren, dass ihr das Familienalbum aus den Händen gleitet. Vorgestern soll sie im Spital gewünscht haben, heimzugehen. Zu ihrem Wunsch steuerte ich meine privaten Telefonnummern bei.

Wenn die Arme, Ängstliche, Verzweifelte doch in Ruhe sterben könnte.

Kurioser Beruf: Für andere bitten wir um den Tod. Den eigenen möchten wir uns dann doch sehr verbeten haben.

Renata bäckt Grittibänze und einen Zopf. »Heute kommt ein Liebesfilm im Fernsehen«, sagt sie beim Nachtessen.

Matthias spöttelt. »Im Rosental der wilden Wünsche des Herzensherbstes? Und was kann schon Neues kommen? Schloss mit Frau, die im Hof auf Liebhaber wartet, der irgendeinmal in Kutsche oder Luxuskarosse vorfährt, sind ja vorgegeben. Klippen und Brandung mit Möwengeschrei ebenfalls. Und die Musik schreit auch zum Himmel.«

Seine Mutter: »Bald die einzige Liebe, die ich noch genießen kann.«

Matthias blickt fragend.

Reni schaut mich an. »Liebe habe ich gesagt – nicht Sex.«

Mein Kommentar: »Und ich gebe mir solche Mühe.«

Ihre traurigen Augen …

Das war vor einer Stunde.

Jetzt bin ich mit diesem Dilemma allein.

Da ist es wieder, das Gespenst, das unsere Ehe vergiften will. In solchen Momenten schleicht es sich bei uns ein. In unser Haus, in unser gemeinsames Bett, aber auch in unsere Herzen. Seinetwegen vergessen wir zeitweise, dass wir Augen hätten, zu sehen, wie wir gegenseitig leiden. Dass wir die Gabe hätten, einander zu fragen, woran und weshalb wir leiden. Das Gespenst hat immer denselben Namen: Nicht-mehr-miteinander-Reden. Es ist schuld, dass wir in unseren Gefühlen so unsicher geworden sind. Wie soll einer des andern Last tragen, wie es so schön heißt, wenn wir nicht mehr imstande sind, einander zu sagen, welcherart diese Last sei und wo sie drückt?

15. Dezember 2004

Michaels Geburtstagswunsch: Mit Mama Kleider einkaufen gehen, ohne auf den Preis zu schauen.

Matthias hat sich auch für diese Wintersaison, die in diesen Tagen beginnt, als Kellner anstellen lassen.

16. Dezember 2004

Christian und Kathrin waren da. Wer es nicht weiß, kann es nicht wissen. Sehr gekonnt und diskret aufgetragener Lidschatten, dezentes Lippenrot. Ihre Perücke sitzt wie immer tadellos. Und wie immer, seit wir sie kennen: ihr herzliches, warmes, leises Lachen. Sie will die Küche bei Christian umbauen. Sparen müsse sie definitiv nicht mehr. Und eigentlich gehe es ihr ja gut. Swisscom plane sicher weitere Entlassungen. Da stünde sie wieder zwischen den Fronten. Müsste die Philosophie ihres obersten Chefs vertreten und sähe gleichzeitig die Sorgen derer, die sie auf die Straße stellen sollte. »Aber so? Ich habe eine IV-Rente, kann daheim sein, mit Christian ein paar Tage ins Tessin – ist das denn nicht auch etwas?«

Das Etwas weckt sogar ihren Hunger. Sie schöpft zweimal Nudeln und Hackfleisch, probiert verschiedene Salate.

Telefon für Renata. REA im Spital. Sie rennt schon treppab. Ich öffne das automatische Garagetor.

Nach einer guten Stunde ist sie zurück. »Tot. Noch nicht fünfzig. Höchstwahrscheinlich Aneurysma. Familienvater.«

Weiteressen mag sie nicht mehr.

»Und immer gibt es irgendwo jemanden, dem es schlechter geht als uns selbst«, sagt Kathrin.

Abends vom Match FC Basel gegen Feyenoord Rotterdam zu Frau Gruber gerufen worden. Im Frühling habe ich geglaubt, sie werde es nicht leicht haben, zu sterben. Aber das Schicksal scheint es anders zu meinen. Die Lunge erschöpft sich. Brust- und Lungenfell sind offensichtlich von Metastasen durchwachsen.

Sie liegt ganz still. Der Atem schwillt an, wird schneller und tiefer – und verebbt wieder in einer langen Pause. In ihrem fahlgelben Gesicht wirken die angstvollen Augen viel zu groß. Nach den vielen Chemotherapien ist ihr Kopf bis auf einen schütteren Flaum kahl geblieben. Auf dem Schminktisch über einen Ständer gestülpt ihre Perücke.

Seit zwölf Jahren meine Patientin, blickt sie mich an, als sehe sie mich zum allerersten Mal.

»Haben Sie irgendwo weh?«

»Nein.«

»Durst?«

»Nein.«

»Atemnot?«

»Nein.«

Ich lasse ihre Hand los. »Ich gehe nur kurz hinaus.«

»Ja.«

Herr Gruber saß am Küchentisch. Er schob eine Schale mit Weihnachtsguetzli und einen Stuhl in meine Nähe. Petra, die Ältere, stand neben ihm, einen Arm um seine Schulter gelegt.

Ich setzte mich und sagte, die unregelmäßige Atmung, die eigentlich keine Atemnot bedeute, sei der Anfang ihres Sterbens.

Petra stöhnte auf. Es schüttelte sie in ihrem Weinen, und sie schüttelte den Kopf, als hätte sie eine Lüge vernommen.

Der Vater schob auch ihr einen Stuhl zu.

Petra: »Meine Schwester Daniela ist auswärts. Soll ich sie rufen?«

Sofort, sagte ich, wenn sie noch mit ihrer Mutter sprechen möchte. Es sei allerdings schwierig, zu sagen, wie lange es dauere, bis sie einschlafen könne.

Ich ging zurück ins Schlafzimmer.

»Geht es Ihnen gut?«

»Ja.«

Noch immer drückt ihr Gesicht Angst aus. Aber auch in ihrem vertrauten Schlafzimmer vermögen die Augen vermutlich nichts mehr festzuhalten. So wie der Blick leer geworden ist, so wird demnächst auch die Angst keinen Hintergrund mehr haben.

Ich nehme ihre Hand.

»Morgen bin ich wieder da. Und immer, wenn Sie möchten.«

»Ja.«

Ich ging hinaus. Man solle mich rufen, sobald man glaube, sie habe Atemnot oder Schmerzen.

17. Dezember 2004

Petra liegt auf dem Bett nebenan, hält der Mutter den Arm, streichelt ihre Hand. Auch Daniela ist jetzt da. Im Wohnzimmer hat sie sich auf der Polstergruppe ein Bett eingerichtet. Sie drückt eine Zigarette aus und schlägt die Wolldecke zurück. Die Schwestern wechseln sich mit Wachen und Pflegen ab. Im Überkleid steht Bruder Markus am Herd, putzt eine Bratpfanne und spült die Teller ab, bevor er sie sorgsam in den Geschirrspüler stellt.

Herr Gruber hat draußen im Betrieb zu tun.

Ich bin gekommen, gegangen und wieder gekommen, habe zweimal Morphium gespritzt.

So sind wir alle beschäftigt.

Das Leben muss irgendwie weitergehen, wird man denken oder sagen.

Frau Gruber sagt nichts mehr. Vermutlich Hirnödem.

Heute lasse ich mich gern von Daniela zur Haustür begleiten. Das Treppenhaus ist steil und dämmerig. Ich bemühe mich, keine Stufe zu verfehlen. Eine Frage verwirrt und verunsichert: Wenn dieses vom Krebs zerstörte Leben erlöscht – werde ich wieder einmal verloren haben?

Es ist schon spät. Matthias bäckt noch immer drauflos. Anis-Chräbeli, Zimtsterne, Mailänderli, Orangenplätzli, Basler Leckerli …

Michael ist zu Fuß vom Bahnhof gekommen, verschneit und durchfroren, aber zufrieden. An seinem Geburtstag sei er krank daheim geblieben, ansonsten habe er nie eine Schulstunde ausgelassen.

Inzwischen hat Matthias auch den Brunsliteig gemacht. Er flucht auf Deutsch und Englisch, er lacht und er tobt, weil der Teig überall klebt, insbesondere an den Ausstechförmchen.

»Jetzt hab ich's!«, ruft er und demonstriert. »Gut eindrücken, ein bisschen bewegen, so – und hopp!«

Er reißt das Förmchen hoch. Das Brunsliherzchen saust an seinem Kopf vorbei und klebt am großen Ölbild in der Ess-Ecke.

18. Dezember 2004

Von Frau Gruber zurück. Immer wieder Morphium. Ihrem Mann fällt es nun leichter, seine Tränen zu zeigen, statt bloß zu würgen und sich auf die Lippen zu beißen. Er hält seiner Frau das Glas mit dem Trinkhalm. Er redet leise und zärtlich zu ihr. Bemüht sich, die Sorgende, Unermüdliche, Tapfere, die mit ihm die Familie gegründet und das Unternehmen aufgebaut hat, spüren zu lassen: Ich danke …

Renata flickt einen Lamellenvorhang aus Michaels Wohnung und äugt zum Fernseher. Swiss Sport Awards.

Soeben wurde die Sportlerin des Jahres gewählt.

»Wer ist das?«, fragt Reni. »Niggli-Thürig?«

Matthias: »Nicht Niggli. Und wenn schon Niggli, dann Niggli-Luder. Aber bitte: Hier heißt's jedenfalls Thürig. Karin Thürig. Velofahren. Athen.«

Jetzt wissen wir es alle wieder. Und wir erinnern uns, wie der Betreuer oder Trainer aus dem Mannschaftswagen heraus Karin Thürig angefeuert und wie sie im Zeitfahren Olympia-Bronze geholt hat.

Tränen erschweren Reni die Flickarbeit.

Matthias grinst einmal mehr.

23. Dezember 2004

Unterwegs zu Frau Gruber. Die Straße glatt wie ein gefettetes Kuchenblech. Es hat geregnet, danach wieder Bise und Kälte. Auf den Dächern und Wiesen der Neuschnee gewellt wie Teig, der kurz aufgegangen und wieder zusammengefallen ist.

Man hat die kleine Kunststofftanne mit den elektrischen Kerzchen dem Bett gegenüber auf einen niedrigen Schrank gestellt. Niemand stört sich daran, dass es nicht ruhig ist ums Haus, weil in der Nähe Schneekanonen surren. Der gedämpfte Lärm vermag nichts gegen die Stille im Zimmer. Und niemanden stört, dass über dem Haus nicht Weihnachtssterne leuchten. Es sind die gleißend hellen Scheinwerfer der Pistenmaschinen höher oben an den Hängen. Aber selbst ein unendliches Firmament bedeutet in diesen Stunden der still gewordenen

Kranken nicht so viel wie an einem kitschigen Plastikbäumchen die winzigen Lichter: Du bist nicht allein.

24. Dezember 2004

Sehr früh am Morgen den Totenschein ausgestellt. Die Schwester der Verstorbenen war schon im Haus und half beim Aufsetzen der Todesanzeige. Keine lauten Worte, viele Tränen. Große Mühe, die meinen zurückzuhalten. Heute begleitet mich niemand zur Haustür. Beim Einsteigen rutsche ich im Dunkeln auf dem Eis aus. Der Koffer fliegt mir aus der Hand und knallt zu Boden. Ein Fluch muss sein. Aber die Wagentüre ziehe ich so leise wie möglich zu.

Gewonnen oder verloren?

Ich denke an Kathrin.

Matthias hat einen Weihnachtsbaum gewünscht. Michael neutral. Nach den ersten Patienten statt Kaffeepause aus der Praxis entwischt und in der Gärtnerei eine Tanne im Topf erstanden, zu Hause auf dem Balkon zwischengelagert.

Hektische Sprechstunde. Notfall im Nachbardorf. Die Wartenden warten lassen und losgerast. Umständliche Versorgung des Patienten und Organisation der Ambulanz. Kaum haben mich am späten Nachmittag Lisa und Monika zu einem kurzen Weihnachtsrapport mit alkoholfreiem Sekt und Guetzli ins Praxisoffice gerufen, geht die Hektik weiter: Eine alleinstehende Frau ist über einen Eisenrost gestolpert, hat sich das Knie aufgerissen. Die Notfalluntersuchung ergibt: Schleimbeutel vor und über der Kniescheibe offen – Weiterweisung an den Spitalchirurgen. Damit ist die Pause um.

Nach sieben Michael beim PickPay abgeholt. Lässt sich mit einem mehrdeutigen Laut auf den Beifahrersitz fallen. Höllisch strenger Tag gewesen an der Kasse. Riesenumsatz gemacht, nur zehn Rappen Differenz beim Abrechnen …

Noch später für Reni ein Nagelpflege-Set unter den Baum geschmuggelt. Die Buben erhalten als Bildchen verpackt eine Banknote, haben nichts erwartet und sind total überrumpelt. Auch Reni ist überrascht. Kaum sind die Kerzen ausgeblasen, fängt für Matthias die Abendschicht im »Spitzhorn« an. Kuss und weg.

25. Dezember 2004

Telefon von Renatas Mutter. Die Tochter: »Michael und Matthias haben ein Geschenk erhalten. Ich habe ein Geschenk erhalten – bloß Cäsar nicht.«

Die Mutter (lachend): »Dass er dich hat, das ist doch auch ein Geschenk.«

Soll sie meinetwegen recht haben – Anna Göldi, die liebe »letzte Hexe« von Schwiegermutter.

Später wird Renata wieder im Spital gebraucht – Achillessehnen-Ruptur. Also ist es an mir, für Matthias das weiße Reservehemd zu bügeln, bevor er zum Servieren aus dem Haus muss.

Michael geht mit Kollegen aus.

Jetzt bin ich allein. Nero springt in den Korb, putzt sich, legt den Kopf auf die Pfoten und blinzelt mich an, als gäbe es nichts Langweiligeres als just an Weihnachten einen nachdenklichen großen Compagnon.

Sind wir wirklich allein, wir zwei alten Kater? Wie ich immer wieder das Gefühl habe, allein zu sein, wenn ich am Computer sitze und mit drei oder vier Fingern auf die Tasten hacke? Einiges spricht dafür. Solang ich glaube, bloß meine Problemchen seien wichtig und ich allein sei zu bedauern, bin ich tatsächlich allein – und werde auch morgen und übermorgen allein sein. Wer seine Sorgen für die allergrößten hält, muss sich nicht wundern, wenn sie ihm den Weg zu den Mitmenschen versperren. Brächte ich es hingegen fertig, endlich den Blick von meinem Hosenschlitz zu lösen, in die Gesichter meiner Nächsten zu schauen und darin auch ihre Sorgen zu lesen – ja, dann wäre der Weg frei. Aber der Weg wohin? Was nützt es, einen Weg vor sich zu sehen, wenn man ihn nicht gehen will? Könnte es denn sein, dass du auf deinem Selbstmitleid hocken bleibst, weil es dir irgendwie wohl ist in deiner Rolle als undichter Impotenter?

Silvester

Casa Lucertolina. Wir essen früh am Abend – die reinste Schlemmerei: Entenleber und andere französische Spezialitäten aus kleinen Töpfchen, dazu Champagner aus Mini-Flaschen, alles Geschenke von Renatas Anästhesiepfleger Jean-Luc. Reni steuert die selbst gemachte Mayonnaise bei. Ich trage Salat, Toast und Chips in die Stube, stelle ein Tischchen zwischen die Lehnstühle und mache es uns gemütlich.

Kurz nach Mitternacht nach irgendwelchem Fernseh-Tingeltangel zu Bett oder besser gesagt zu Boden. Wir haben vor, auf den Matratzen vor dem Schwedenofen zu schlafen. Im Haus ist es noch kalt.

Über dem Dörfchen Pino auf der italienischen Seite die Mondsichel hinter einer durchsichtigen Wolke wie ein Schmuck-Anhänger in Watte. Feuerwerk über Luino und Cannobio. Aus Brissago und Ascona steigen nur einzelne Raketen auf.

Wir blödeln. Ziehen uns zueinander. Und unversehens, nach vielen toten Wochen, ist Feuer unter der Decke. Zu einem Pump-Versuch kommt es nicht, aber irgendetwas kommt und geht schlussendlich doch, und einigermaßen sind wir danach zufrieden. Während sich Reni das Pyjama zum zweiten Mal überzieht und ich ihren Slip zwischen den auseinandergerutschten Matratzen suche, sagt sie: »Jetzt sind wir uns wieder viel, viel näher.«

Ich kann es nicht lassen. »Dann wären sich also unsere Körper nicht mehr so enorm fremd, wie du es im November gesagt hast?«

»Das war doch bloß ein momentanes Gefühl!«

Ich ziehe die gemeinsame Decke hoch. »Aber – sonst gibst du doch immer sehr viel auf momentane Gefühle ...«

Sie kneift mich tief in die Windel. »Schweig jetzt und schlaf!«

6. Januar 2005

Deprimierender Start ins neue Praxisjahr: Sehr sportlicher Patient in meinem Alter, Erstkonsultation im vergangenen März zum Routine-Check, PSA 2,3. Im November spontan wieder erschienen, Klagen über unbestimmtes Ziehen im kleinen Becken und häufigeres Wasserlassen. Die DRU beunruhigend: Die Prostata, vor acht Monaten glatt und nur mäßig derb, nunmehr an einer Stelle höckerig und hart. PSA-Anstieg in acht Monaten von 2,3 auf 12. Was Verrücktes war das? Massive Entzündung? CA? Sofortige Überweisung an die Urologen. Sie biopsierten: Karzinom. Skelettszintigrafie: vermutlich Metastasen im Beckenkamm. Und vorgestern nun noch die Bestätigung in der CT: Metastasen in mehreren Lymphknoten des Beckens, in der Blasenwand und in den Samenblasen. Also eines dieser unglaublich aggressiven, wenig differenzierten Prostatakarzinome, die in der Fachliteratur zum Glück häufiger sind als im Leben.

Und wieder das Gefühl: Du hast unerhörtes Glück gehabt. Bist du dir dessen bewusst? Was ist da Brünzlerei? Was Impotenz?

16. Januar 2005

Seit Tagen hatte ich vor, Kathrin anzurufen. Heute Abend war Christian allein daheim. Sie sei im Dorf im Lesezirkel der Bibliothek. Die Antikörpertherapie habe Nebenwirkungen, wie im Beipackzettel erwähnt, eitrige Ausschläge vor allem an den Wangen, Kathrin sehe aus »wie der ukrainische Präsident Juschtschenko«. Unter Antibiotikum zwar besser, aber möglicherweise bleibende Narben im Gesicht. Wolle trotzdem weitere Dosen probieren, ihr Lebenswille sei enorm. Sie sei aber auch viel häufiger und länger müde. Ob ich die CT-Bilder gesehen habe?

Ich werde Bescheid sagen, sobald der schriftliche Bericht eingetroffen ist.

Ach, zum Teufel mit der ärztlichen Kompetenz, mit den Diagnosen, Prognosen, dem Dahintersehen-Können in unserem Beruf! Wenn sich Arztsein und Privatleben vermischen, wenn hinter allem Fachwissen nichts anderes wartet als der sichere Tod für eine liebe Angehörige – was begehrt man denn da noch zu wissen? Was bleibt zu sagen, wo man schweigen möchte?

Janosch, mein ehemaliger guter Kollege in der Rechtsmedizin, hat angerufen! Seit mehr als zwanzig Jahren haben wir nichts mehr voneinander gehört. Er ist plastischer Chirurg geworden. Heute sei eine Frau in die Sprechstunde gekommen, die während ihrer Ferien meine Patientin gewesen sei.

Wir schwärmten von unserer Assistenzzeit. »Und unser Oberarzt Zelti ist jetzt Direktor im BAG* – geht's eigentlich

* Bundesamt für Gesundheitswesen. »Zelti«: Prof. Dr. med. lic. iur. Thomas Zeltner.

noch?«, lachte Janosch … Wir lachten auch damals viel, vielleicht aus Selbstschutz, um nicht depressiv zu werden unter den Unfalltoten, Erstochenen, Erschossenen, Erhängten. Wir waren aber auch ein fröhliches Team. Oder ein läppisches zeitweise, wenn ich an Heinz denke, der einmal über einem aufwendigen Gutachten zu einem Tötungsdelikt plötzlich zu deklamieren begann.

Ich wollt, ich wär ein Huhn,
dann hätt ich nichts zu tun.

Janosch, über sein Mikroskop gebeugt und überzeugt, er finde in den Histologiepräparaten Zeichen einer Schockniere bei der jungen Frau, die als Velofahrerin von einem Auto erfasst und auf die Straße geschleudert worden war, setzte die Blödelei, ohne aufzublicken, fort.

Ich wollt, ich wär ein Hahn,
dann könnt ans Huhn ich ran.

Worauf Fredi, der Walliser Kettenraucher, der wenige Jahre später sterben sollte (nicht an einem Bronchus-CA, sondern an Darmkrebs), im vorderen Büro in sein wieherndes Lachen ausbrach, im Türrahmen erschien und fragte: »Ich hole mir einen Kaffee – wer will auch?«

Und ich:

Ich wollt, ich wär ein Schaf,
dann hieß ich nur noch Raaf
und brauchte keinen Kaff-

»-e, e, da lacht kein Aff!«, stellte Janosch sachlich fest und knipste das Lämpchen am Mikroskop aus. »Bring doch gleich vier … Und eine Zigarette hab ich längst auch verdient.«

Wir haben abgemacht, uns einmal zu treffen.

18. Januar 2005
Es schneit, wie's in diesem Winter noch nie geschneit hat. Müde und spät daheim nach dem letzten Hausbesuch bei einer steinalten, verwirrten Französin, die während einiger Wochen im Winter in ihrem Riesenchalet lebt mit einer Krankenschwester, einem verschüchterten, dunkelhäutigen Dienerehepaar und einem spindeldürren Männchen, das mir, gestützt auf ein Stöckchen mit silbernem Knäufchen, wie ein Hündchen hinterhertrippelte …

Reni während »10 vor 10«: »Was ich vermisse – du wirbst nicht mehr um mich.«

Matthias, der heute seinen freien Tag hat, klaubt beim Buffet die letzten Weihnachtsguetzli aus diversen Büchsen. Er wendet sich uns zu, schüttelt den Kopf und lacht.

»Habt ihr zufällig ein Problem?«

19. Januar 2005
Lang vor Tag Schneeräumen, da ich neuerdings Hauswart bin für das Chalet, worin sich die Praxis befindet. Auf dem Rückweg frisches Backzeug gekauft. Den Frühstückstisch gedeckt.

Reni sehr überrascht und erfreut.

»Das ist eben auch eine Art Werbung«, sage ich.

»Für wen?«

»Für – mich.«

»Gute Werbung, schwaches Produkt«, sagt sie.
»Frech ...!«
»Wahr ...!«

21. Januar 2005
Ich versuche, Kathrin daheim anzurufen. Umleitung auf ihr Handy. Sie sei seit vorgestern im Spital. Der Akku fast leer, ob ich zurückrufen könne?

Seit drei Tagen Übelkeit. Der Onkologe habe sie nach einer schwierigen Nacht mit viel Erbrechen gestern morgen eingewiesen. Jetzt Infusion und Magensonde, schmerze in der Nase und störe beim Schlucken. Man finde kein Hindernis im Darm, er sei bloß träge und entleere sich schlecht. Sie fühle sich übel und müde. Dabei seien die Leberwerte unter Chemo und Erbitux doch besser, der Tumormarker von 7000 sogar auf 2800 gesunken.

»Aber weißt du, irgendwie mag ich auch gar nicht mehr. Trotz besseren Werten. Sag – was bleibt mir noch ...? Es kommt mir vor, als werfe mir jemand jedes Mal einen Knüppel zwischen die Beine, sobald ich mich wieder aufgerappelt habe. Da frage ich mich halt: Soll ich überhaupt noch aufstehen? Und wenn ja – wie oft noch? Was erwartet mich, wenn ich wieder stehe? Es ist eben nicht nur der Akku des Handys, der fast leer ist. Nur schon der Gedanke, wieder im Spital liegen zu müssen, ist fast nicht zu ertragen. Kannst du mir nachfühlen?«

Sie spricht leise, ein wenig näselnd, wie mit einem Kloß im Hals – die störende Magensonde, die durch die Nase herausgeführt ist. Aber gleichzeitig sprudelt es aus ihr heraus, als habe sie, was sie mir sagt, schon hundertmal gedacht. Als brauche sie ihre Gedanken bloß noch mit den momentanen Umständen zu verbinden.

»Hier ist es windig. Der Regen knistert an den Scheiben«, fährt sie fort. »Irgendwo zischen Autos auf den nassen Straßen. Draußen tut sich etwas. Es lebt – und ich liege hier, bin mit meiner Unordnung in den Därmen allein. Es ist mehr als das … Nicht nur im Bauch ist alles durcheinander. Ich komme mir momentan wie aus aller Ordnung ausgestoßen vor. Wie komme ich wieder hinein? Bleibt mir genug Zeit, inwendig Ordnung zu machen? Mit meiner Beziehung zu Christian hat das nichts zu tun. Er tut mir gut. Er hilft, wo er kann. Du kennst sicher das Gedicht von Hesse: ›Seltsam, im Nebel zu wandern …‹ Und die Zeile: ›Leben ist Einsamsein.‹ Enorm, wie nah ich das momentan empfinde. Was geht mich im Grund genommen das Wetter noch an? Will ich überhaupt noch wissen, wohin die Autos heute fahren und wer drin sitzt? In welchem Lokal man an einem Tischchen plaudert und anstößt? Ich komme mir so verloren vor! Irgendwo herausgerissen und nirgendwo anders eingefügt. Ins unbeschwerte Leben der Gesunden kann ich nie mehr zurück. Sag – wo bin ich?«

Einen Augenblick bleibt es still. Aber bevor ich mich zu Wort melden kann, nimmt Kathrin ihr Selbstgespräch wieder auf.

»Eine Schwester hat kurz hereingeschaut … Das heißt, ich bin im Spital. Einmal triffst du es zu einer freundlichen und verständigen, die dich vom letzten Mal noch kennt. Handkehrum begegnet dir ein Gesicht, das nichts ausstrahlt als eiskalte Korrektheit. Da spürst du sofort: Du bist nicht nur allein. Du hast die Verbindung zu allem und zu allen verloren. Du bist ganz außerhalb, eben auch nicht im Spital – aber wo …? Wo? Zu aller Übelkeit möchte man noch kotzen vor Elend und Heimweh – verstehst du?«

Wir reden lange. Ich glaube zu verstehen und ahne zeitweise das Bodenlose, in das Kathrin an diesem Abend blickt. Ich sehe und fühle mich wieder im Bett in der IPS wie vor bald zwei Jahren. Aber ich fühle auch den Unterschied: Mir hat das Schicksal eine zweite Chance gelassen.

Leben ist Einsamsein …

Auch dankbar sein?

22. Januar 2005

Wir sitzen beim Mittagessen. Michael ist nicht da. Ich erzähle vom Gespräch mit Kathrin.

»Habt ihr einen guten Gedanken zur Dankbarkeit?«

»Wie das?«, fragt Matthias. »Das tönt ja, als hätte jemand etwas veranlasst, wofür du danken solltest. Aber wem? Und wozu? Dass du Krebs hast oder hattest? Wenn du keinen Glauben hast, kommt mir deine Dankbarkeit komisch vor.«

»Dem Schicksal?«, schlage ich vor.

»Die einen verfluchen es, und du dankst ihm«, sagt Renata. »Es hat dir Krebs beschert.«

»Aber mir doch eine Chance gelassen …«

Unser jüngerer Sohn ereifert sich. »Schicksal, Chance, Dankbarkeit – sind das nicht Phrasen? Papa, hast du uns nicht immer wieder gepredigt, viele Krankheiten seien einfach biologischer Zufall? Ein Irrtum der Natur, hast du gesagt – oder durch Viren bedingt, von denen man heute noch nichts wisse – und jetzt willst du dem gleichen Zufall dankbar sein, dass es mit deinem Krebs bei dir so und nicht anders herausgekommen ist?«

»Nicht dem Zufall, dem Schicksal, habe ich gesagt. Ich vergleiche eben – mit Patienten in der Praxis. Mit Kathrin. Und im Vergleich zu ihnen habe ich es besser. Und darum …«

»Stopp!«, unterbricht Matthias. »Bis hierher finde ich es richtig. Du hast es besser. Fertig. Wozu brauchst du sie jetzt noch, deine Dankbarkeit – und gegenüber wem?«

»Damit sind wir wieder gleich weit«, sagt Renata. »Aber lass Papa doch dieses Gefühl. Er bezieht es sicher auch auf sein ganzes Leben. Es ist doch eigentlich egal, woher das Gefühl der Dankbarkeit kommt und worauf es zielt.«

»Danke!«, sage ich. »Und lasst euch den Appetit nicht verderben.«

Renata sagt, wenn sie im Dienst sei, könne sie einfach nichts Vernünftiges tun. Man warte auf einen Anruf, man sei auf dem Sprung, innerlich unruhig – sie möge nicht lesen, nicht nähen. Und da sie so viel Pikett mache, sitze sie halt so viel vor dem Fernseher.

Vor einer Viertelstunde habe ich im Badezimmer Vakuum gepumpt. Jetzt beginnt es wieder spannend zu werden – etwas zwischen schmerzhaftem Wohltun und wohltuendem Schmerz.

Ich schreibe stehend. Das Sitzen ist zu unangenehm, weil der Ring am Schamhaar reißt. Der Hersteller empfiehlt übrigens, rings um die Penisbasis zu rasieren. Je weniger Haar beim Pumpen in den Zylinder gerät, desto besser dichtet das Gel ab und umso besser wird das Vakuum. Ich übe, damit er und ich, wenn endlich wieder einmal Lust aufkäme, bereit wären. Die dreißig Minuten sind bald um. Also gehe ich jetzt hinauf und entferne den Ring. Auch hierbei wäre eine Teilrasur von Vorteil. Will man die kleinen Laschen seitlich am Ring ergreifen, um ihn beim Abstreifen zu dehnen, reißt man sich zwangsläufig auch an den Haaren.

Michael ist nach Hause gekommen. Hat mir über die Schulter geschaut und den Arbeitstitel »Krebs und Krücken« zu diesem Tagebuch gelesen.

»Lies auch den Untertitel«, sage ich.

»Wie – ist das nicht zu krass – ›Aufzeichnungen eines Impotenten‹ – schämst du dich nicht, wenn andere Leute das erfahren?«

»Wer sagt, dass sie es erfahren? Vorderhand schreibe ich für mich. Das Titelblatt ist bloße Pröbelei. Ähnlich wie eine Zeichnung zuvorderst in deinem Skizzenbuch. Und übrigens: Was meinst du mit schämen? Etwas Unrechtes, das ich vertuschen müsste, habe ich ja nicht getan. Ich versuche bloß zu erklären, was mir passiert ist. Aber mit etwas anderem könntest du recht haben. Vielleicht schäme ich mich dann schlussendlich doch.«

»Wie das?«

»Wenn es doch jemand außerhalb unserer Familie läse und schlecht geschrieben findet. Wenn ich es nicht so schreiben kann, wie ich möchte.«

Michael nickt. »Geht mir beim Zeichnen auch so. Kaum habe ich etwas fertig, denke ich: Das kannst du besser! Dann frage ich mich jedes Mal: Soll ich das überhaupt jemandem zeigen?«

»In dem Fall warten wir allerdings noch lange auf die erste Ausstellung ...«

Michael ärgert sich. »Wie oft habe ich es euch gesagt! Mein Wunsch oder mein Fernziel ist Illustration, nicht Malerei!«

»Trotzdem. Ein Illustrator wird doch auch gut zeichnen können. Aber wir sind vom Thema abgekommen. Rein medizinisch gesehen gibt es keinen Grund, warum ich mich schämen sollte. Da habe ich es als Arzt einfacher. Aber wenn ich diese Notizen je veröffentlichen sollte und das Buch wird verrissen – wer weiß, da schäme ich mich vielleicht ... weil ich eben beim Schreiben versagt habe.«

Michael: »Deine früheren Bücher – gäben sie dir nicht Vertrauen?«

»Nein. Noch nie zuvor war ich selbst dermaßen mittendrin – auch mittendrin im Seich.«

Wir finden es beide lustig.

»Dann viel Glück!«, wünscht Michael und bohrt mir seine Zeigfinger in die Flanken.

23. Januar 2005

Spaziergang mit Reni entlang der Langlauf-Loipe unter blendender, aber gar nicht wärmender Januarsonne.

Unterwegs hinter eine Scheune gestapft und notfallmäßig die schwere Windel gewechselt. (Zu schiffen gab's nichts. Beim Gehen bin ich immer noch total undicht.) Mit heruntergelassener Hose, einen Hemdzipfel zwischen den Zähnen, um freie Sicht auf die Wechselzone zu haben, komme ich ein weiteres Mal zum Schluss: Verglichen mit dem Sportler, der vor vierzehn Tagen mit dem hohen PSA in die Praxis kam, bist du ja immer noch sehr gut dran, sogar als halbnackte Witzfigur im Schnee. Als man dich operierte, hatte bei dir der Krebs die Kapsel noch nicht durchbrochen. Wirklich großes Glück gehabt. Gehabt? Warum reden wir meistens in der Vergangenheit, wenn wir vom Glück reden? Ist Glück wirklich nichts weiter als das Pech der andern, das wir selbst nicht gehabt haben? Glück gehabt – wäre es nicht gescheiter, hie und da gar nicht zurückzuschauen und nichts von der Zukunft wissen zu wollen, sondern einfach zu fragen: Bin ich denn nicht gerade jetzt glücklich, im Schnee hinter dieser Scheune, mit heruntergelassener Hose?

Abends Telefon von Kathrin. Die Röntgenärzte hätten gesagt, es sei ein Darmverschluss. Vielleicht wegen Verwachsungen. Vielleicht drücke aber auch ein anderer Tumor auf den Darm. Man habe ihr auch gesagt, man müsse höchstwahrscheinlich operieren. Was ich meine? Der Chirurg möchte aber, dass sein Kollege von Freiburg beim Eingriff dabei sei.

Ich sagte, wahrscheinlich sei es ein sogenannter Bridenileus, was ich Kathrin erklärte. Verwachsungen könnten sich aber auch zwischen einzelnen Darmschlingen gebildet haben. Dabei entstehe oft ein ganzer Dünndarmklumpen, und es könne schwierig werden, die Schlingen wieder zu trennen – mit einem Instrument, so scharf wie eine Rasierklinge. Das zeige, dass es sich um einen schwierigen Eingriff handeln könnte mit der Möglichkeit von Komplikationen (das Wort Gefahr verschwieg ich). Aber leider sei auch die schlechtere Variante möglich – dass ein neuer Ableger den Darm irgendwo von außen zusammendrücke oder von innen verschließe.

»Das alles ist sicher grässlich für dich. Aber ich glaube, du solltest dich zur Operation entschließen«, sagte ich.

»So ist es – grässlich«, sagte Kathrin leise. Sie möge nicht denken, nicht lesen, nicht fernsehen. »Ich schaue zur Decke, und die fällt immer häufiger auf mich herab.«

25. Januar 2005

Renata und ich hatten vor, Kathrin zu besuchen. Sie hatte mich vormittags in der Praxis angerufen. Der Chirurg sei bei ihr gewesen. Vom Operationsprogramm her müsste man noch heute Abend oder dann halt erst nächste Woche operieren.

Was ich meine?

Sofort, sagte ich.

Wir fuhren gegen Abend trotzdem. Holten im Blumenladen, wo die gesunde Kundin Kathrin so oft Blumen für sich und andere gekauft hatte, den bestellten Strauß für die Patientin Kathrin ab. In ihrem Zimmer lag schon eine andere Frau. Die Stationsschwester klärte uns auf. Vor einer halben Stunde sei Kathrin für die Operation abgeholt worden. Anschließend komme sie in die IPS, von dort in die Chirurgische im zweiten Stock. Dort sei ein Zimmer bereit. Sie gebe uns eine Vase mit.

Auf dem Nachttisch Kathrins Perücke ...

Kaum waren wir daheim, rief Christian an. Es sei gut gegangen. Er habe bereits ein paar Worte mit ihr reden können.

26. Januar 2005

Telefon von Christian. Es habe sich um Briden gehandelt.

Reni hat frei. Zum ersten Mal in diesem Winter auf den Ski. Gemeinsam drei vorsichtige Abfahrten.

28. Januar 2005

Telefon mit Kathrin: Sie tönt lebenshungriger, wacher, zuversichtlich. Habe heute schon Cremesuppe gelöffelt.

30. Januar 2005

Viel Betrieb in der Familie an diesem Sonntag. Renata früh um sieben für eine Anästhesie bei Knie-Eingriff aus dem Haus. Matthias um halb zehn wie gestochen aus dem Bett, habe sich verschlafen, um zehn fange sein Morgenservice im »Spitzhorn« an. Papa als Chauffeur sehr gefragt. Kurz vor eins geht Michael Snowboarden, will den letzten Ferientag bei Wunderwetter genießen, nachdem er gestern bei ebenso blauem Himmel den ganzen Tag im PickPay an der Kasse gesessen ist.

Zwischendurch rufe ich Kathrin an. Es gehe eigentlich gut. Heute nur Zwieback am Morgen, aber schon bald gebe es Brot. Seit heute ohne Nasensonde. Könne auch ohne Schwindel aufstehen. Man habe ein Medikament gegeben, weil der Bauch nicht besser funktioniere. Es rumore, aber fast kein Wind.

Christian sei am Mittag da gewesen. Nächste Woche gebe er einen Validationskurs in der Klinik Meiringen. Er habe zu viel am Hals, zu wenig Muße, wolle abbauen. Sie unterstütze das, aber sie begreife auch, dass sein Leben trotz ihrem hinterlistigen Darmkrebs weitergehen müsse.

Wie es denn uns gehe?

»Gut«, sage ich. »Und deine Nachrichten machen alles noch besser.«

5. Februar 2005

Renata wurde erst um halb zehn im Spital fertig. Jean-Luc, ihr treuer Anästhesiepfleger, lud sie zum Essen ins »Landhaus« ein. Sie rief mich an, ob ich auch käme.

Sie saßen schon, als ich eintrat. Im Saal war viel los. Ein richtiger Prachtstag war es gewesen. Wochenendtouristen jede Menge, auch so spät am Abend noch. Abwechselnd spielten drei Ländlerkapellen. Wollten wir uns nicht nur in den kurzen Musikpausen miteinander unterhalten, mussten wir brüllen.

Reni hatte anscheinend soeben erzählt, ich schreibe an einem Tagebuch über meine Erfahrungen als Impotenter.

Jean-Luc, der Stimme nach ernsthaft erkältet, widersprach heiser und heftig, als er das Wort hörte. »Und die Zärtlichkeit? Die Liebkosungen? Die Liebe bedeutet doch viel mehr als bloß Penetration!«

Ich versuchte ihm zu erklären, dass nach meiner früheren Erfahrung der erste Zärtlichkeitsschub häufig gerade durch einen Aufsteiger zwischen den Beinen ausgelöst worden sei. Und die Erektion habe wiederum die Zuneigung gefördert. »Ich bin zwar nicht kastriert, Jean-Luc, aber vom Gefühl her wie abgestellt – und das, weil es bei mir im Parterre so ruhig ist!«

Richtig – nur hätte man solches eigentlich nicht in einem voll besetzten Restaurant über den Tisch hinweg schreien müssen.

Jean-Luc ließ nicht locker. »Aber trotzdem, die Zärtlichkeit bleibt immer, sie überlebt selbst einen alten Bock!«

Ich brüllte zurück. »Ja klar, hoffentlich auch – aber wir sind ja noch lange nicht im Altersheim, Jean-Luc – schau Renata an ... ich rede von uns!«

»Ich weiß, ich weiß ...« Er schien uns mit unbestimmtem Kopfnicken zuzustimmen. Obwohl unklar blieb, ob sich »Ich weiß, ich weiß« auf Renatas Jugendlichkeit bezog oder auch darauf, was sie ihm in den vergangenen Jahren während vieler gemeinsamer Narkosen über unsere Beziehung anvertraut hatte.

»Jean-Luc – du verstehst mich?«

»Isch probieren ... aber vergesst niemals die Zärtlichkeit, ihr zwei! Der Penis ist nicht die Hauptsache!«

»Sondern?«

»Isch weiß nischt ... Es ist an euch, es herauszufinden!«

Daheim ohne Interesse die Wiederholung der Männer-Abfahrt in Bormio verfolgt. Nach kurzer Zeit ausgeschaltet.

»Komm, rutsch noch ein bisschen zu mir«, sagte Reni im Bett. Also Licht aus. »Wenn ich dich wie heute unter andern Leuten sehe, bin ich hell begeistert von dir.«

»Das heißt doch, ich habe etwas, was andere nicht haben – einen Schlappschwanz zum Beispiel ...«

»Lappi!«

»Gut möglich ... Erinnerst du dich noch ...? Im letzten Sommer fuhren wir von Peter Reglis Geburtstagsfest heim – da haben wir doch auch darüber diskutiert, was an einem Mann das Wichtigste sei für eine Frau.«

»Ja, was schätze ich an dir, was andere Männer, die ich kenne, nicht haben?«, fragte Reni. Sie kniff mich wieder einmal in die Windel.

»Ich hätte einen Vorschlag«, sagte ich. »Doktor Burri, mein chirurgischer Chef in Sarnen, hat mir doch später, als wir per Du waren, einmal geschrieben, ich sei ihm als Assistent unter den andern vorgekommen wie ein ›Fels in der Brandung‹. Könnte es so etwas sein?«

»Genau richtig! Du gibst mir Sicherheit... Ich habe Vertrauen, ein Gefühl, neben dir könne mir nichts passieren – trotz deiner wackeligen Gesundheit, seit ich dich übernommen habe. Und sogar trotz der Impotenz.«

»Sogar im Finstern werde ich verlegen.«

»Selber schuld!«, sagte Reni. »Aber da ist eben noch das andere... was Jean-Luc meinte... was vor deinem Krebs so selbstverständlich war, so spontan – Zärtlichkeit. Die müssen wir pflegen. Ich glaube, sie ist für jede Frau enorm wichtig. Und ich bin auch eine Frau ...«

Ich kniff sie ebenfalls. »Was du nicht sagst!«

Zur Sprache kam auch die fehlende Romantik, die unter dem künstlich steifen Penis zusätzlich leide. Wir schwärmten vom Tessin, wo alles immer viel einfacher sei, kein Spital, kein Telefon, keine Praxis, keine Söhne, die stören könnten.

»Warten wir's ab«, sagte ich, nun schon ziemlich schläfrig.

»Jean-Luc war nicht schlecht«, insistierte Reni. »Etwas sieht er schon richtig.«

»Du meinst?«

»Dass wir uns bemühen müssen. Hörst du – *wir*, nicht nur du oder ich.«

6. Februar 2005
Kathrin daheim.

17. Februar 2005
Den Verlaufsbericht des Onkologen erhalten. Ich rufe Kathrin an. Die Zellen in der Bauchspülflüssigkeit sind nicht eindeutig Krebszellen. Es freut sie. Ihre Stimme tönt mutiger. Es gehe viel besser als noch letzte Woche.

Es schneit und wird kalt.

19. Februar 2005
Jean-Philippe Maitre als Nationalratspräsident zurückgetreten. Keine gute Nachricht: Hirntumor.

Es wird überall kälter.

»Erektile Dysfunktion und Depression gehen Hand in Hand«* – dies der Titel einer Untersuchung zum Thema »PDE-5-Hemmer für die Psyche«.

Ein Viertel aller Männer mit Erektionsstörungen soll depressiv sein und etwa gleich viele der leicht oder mäßig Depressiven sollen einen »Hänger« haben. Schwer Depressive waren aus ethischen Gründen von der Studie ausgeschlossen worden. So wird man bis auf weiteres über die männliche Suizidrate wegen Impotenz wenig oder gar nichts erfahren. In den Abschiedsbriefen, die wir in der Rechtsmedizin immer wieder zu lesen bekamen, stand häufig: »Ich kann nicht mehr!« Was das bedeuten sollte? Und was wäre demnach als Suizidprävention

* Medical Tribune, Wochenzeitung für Schweizer Ärztinnen und Ärzte, Nr. 7, 18.2.2005.

zu empfehlen – vermehrt und möglichst offen über Impotenz reden und schreiben, sie auch konsequent behandeln – oder unter jeder Brücke Fangnetze montieren?

20. Februar 2005

Teamwork-Sonntag. Ich mache aus währschaften Emmentaler-Kartoffeln einen guten Kartoffelstock (meine Spezialität) und schäle und schneide die Rüebli, die Renata später als feinste Butterrüebli (ihre Spezialität) auf den Tisch bringen wird. Der Braten köchelt. Die grünen Spargeln setzen wir später an. M und M sind noch beim Snowboarden. Wir beschließen, allein zu essen. Kaum bei Tisch, Telefon vom Spital: Unterschenkel-Trümmerfraktur. Und tschüss.

Allein vor einem vollen Teller, memoriere ich meine Pflichten. Matthias wird heute Abend schon vor sechs im »Spitzhorn« erwartet. Ich werde ihn zum Spital bringen, wo er das Auto seiner Mutter behändigt und zum Hotel fährt. Später soll ich Michael nach Zweisimmen zum Bahnhof chauffieren. So kann er ein bisschen länger daheim sein. (Er fühlt sich wohl im Vorkurs in Bern, zeichnet viel. Das elterliche Sorgenmanometer zeigt deutlich abnehmenden Druck.) Und irgendeinmal in der Nacht wird mir Reni telefonieren, ich könne sie beim Seiteneingang des Spitals abholen.

TV-Werbung: Eine Frau steckt Würstchen in Kerzenständer, um im Kühlschrank Platz zu machen für Fertigmahlzeiten. Ich kann den Spot nach wie vor nicht sehen, ohne richtig schmerzlich an meine Impotenz erinnert zu werden. Dabei geht's den Werbern ja gar nicht darum. Aber alles Längliche mit einer gewissen Krümmung in einer gewissen Position wird zum Symbol – allerhöchste Zeit also, zwischen Würstchen und Penis unterscheiden zu lernen. Ach was. Es würde genügen, sich daran zu erinnern, dass Werbung und Wirklichkeit total verschiedene Dinge sind.

Aber warum haben und behalten Bilder so viel Macht?

25. Februar 2005

Hochsaison. Der bisher strengste Praxistag. Nebst allem Trubel eine junge Frau wegen Suizidgefährdung in die Klinik einweisen müssen. Glücklicherweise ohne Zwang.

Die Psychiatrie ist um einen Fall reicher. Und die Gesellschaft ist wieder einmal um einen Menschen ärmer.

Kopie der aktuellen Laborresultate von Kathrin erhalten. Tumormarker sogar knapp unter 2000 gesunken.

Wenn man doch hoffen dürfte!

27. Februar 2005

Gestern am Symposium zur Emeritierung von Professor Richard Dirnhofer, Direktor am Berner Institut für Rechtsmedizin[*].

Vorträge unterhaltsam, weil aufgelockert durch Bilder und Episoden aus Werdegang und Karriere des Gefeierten. Sein Name wird verknüpft bleiben mit der Einführung der *virtopsy*[**], der Untersuchung von Leichen und deren Verletzungsmustern mit modernster Technik wie MRI und CT.

Gastreferent Professor Walter Bär, Direktor am IRM Zürich: Unglaublicher Fortschritt in der Analytik. Zwischen

---

* Früher Gerichtsmedizinisches Institut, GMI. Heute IRM.

** Kunstwort, gebildet aus *virtual* und *autopsy*.

1986 und 2004 seien Blutanalysen, eingeschlossen DNA-Profile, 7-mal schneller und 10 000-mal empfindlicher geworden – dadurch Steigerung des Beweiswertes »sicher« um einen Faktor bis zu 100 Millionen. Damit ist auch die Ausschlusskraft zugunsten von zu Unrecht Verdächtigten viele Millionen Mal höher.

Im Foyer vor dem Hörsaal zupft mich jemand am Ärmel. Im Januar habe ich mich mit Janosch über unsere früheren Vorgesetzten unterhalten – jetzt steht Albert R. neben mir und zwinkert mir unter seinen markanten dunklen Augenbrauen zu. Seit einem Jahrzehnt pensioniert – und vor fünf Jahren die Diagnose Prostata-CA. Ich schlucke fünfmal leer. Das Thema für unsere Pausenunterhaltung ist gegeben. Als Antwort auf meinen Lagebericht prostet Albert mir mit Orangensaft zu.

»Also auch du!«, konstatiert er trocken. »Wir beide sind die Realität, die Statistik ist irgendwo. Auch was die Nebenwirkungen betrifft. Lange Zeit habe ich die Windeln von einem ganzen Tag aufbewahrt und sie sogar gewogen, um die Verbesserung der Kontinenz zu verfolgen. Als ehemaliger Gerichtsmediziner habe ich den Urinverlust natürlich nicht mit der Anzahl Windeln gemessen, sondern umgerechnet in Milliliter.«

Er war offensichtlich der exakte Wissenschafter von damals geblieben. (Seine unerschütterliche Maxime: Glaub nicht, was dir die Polizei erzählt. Glaub nur, was du mit deinen Augen gesehen, mit deiner Nase gerochen, mit deinen Fingern getastet hast.)

»Gegenwärtig werden es noch ungefähr zwölf Milliliter sein – und bei dir?«

Ohne mich um das Gedränge ringsum zu kümmern, ziehe ich eine Windel aus der hinteren Hosentasche. »Schätz mal!«

»Das sind aber dicke!«, staunt Albert. »Und – wie viele?«

»Bis fünf am Tag. Das heißt, praktisch undicht. Und natürlich die Potenz – *gone with the wind.*«

»O-o-o – das sowieso.«

»Du kannst spötteln – ich leide darunter.«

Sein Blick wird streng. Die Augenbrauen gehen hoch. »Du wirst dich gewöhnen müssen. Der Preis für fünf Jahre Überleben – und du?«

»Bald zwei.«

»Zwei, fünf, zehn – mein lieber Freund, wir wissen es nicht, aber vielleicht erfahren wir's schneller, als uns lieb ist.«

Eine Glocke schrillt.

Albert legt mir die Hand auf die Schulter. »Toi, toi, toi!«

Er verschwindet unter den Zuhörenden, die in den Hörsaal zurückdrängen. Ich verliere ihn aus den Augen. Die Veranstaltung geht weiter. Ich bin nicht mehr bei der Sache …

Nicht oft hat Albert im GMI ein privates Wort mit den Assistenten gewechselt. Selbst beim Besprechen von Histologiepräparaten am Doppelmikroskop nicht, wo sich doch unsere Knie zwangsläufig beinah berührten. Und auch nicht bei der Abgabe unserer Gutachten, wo man an Alberts Schreibtisch eng nebeneinandersitzen musste, damit er mitlesen konnte, was wir zuhanden der Untersuchungsrichterämter formuliert hatten – und jetzt hat er mir die Hand auf die Schulter gelegt, »mein lieber Freund« zu mir gesagt, nicht wie der Lehrer zum Schüler. Nicht wie der Vorgesetzte zum Untergebenen. Nein, wie ein schon länger Operierter die Hand seinem Bettnachbarn hinüberstreckt, weil dieser vielleicht den Eingriff, ganz sicher aber die Erfahrung des Eingriffs und des Gesundwerdens noch vor sich hat: »Auch du musst da durch. Halt dich tapfer – es bleibt uns gar nichts anderes übrig …«

Wo wird er, wo werde ich in drei Jahren sein?

Das Schaf von Schibo

Ein junger Mann, verlobt, Lehrer von Beruf, fährt an einem freien Tag von zu Hause weg, ohne Ziel, ein Ausflug soll es werden, nichts weiter, und eigentlich ist alles zufällig, der eingeschlagene Weg ins Wallis, das Abbiegen von der Hauptstraße, der Blick hinauf zu einem Berggipfel, und selbst der Wunsch, dort hinaufzukommen, ist aus einer ganz und gar absurden Laune heraus entstanden. Und zufällig wird aus all dem Zufall eine Bergwanderung, aus der Wanderung aber unversehens eine lebensgefährliche Kletterei. Unterhalb des Gipfels gerät der Draufgänger in Schwierigkeiten, sieht sich zur Umkehr gezwungen. Begegnung mit einem Schaf, dem verklebten Fell nach zu schließen seit langem ohne Schur – ein verirrtes, ein allein lebendes Schaf oberhalb der Waldgrenze. Das Schaf wird dem Mann Symbol für ein mögliches Alleinsein, für ein Leben außerhalb der Herde. Er kündigt die Anstellung, schreibt seiner Verlobten den Abschied, wird Taxichauffeur, entschlossen, die Menschen fortan nur noch im Rückspiegel zu betrachten. Nach verschiedenen Stationen – Kaff B**, Privatchauffeur, Nobelferienort und wieder Kaff B** – und Begegnungen mit Huren und Halbheiligen, mit Herrschaften und Schuften kündigt sich die Existenzkrise an. Das Scheitern wird komplett durch einen schweren Autounfall. Genügend Zeit also, im Spital das Protokoll des Versuchs einer Verweigerung zu schreiben. Der Schluss bleibt offen; und ebenso die Frage, ob »Einmal-musst-du-den-ganzen-Krempel-Hinschmeißen« genüge als Motivation, dem Schaf von Schibo zu folgen, das zumindest einmal im Leben in jeder Menschenseele blökt…

Das Protokoll eines Aussteigers also.

Ich habe den Einstieg zu dieser Geschichte erlebt mit achtundzwanzig. Nach drei Jahren Arbeit in türkischen Aussätzigen-Stationen als Freiwilliger der Leprahilfe Emmaus Schweiz wollte ich nicht ins bürgerliche Lehrerleben zurück und wusste trotzdem nicht, wie denn nun vorwärts und in welches andere Leben. Irgendwie war ich selbst zum Aussätzigen geworden in »einer hochzivilisierten Ersten Welt, die sich zunehmend allein dem Kommerz und Konsum verschreibt«, wie in einer Zeitung zum Thema »Aussteiger« zu lesen stand. Ich ging als Chauffeur nach Bex. Dort war ich vor meinem Auslandeinsatz schon einmal während der Sommerferien Taxi gefahren. An den wenigen freien Tagen zog es mich hinaus und hinauf. »Schibo« liegt als winziger Weiler Chibo zwischen Fully und Saillon hoch über dem Unterwallis. Noch heute schaudert mich, wenn wir ins Tessin fahren und ich hinauf zu der Felswand äuge, wo ich damals in einen Kamin geraten war und, einen Sportsack umgehängt und in Halbschuhen, beinahe in den Tod geklettert wäre. Damals glotzte mich plötzlich ein Schaf an vom Gipfel herab, der von der Ostseite her, wie's von der Autobahn aus zu sehen ist, problemlos zu erreichen gewesen wäre. Später stand ich Aug in Auge mit dem Schaf hinter einem Felsvorsprung, als ich mich aus einer schier ausweglosen Situation rettete mit einem waghalsigen Sprung abwärts und seitlich auf ein schmales Grasband zu. Noch am gleichen Abend, sonnenverbrannt, mit gesprungenen und ausgedörrten Lippen, schrieb ich in meiner Wohnung am Bahnhofplatz in Bex – nein, keine Kündigung, sondern, ungleich folgenschwerer: den Entwurf zu einem Entwicklungsroman.

Das Schaf von Schibo verfolgt mich nunmehr seit fünfunddreißig Jahren.

Vier Bücher und drei Gedichtbändchen habe ich zustande gebracht. Beim »Schaf von Schibo« kam ich in vielen Anläufen nie über vierzig Seiten hinaus.

Renata sorgte sich oft.

»Zum Glück schreibst du nicht weiter. Mir ist, als müsstest du sterben, wenn das Buch beendet ist ...«

Wer wird zuerst fertig sein: das Manuskript oder sein Verfasser?

Frage und Fragment höchst unwichtig. Wichtig bleibt das Thema.

2. März 2005

Gestern ein noch strengerer Tag. Einunddreißig Leute gut behandeln, darunter Kreuzbandriss, Daumenfraktur, Gürtelrose, Schulterluxation, zwei Hausbesuche, Fibulafraktur, Mittelohrentzündung – das ist zwar nicht grundsätzlich schwierig, aber es verlangt volle Präsenz und ermüdet. Daheim noch einen Überweisungsbericht an einen Chirurgen geschrieben.

Zumindest lenkt die Arbeit von der Stille zwischen den Beinen ab.

Über Mittag sitzen Reni und ich beim Kaffee hinter den Kreuzworträtseln in der »Schweizer Familie«.

»Beweglicher Körperteil …«

Wir raten und grübeln.

Endlich, nachdem auch senkrecht »zu Ende, fertig« mit »getan« gelöst ist: »Glied!«

Wir lachen schallend. »Beweglich … Haben die eine Ahnung! Beweglich – schön wär's!«

19. März 2005

Michael ruft an, vermutlich aus der Wohnung seiner Freundin. »Papa, sag mir noch einmal, wie man Haferbrei kocht …«

Er hatte schon am Wochenende danach gefragt, aber wohl nicht richtig zugehört. Diesmal klappt's.

»Und Gruß an Mama. Tschau.«

Stéphane Lambiel ist Eiskunstlauf-Weltmeister geworden.

Reni wischt einmal mehr die Tränen. »Ich könnte nie berühmte Söhne haben. Würde ja die ganze Zeit heulen.«

21. März 2005

Matthias ist in die RS eingerückt. Mir ist, als hätte ich ihn als Hausmann und Vater eben erst zum ersten Schultag begleitet. Natürlich war die Versuchung groß, zu lamentieren über »die Zeit, die so schnell vergeht«.

Matthias hat mir solches gestern Abend energisch abgeklemmt.

»Papa…! Immer dieser Blick in die Antike… Das macht dich noch älter, als du ohnehin bist … Sonst schau doch gerade noch vierzig Jahre hinter meinen Schulanfang zurück – weißt du… bis zum Kaugummi…«

Der sitzt. Und es ist natürlich nicht nett, am Abend vor dem Einrücken damit zu kommen, wenn ich so bald keine Gelegenheit zu einem Konter haben würde. Typisch Matthias: Er sagt's, wie er's denkt. Aber nie denkt er dabei noch etwas anderes als das, was er sagt. Und schließlich habe ich selbst den Buben davon erzählt.

Ich war zehn oder elf. Die reiche Frau aus einer Sägerei hatte nach mir verlangt. Ob ich wochentags nach der Schule einem alten Mann das Mittagessen bringen würde? Er sei böse zu allen, sagte die Frau, die seine Tochter war, aber zu fürchten brauche ich mich nicht, er schimpfe bloß. Er wohnte allein in einem alten Haus weit oberhalb des Dorfs. Für meine jungen Beine wären es zwanzig Minuten bergauf. Da ich geheißen wurde, mit dem stapelbaren Metallgeschirr vorsichtig umzugehen, wohl eine halbe Stunde. Die reiche Frau versprach fünfzig Rappen. Als Wochenlohn. Ich sagte sofort zu.

Oft begleitete mich Lena, ein ungefähr gleichaltriges Mädchen aus der Nachbarschaft. Einmal lag auf dem steinigen Weg etwas Längliches, das mit den feinen Grübchen einem winzigen Brot glich. Es war aber ein Kaugummi, ausgekaut und ausgespuckt. Wir wussten beide nicht, wie das schmeckte. Nie hätten wir uns getraut, niemals hätte man uns erlaubt, so etwas zu kaufen. Aufgeregt klaubten wir das graue Häufchen aus dem Schmutz, kratzten es mit den Fingernägeln sorgsam sauber … Wer durfte jetzt zuerst – fünfzig Schritte lang? Lena, sie hatte ihn ja entdeckt. Andächtig kauend oder eifrig zählend stiegen wir zu dem Mann hinauf, dessen böse Zunge mich für einmal nicht bekümmerte. Ein Kaugummi, zwei Mäuler …

Und im Gesicht des angehenden Rekruten Matthias drei große Fragezeichen zu der für einen Sohn von heute so unvorstellbaren Kinderzeit seines Vaters.

Abends ruft Michael an, wir sollen das Kuvert von der Schule aufmachen, sofern das Zwischenzeugnis gekommen sei.

Es ist: Zeichnen 6, Fotografie 6. Keine Note unter 5.*

Später Telefon von Kathrin. Ganz freudig berichtet sie: »Tumormarker unter Erbitux auf 1070 gefallen … Stellt euch vor – von über 7000!«

Wir freuen uns mit ihr. Für einmal darf man die zehn Zentimeter großen Lebermetastasen vergessen.

Zahlen, Zahlen … Soviel wir auch rechnen und berechnen im Leben – unerwartet kommt der Moment, wo wir eingestehen müssen: Damit habe ich nicht gerechnet …

* In der Schweiz ist 6 die beste, 1 die geringste Note.

25. März 2005

Casa Lucertolina. Das Wasserdoppelbett in der unteren Wohnung ausgepumpt und demontiert. Renata stößt auf der Matratze ein Fläschchen mit Konservierungsmittel um. Einige Tropfen gehen daneben. Kein Schaden, kein Kommentar meinerseits. Ich ziehe den Absaugschlauch irrtümlich zu früh aus der WC-Schüssel. Wenig Wasser auf den Fliesen, kein Schaden. »Tz tz tz …« Sie schüttelt missbilligend den Kopf. Ich explodiere gewaltig. Nach scharfem Wortwechsel hantieren wir schweigend weiter. Renata reicht mir die Einzelteile der Betten über die Leiter zum Estrich hinauf. Während sie kochen geht, verstaue ich das Zeug. Zeit genug, ins Klare zu kommen … Später einmal wird es ganz und gar unwichtig sein, dass ich an einem Karfreitag im Tessin auf einem von Mäusedreck übersäten Estrichboden herumgerutscht bin. Dass ich mich aufgeregt habe wegen einer gedankenlosen Geste meiner Frau. Und vielleicht sogar, dass ich impotent bin. Ja, das macht's wahrscheinlich so schlimm. Weil ich impotent bin, ertrage ich offenbar nicht einmal mehr die kleinste ungerechtfertigte Kritik. Sie trifft mich tief. Ich kann's nicht verhindern. Ich kann ja nichts dafür, dass er lahm ist. Ich kann auch nichts für meine Schifferei, dass ich vielleicht hie und da sogar stinke. Es ist verflucht und eklig, aber ich fühle mich nicht schuldig … Warum reagiert Renata so? Mache ich etwas anderes falsch? Hat sie sich gar nicht wegen der Wasserlache aufgeregt, sondern wegen unserer Beziehung? Es ist extrem schwierig geworden! So viel hängt jetzt vom technischen Drum und Dran ab, vom richtigen Augenblick – wie schnell geht da die gute Stimmung flöten! Besonders bei uns beiden, die wir so empfindlich auf jede Stimmungsschwankung reagieren. Wie soll ich das ändern? Mit Geduld? Nach zwei Jahren immer noch mit Geduld? Wir haben schon einige solcher Missstimmungen überstanden und sie später lächerlich gefunden. Aber jetzt ist nicht später einmal. Jetzt ist heute, Karfreitag. Und jetzt ist das alles wichtig …

Beim Heruntersteigen vom Estrich bin ich mir dessen schon nicht mehr so sicher.

Und beim Mittagessen sage ich beim Anstoßen: »Es tut mir leid – für das Ausrasten.«

Renata nickt. »Es war ja auch nicht gerade diplomatisch von mir … Und übrigens habe ich ja auch herumgespritzt. Und erst noch mit etwas Chemischem.«

»Nebensache«, sage ich. »Wenn nur die Chemie zwischen uns nicht umkippt.«

»Nicht schlecht!«, findet Reni. Sie hebt ihr Glas. »Auf unsere Chemie!«

Ostersamstag. Im Einkaufszentrum. Zwischendurch Spaghetti und Salat. Die Imbissecke gestoßen voll. Wir ergattern zwei Hocker. Sicht je nach Sitzposition an die Trennwand dicht vor unseren Köpfen oder über den wimmelnden Parkplatz.

»Die Einkaufswägelchen sehen wieder einmal aus, als gebe es nach Ostern definitiv nichts mehr zu fressen«, sagt Reni und sticht bei »fressen« energisch in ein Salatblatt auf meinem Teller.

Wir sind eigentlich schon versöhnt. Nur wissen wir es noch nicht.

Abends übt Renata auf dem Klavier den »Entertainer«. Ich verziehe mich ins Bad und übe die Erektion. Zum ersten Mal nehme ich den engsten Gummiring, den rosafarbenen. Mein längliches Teil hält sich nach dem Pumpen sehr gut. So gut, dass ich einen nassen Waschlappen dranhängen kann, und er steht trotzdem, die Eichel hart und prall. In Fachzeitschriften wird als ein möglicher Nachteil beim Gebrauch der Vakuumpumpe beschrieben, die Erektion sei manchmal hängend. An der Penisbasis werden die Schwellkörper vom Vakuum kaum erfasst und füllen sich nicht mit Blut. Ein hängender Steifer also. In dieser Hinsicht scheine ich doch auch einmal Glück zu haben. Stolz inspiziere ich mein Nabel-abwärts-Profil in den Spiegeln im Schlafzimmer, im Bad und beim Eingang.

Um Reni nicht zu erschrecken, Waschlappen weg und Unterhose drüber. Begeistert komme ich in die Stube und rapportiere.

Ihr Kommentar: »Erstens bin ich kein Waschlappen und zweitens viel, viel schwerer. Und wenn ich doch einer wäre ...«

Wir können wieder lachen. Die Versöhnung ist vollkommen.

Abendessen vor dem Fernseher. Vorweg Cynar und Grissini, danach Lachsbrötchen, Wein und allerlei Beizeug. »Pretty Woman« mit Julia Roberts will Reni auf keinen Fall verpassen. Sie sieht den Film zum dritten oder vierten Mal. Und sie weint auch wieder, als am Schluss Richard Gere die Feuerleiter zum Zimmerchen seiner zukünftigen Frau hochklettert. Auch mir laufen schon länger die Tränen.

Nach Schluss der Vorstellung beim Limoncello wieder Themawechsel.

»Mit dem engsten Ring blieb er sicher eine Viertelstunde hart. Ein sehr gutes Gefühl, das kann ich dir sagen!«

»Wir sind uns weniger nah als auch schon«, sagt Reni. »Aber wir lassen uns überraschen.«

Wir stoßen an. Sie meint, vielleicht mache man das mit Schnaps ja gar nicht. Mir ist es egal. Hauptsache, wir kommen uns wenigstens mit den Händen und den Likörgläschen näher. Weil es so billige sind, tönt es, als schnipse jemand leise mit den Fingern.

Im Schlafzimmer öffne ich die Balkontür. Das bedeutet meist: Heute ist nichts mehr los. Aber kaum im Bett, kommen wir auf amüsantere Ideen.

»Spricht etwas dagegen?«, frage ich.

»Nnnnein.«

Ich springe auf, Balkontüre zu, ab ins Bad, pumpen, pumpen und mit einem Satz zurück ins Bett. Kaum richtig im Schuss, schlafft er ab. Was Verfluchtes …?

»Hältst du durch?«, frage ich.

»Kein Problem.«

Zurück ins Bad und wieder pumpen. Aber schon bald ist er wieder weich.

»Magst du noch?«, frage ich.

Reni zieht das Leintuch bis über die Nasenspitze hoch. »Wenn ich nicht erfroren bin, bis er wieder einsatzfähig ist …«

Ich pumpe zum dritten Mal. Jetzt kommt es gut, auch wenn wir einander mit athletischen Einlagen behilflich sein müssen. Da mir der erlösende Abgang fehlt, masturbiere ich mit der übrig gebliebenen Steife im Bad. Selbst das ist nach radikaler Prostatektomie also noch möglich – mit einem Gummiring als Krücke.

Beim Waschen bemerke ich ein großes Hämatom an der Penisunterseite. Eine Vene hat die dreimalige Stauung, die Turnerei und meine Handarbeit offenbar nicht ausgehalten. Das Objekt zum Fürchten violett-blau, aber das Ganze schmerz- und harmlos.

Wir sind uns unendlich viel näher. Reni schläft bald ein. Ich setze mich an den Bettrand und trinke im Finstern ein kleines Bier.

Warum ist er schon nach so kurzer Zeit schlaff geworden? Es kann daran liegen, dass ein kleiner Teil des Skrotums mit in den Zylinder gesogen wird. Der Gummiring klemmt dadurch nicht an der idealen Stelle an der Penisbasis ab. Ich nehme mir vor, sobald das Hämatom verschwunden sein wird, mit dem engsten Ring eine Trockenübung zu versuchen und mich dann hinzulegen – zur Kontrolle, ob in dieser Position noch Blut aus dem Penis abfließe. Laut Hersteller dürfen auch zwei Ringe gleichzeitig übergestreift werden. Ausprobieren … Wie schnell ist doch diesmal die Distanz zwischen uns verschwunden! Die Impotenz wird bleiben. Die Ehe wird halten. Vorläufig ist mir auch die Gesundheit geblieben. Das PSA immer noch unter der Messgrenze … In Zukunft wieder regelmäßiges Beckenbodentraining, obschon Professor Thalmann mir eigentlich keine Hoffnung gemacht hat, dass sich die Muskulatur noch erhole … Das Ziel soll sein, mich beim Üben so weit zu konzentrieren, dass ich auch die Windeln als Krücke endlich akzeptiere.

Ich schlüpfe unter das Leintuch.

Kann das Leben nicht auch mit Krücken schön sein?

28. März 2005

Telefon von Michael für Mama: »Wie alt warst du, als du Papa näher kennen lerntest?«

»Ich dreiundzwanzig, er bald zweiunddreißig – warum?«

»Weil ich eine neue Freundin habe. Aus meiner Vorkursklasse. Sie ist siebzehn.«

»Und – wie heißt sie?«

»Lara.«

Erst heute realisieren wir, dass wir am Ostersamstag, als wir beim Einkaufen Spaghetti aßen, einunddreißig Jahre verheiratet waren.

Unfreiwilliger Selbstversuch – der Arzt wird zum Patienten

Heute sind es zwei Jahre her. Am 7. April 2003 wurde ich radikal operiert und damit impotent.

Und schon melden sie sich wieder, die beiden ungleichen Schicksalskumpane, der Arzt in mir und der Patient. Schon bald nach der Krebsdiagnose und vor allem nach der zweiten Operation ahnte ich, dass ihre Beziehung irgendeinmal geklärt werden müsse. Als Kollege Reinhold Streit, vor drei Jahren verstorben, bereits wusste, dass er sein Magenkarzinom nicht überleben würde, hat er geschrieben: »Haben Arzt und Patient je klar umschriebene Rollen? Ändert sich seine Rolle nicht von Stunde zu Stunde?«*

So ergeht es auch mir – darum Schluss jetzt! Höchste Zeit, mit dir zu reden und die Situation zu klären. Das Gejammer muss Renata ja schon seit langem grässlich auf den Wecker gehen. Impotent und inkontinent, das ist das eine. Niemand findet das lustig. Aber ein seichender Impotenter, der dazu noch ständig unzufrieden ist und sich bemitleidet – absolut unerträglich.

Wer will da mit wem reden?

Ich. Mit dir.

Wer sagt das?

Du.

* Dr. med. Reinhold Streit (1934–2002): Schweizerische Ärztezeitung, 83, Nr. 47/2002.

Nein. Ich.

Wer ist du?

Und wer ich?

Je nachdem. Ich der Arzt. Oder du, der Patient.

Und warum nicht umgekehrt?

Meinetwegen umgekehrt. Aber in diesem Fall bin ich nicht nur der Arzt. Ich bin dein Arzt.

Was ändert daran?

Wenn ich dein Arzt sein soll, musst du akzeptieren, dass ich über dir stehe. So wie der gute Arzt seinem Patienten in jeder Situation überlegen sein soll.

Du mir überlegen – über mir stehen? Das ist aber mehr als billig, aus meiner Angst deine Überlegenheit abzuleiten.

Angst? Du hast Angst?

Ist das so daneben, wenn ich mich immer noch fürchte, auch wenn das Karzinom radikal operiert worden ist? Wer einmal Krebs gehabt hat, misstraut auch einem Hexenschuss … Aber du mir überlegen? Ich glaube, du hast nicht weniger Schiss als ich.

Wer sagt das? Woher willst du das wissen? Und selbst wenn du recht hättest – meine Angst ist nicht deine Angst.

Was soll anders sein an deiner Angst? Ist sie weniger schlimm, weil du sie überspielst?

Wir sitzen doch im gleichen Boot. Heißt das: sogar im gleichen Kopf, im gleichen Körper – hilft es uns, wenn wir streiten?

Ich meinte ja nur: Angst ist Angst.

Das sagst du. Aber anders als bei einem Patienten ist meine Angst als Arzt nicht auf die Diagnose bezogen.

Worauf denn sonst?

Die Befürchtung des Arztes ist doch: Wie geht sein Patient mit der Diagnose um? In unserem Fall: Was machst du mit der Diagnose Prostatakarzinom?

Und als Patient soll ich das glauben?

So stell es dir wenigstens vor. Die Angst des Arztes könnte sich ja durch den nahen Kontakt mit todkranken Menschen von Begriffen wie »Tumor« oder »Krebs« losgelöst haben.

Und wo wäre sie denn jetzt, deine ärztliche Angst?

Vermutlich bei der Vorstellung, was die Wörter »Tumor« und »Krebs« beim Patienten auslösen. Das heißt – bei dir.

Das bekannte Spielchen! Der Arzt versucht, dem Dilemma elegant auszuweichen, indem er es auf eine andere Ebene verschiebt. Dir wäre es recht, wenn ich als Patient die Karzinomdiagnose mir nichts, dir nichts fressen würde. Dir passte es, wenn mir der Krebs kein bisschen auf dem Magen läge. Wenn ich seinetwegen nicht kotzen müsste vor Angst. Dem Arzt wäre es höchst angenehm, wenn der Patient die Diagnose ergeben akzeptierte und nie mehr ein Wort darüber verlöre. Ja, dann hättest du als Arzt deine Ruhe. So ist es doch?

Nicht Ruhe. Nein, nein …! Aber immerhin Beruhigung.

Und wenn der Patient seinem Arzt diesen Gefallen nicht tut, weil er seine Angst nicht in den Griff bekommt? Wenn ihn die Vorstellung, was alles ihn vielleicht noch erwartet, nicht schlafen lässt? Wenn ich wirklich manchmal fast in die Hosen scheiße beim Gedanken an den sehr wahrscheinlichen und im höchsten Grad ungemütlichen Verlauf eines metastasierenden Prostatakarzinoms – was dann?

Dann … ja, in diesem Fall scheinen wir beide ein Problem zu haben. Im Extremfall könnte es ja wirklich einmal passieren, dass der Arzt das Wissen, wie es mit seinem Patienten zu Ende gehen wird, selbst auch schlecht erträgt. Wenn ich an Sibylle mit dem Pankreas-CA denke. An Kathrin. Oder eben an uns. An mich. Indem ich Krebskranke behandle, werde ich ja unweigerlich an meinen eigenen Tod gemahnt. Und konfrontiert mit der Frage, der ich nicht ausweichen kann: Sehe ich meinem eigenen Sterben ohne Furcht entgegen?

Also doch: Der Arzt als Weichei. Aber wenn auch der Arzt die Hosen voll hat – wohin soll sich der Patient wenden, woran kann er sich noch halten?

Nicht nur in unserem Fall eine schwierige Frage. Vielleicht sollte er trotz Schiss und Schlaflosigkeit primär immer und immer wieder bei sich selbst anklopfen. Er soll sich fragen: Bin ich als Patient zu passiv? Habe ich irgendwo zwischen Abklärung, Diagnose, Spezialistenmeinung und Therapie meinen Platz gefunden, wo ich auch etwas für mich selbst tun kann? Was sind, auch in der Krankheit, meine Stärken geblieben? Daneben soll sich der Patient immer auch für einen andern Arzt entscheiden dürfen, der möglicherweise teilnehmender ist. Dem es gelingt, zu Leben und Tod überlegener Stellung zu nehmen. Und bestimmt hat der Patient von jedem Arzt einiges zugut, darf sich eine zweite und dritte Meinung anhören. Aber er soll seinen Anspruch nicht überspitzen. Soll sich bemühen, den Bogen nicht zu überspannen. Stell dir vor: Da übernimmt einer aufgrund seines Wissens und Könnens die Verantwortung für die Gesundheit oder gar für das Leben eines andern – und dieser andere misstraut ihm, ob er die Bürde zu tragen imstande sei. Da schlägt sich der Arzt Tag und Nacht mit bedrückenden Zweifeln herum: Habe ich das Richtige gesagt, das Wirksamste verordnet, nichts Bedeutsames übersehen? Und ihm gegenüber sitzt der Patient und argwöhnt: Hat er mir nichts verheimlicht? Das Beste verschrieben? Alles Nötige veranlasst?

Welch verzwickte Beziehung zwischen Arzt und Patient …

Wie zwischen dir und mir. Als Patient kann ich mich ja nicht gleichzeitig an dich als Arzt wenden, um über den Verlauf meiner Krankheit mehr zu erfahren. Auch wenn ich weiß, dass der Arzt noch am ehesten fähig wäre, seinen Patienten zu beraten und zu beruhigen. Wir stecken ja in derselben Haut. Also vergleiche ich mit andern, die auch Krebs haben. Aber indem ich andere Kranke ins Spiel bringe, beziehe ich mich wieder als Arzt mit ein, weil diese andern ja meine Patienten sind …

Wer zum Teufel hat denn überhaupt gesagt: Ich bin der Arzt! Und du bist der Patient?

Je nachdem. Wir beide – und vielleicht auch keiner von beiden.

Wie das?

Weil wir doch beide überzeugt sind, dass im Idealfall jeder Kranke denjenigen Arzt finden müsste, der zu ihm passt.

Und? Haben wir uns denn – gefunden?

Wenn »passen« oder »finden« nicht zu simpel wäre. Es läuft wahrscheinlich darauf hinaus, was wir beide schon länger vermuten. Ungeachtet seiner Überlegenheit lässt der gute Arzt seine Patienten zu jeder Zeit spüren, dass er sich bei allem, was er sagt und tut, bewusst bleibt, wie schnell ihn das Schicksal selbst zum Patienten machen kann.

Und ebenso wächst im Verlauf des Krankseins vermutlich in jedem Patienten ein Arzt heran, der ihm behilflich sein könnte, sein Leiden zu überstehen oder zumindest zu akzeptieren. Aber es bleibt ein Geheimnis, warum es nicht jedem Kranken gelingt, den Arzt in ihm zur rechten Zeit zu erwecken.

Erwecken? Du mich?

Ich dich?

Wir uns?

Wollten wir nicht ein für alle Mal dem ewigen Gejammer über Impotenz und Inkontinenz ein Ende machen? Der Patient in dir wäre jetzt vielleicht eher dazu bereit.

Und der Arzt in dir sähe Impotenz und Inkontinenz vielleicht nicht mehr als die ganz große Katastrophe. Und hätten wir beide die Angst vor dem Krebs und seinen Metastasen endlich überwunden, könnten wir uns ganz entspannt im Spiegel betrachten. Arzt und Patient ausgesöhnt. Dilemma gelöst. Der Patient will keine Hilfe mehr, nur noch Rat.

Und der Arzt will nicht mehr höher stehen und befehlen.

Nur noch begleiten.

Und schon schnappt eine andere Falle zu: die hundertmal kolportierte und neunzigmal verlogene Story vom mündigen und kompetenten Patienten.

Da kommen wir zu weit nebenaus.

Was wir wollten: Selbstmitleid und Gejammer beerdigen.

Das wollten wir.

Worauf wartest du noch?

Und du?

Zweiter Teil

1

Es ist Anfang November 2005. Vor wenigen Tagen bin ich aus der Urologie entlassen worden. Der künstliche Blasenschließmuskel ist implantiert, aber noch nicht aktiviert. Trotz dicken Schaumgummipolstern schmerzt die Narbe im Damm beim Sitzen. Von Zeit zu Zeit erhole ich mich auf den Knien vom Schreiben am Computer. Möglicherweise bin ich bei einem solchen Manöver auf eine falsche Taste geraten. Keine Ahnung, was danach passierte. Jedenfalls kniete ich auf einmal vor einer leeren Bildschirmseite – leer bis auf eine 1. Computerpanne? Ausgestiegen? Für meinen Begriff schon eher ein Absturz.

Ich bin noch nie ein Fan des Computers gewesen. Missbrauche ihn als trickreiche Schreibmaschine und finde ihn in dieser Funktion für mancherlei nützlich (wenn ich daran denke, wie viele Seiten meines Türkei-Tagebuches ich seinerzeit auf einer steinalten, mordsschweren Hermes bestimmt fünf Mal neu getippt habe), aber damit hat es sich.

Das ganze Tagebuch ausgelöscht? Kann ja nicht sein! Also ruhig, ruhig. Jetzt drückst du mal diese Taste, dann jene, danach – und schon fragte er höflich: *Wollen Sie die Änderungen in Dokument 2 speichern?* Aber natürlich. Sicher! Moment – sonst ginge mir doch alles verloren. Und ich führte den Cursor auf *Ja.* Und damit hatte ich mich erst richtig hereingelegt. Ich Vollidiot. Alles weg. Jetzt konnte ich Matthias verstehen. Hatte er mich nicht vor längerer Zeit gefragt, ob auf meiner Glatze zufällig ein Verfalldatum stehe? Sprachlos stierte ich auf den textlosen Schirm. Alles weg.

Ich musste fluchen. Herrgott, wie ich fluchte. Kater Nero sprang mit einem Satz aus seinem Korb, der seit kurzem wieder neben meinem Schreibtisch auf dem Papierkorb steht, flüchtete ins Esszimmer zur Balkontür und miaute erbärmlich. Ich öffnete ihm. Hau ab, Nero, verschwind, wenn's dir nicht passt, aber blitzschnell!

Danach suchte ich Matthias. Er empfing den Hilferuf in Freiburg, wo er mit drei Kollegen eine Vierzimmerwohnung teilt und vor zwei Wochen das Studium in Zeitgeschichte und Englisch angefangen hat. Matthias, dachte ich, als ich ungeduldig darauf wartete, dass er sich auf seinem Handy melde, sag heute nichts von einem Verfalldatum, sag es meinetwegen ruhig und schadenfreudig ein andermal wieder, aber bitte, hilf! Endlich kam die Verbindung zustand. Er fragte vorsichtig, als wolle er mir nicht unnötig wehtun: »Du hast nicht zufällig irgendeinmal gespeichert?« Kleinlaut beichtete ich. Und er: »So hast du das Tagebuch mit einer leeren Seite überschrieben. Oder ersetzt.« Mehr sagte er dazu nicht. Aber er wusste Rat. Kommentarlos dirigierte er seinen wahrlich heillos doofen Vater zum Text auf der CD. Ach ja, wie hatte ich das nur vergessen können. Immerhin war ja ein großer Teil der Aufzeichnungen gespeichert – dank Matthias übrigens. Bald nachdem ich vor drei Jahren am Tisch beiläufig erwähnt hatte, ich gedenke, mir zu Krebs, Impotenz und Inkontinenz am Computer Notizen zu machen, war er von Zeit zu Zeit bei mir im Büro aufgetaucht und hatte in ahnungsvoller Voraussicht versucht, seinen Papa mit gewissen Vorsichtsmaßnahmen vor allzu schlimmen Missgriffen in die Tastatur abzusichern.

Offenbar hatte ich seit Monaten vergessen, Matthias zu bitten, den Text wieder einmal auf eine CD zu brennen – und das bedeutete: von Mitte April bis heute ist kein Buchstabe mehr da.

Es kommt mir vor, als stände ich vor dem Nichts. Gedanken verschwunden, Zusammenhänge verloren – ich fluche und fluche. Bis aus den Flüchen allmählich auch Fragen werden.

Was mag in den letzten sieben Monaten Wichtiges vorgefallen sein, das ich hätte festhalten müssen? Anders gefragt: Was darf für einen an einem Prostatakarzinom operierten und hinterher impotent und inkontinent gewordenen Nobody überhaupt noch wichtig sein? Und warum regst du dich dermaßen auf? Bist du nicht bloß erschrocken, weil du konstatieren musst, dass dein Kopf längst nicht mehr so viel speichert wie einst? Dass du zwangsläufig auf die Hilfe des ungeliebten Computers angewiesen bist?

Natürlich ist das nur die eine Seite. Es ging ja immer weniger um mich und meine Problemchen im Parterre. Es geht immer dringender um unsere Kathrin und den Darmkrebs, der ihr Leben von Monat zu Monat gefährlicher bedroht. Während der vergangenen Monate haben wir viel telefoniert. Meistens versuchte ich aufzuschreiben, was sie berichtete, und war als ihr Hausarzt dankbar für diese Gespräche. Ich habe es in der täglichen Arbeit immer wieder erlebt: Todkranken fällt nicht selten die Gabe zu, in wenigen Sätzen zu sagen, was zu denken und zu empfinden uns Gesunden in einem halben Leben nicht gelingen will. Manche dieser Kathrin'schen Einsichten sind verloren.

Und weiter: Wer ist da ausgestiegen der Computer oder ich? Bin ich nicht komplett aus der Realität gestolpert, wenn ich heute ebenso primitiv fluche, wie ich vor drei Jahren fluchte, nachdem mir der Urologe die Diagnose ans Bett gebracht hatte? Und wie verhält sich der Verlust einiger Tagebuchseiten zum Verlust von Potenz und Blasenkontrolle? Zu einem Prostatakrebs, dem es gelungen ist, mich dem Leben gegenüber dermaßen misstrauisch zu machen? Wer ist da abgestürzt – meine Fähigkeit, zu differenzieren, oder der Computer?

Zugegeben, es war ein böser Sturz damals von der Tribüne der gesunden Zuschauer mitten hinein in die Liga der Krebspatienten, wo sich in der ersten Zeit keine und keiner einem Team zugehörig fühlt. Ich weiß noch gut, ich habe den Schmerz und den Schauder, der mir das Wort Karzinom verursachte, erst so richtig zu spüren bekommen, als ich das Spital schon lange hinter mir hatte und daheim versuchte, mich wieder ins normale Leben einzupassen. Aber jetzt? Ist denn, bitte sehr, das PSA im Blut bis heute angestiegen? Ist jemand in meiner Familie annähernd so krank wie Kathrin? Bin ich selbst überhaupt noch krank?

Was ich bis heute als Absturz empfunden habe, war vermutlich die irrige Meinung, Krebs sei etwas anderes als Leben. Aber auch der Krebs gehört zum Leben. Zu jedem Leben. Und weil der Krebs zum Leben gehört, gehört auch die Angst vor dem Krebs dazu. Viel zu lange habe ich die Angst in mir geduldet. Angst macht eng. Angst macht schlaf- und appetitlos. Angst tut weh. Das alles kann auch der Krebs. Mehr noch: Angst vor dem Krebs ist vielleicht schon Krebs. Mit dem Unterschied, dass der richtige Krebs einen immer präziseren Namen bekommt, je unerbittlicher er von uns Besitz ergreift.

Bei Kathrin wurde aus dem »Krebs« ein »mäßig differenziertes, wenig schleimbildendes Adenocarcinom des distalen Sigmas mit Ulceration, Infiltration des pericolischen Fettgewebes maximal 2 cm über die Tunica muscularis propria hinaus, Perineuralscheideninvasion sowie Lymphangiosis und Hämangiosis carcinomatosa«. Krebsangst dagegen wird unfassbarer, je länger wir zulassen, dass sie ihr Unwesen treibt in uns. Bis wir eines Tages tatsächlich zutiefst verunsichert sind: Kerngesund oder todkrank? Die Natur hat ja so vieles parat, wozu wir bis auf weiteres gar nichts zu sagen haben: akute und chronische Leukämie. Morbus Hodgkin und Non-Hodgkin-Lymphom. Plasmozytom. Karzinoidsyndrom. Hirntumor. Hautkrebs. Schilddrüsenkrebs. Brustkrebs. Nierenkrebs. Darmkrebs. Gallengangkrebs. Pankreaskrebs. Knochenkrebs. Eierstockkrebs. Gebärmutterkrebs. Hodenkrebs. Blasenkrebs. Banale Realitäten des Lebens halt. Wie habe ich es als Assistent im Kantonsspital Luzern empfunden: Sicherheit im Leben ist ein Witz. Und darum mag, wer realistisch ist, für seine Angst fürs Erste entschuldigt sein. Wir absoluten Realisten sind es ja, die einsehen: Es ist nicht selbstverständlich, gesund zu sein. Als Realisten dürfen wir uns getrost davor fürchten, an Krebs zu erkranken. Im Innersten haben wir es ja eigentlich immer geahnt, dass wir zu keiner Zeit wissen, ob er auch in unserem Körper zu wachsen beginne.

Aber irgendeinmal muss doch in der Seele auch wieder Ruhe einkehren. Ich muss mir sagen dürfen: Weil ich nie wissen kann, ob ich morgen oder in einem Monat oder in einem Jahr noch gesund oder schon todkrank bin – wie es eben, um nur eines Schicksals zu gedenken, der jungen Frau in der medizinischen Privatabteilung mit dem Hodgkin ergangen ist –, darf ich glauben. Das ist kein Widerspruch zur Realität, sofern ich nicht an etwas außerhalb meiner selbst glaube …

So soll denn, wer es kann, an seinen gesunden Geist und seine positiven Gedanken glauben, die verhindern sollen, dass der Krebs sich einnistet. Wer es kann, möge glauben, mit Tee, Tropfen und Transzendenz, mit Salben, Pulver und Kügelchen das Immunsystem so weit zu stärken, dass der Organismus gegen Krankheiten resistent wird. So soll, wer es kann, auch daran glauben, dass sein Körper eine immense Selbstheilungstendenz entwickeln würde, falls er doch einmal krank werden sollte. Vor allem aber – und das widerspricht nicht unserem Realismus – wollen wir unbeirrbar daran glauben, dass wir die Kraft haben, uns nach jedem Absturz wieder aufzurichten, auch wenn die Diagnose Krebs uns zu Boden geschmettert haben sollte. Das Schicksal wird uns zu gegebener Zeit bestimmt kundtun, wo es unseren Glauben am nötigsten hat.

Glaube an deine Gesundheit.

Computer sei Dank.

2

Die Realität ist in den Monaten, die für mich auf eine merkwürdige Weise ausgelöscht scheinen, Kathrin unerbittlich auf den Fersen geblieben. Die Invalidenversicherung hatte sich nach einem Jahr erneut gemeldet. Man habe von mir zur Revision ihrer Rente einen weiteren Bericht verlangt, der noch nicht eingetroffen sei. Leider gab es im positiven Sinn nichts zu revidieren. Wer schwer krank ist, hat nicht die Chance, sein Leiden ungeschehen zu machen, indem er einige Seiten seines Lebensbuches verschwinden lässt oder herausreißt.

Sie sei sehr müde, sagte Kathrin, als sie wieder einmal anrief. Extrem müde. Schon frühmorgens. Überhaupt sei der Morgen am schlimmsten. Sie habe sich entschlossen, nach Italien in eine Meditationswoche zu fahren. Christian bleibe daheim. Er habe sich verplant. Es sei ihr gerade recht. Sie brauche Ruhe und auch Distanz. Mit dem Zug bis Florenz. Zwei Stunden im Auto zu einem alten Herrschaftshaus. Ein Kollege begleite Sie … »Was meinst du … kann ich es wagen? Komme ich zurück?«

Ich erinnere mich nicht, was ich geantwortet habe. Gedacht habe ich jedenfalls: Fahr, Kathrin! Fahr, so weit dich deine

Wünsche noch tragen. Zum Glück weißt du nicht, was ich in einer früheren Ausgabe der »Medical Tribune«* gelesen habe: »Lebermetastasen beim fortgeschrittenen kolorektalen Karzinom ein häufiges Problem... Mit *best supportive care*** leben Patienten mit Lebermetastasen im Schnitt noch vier bis zwölf Monate, nach chirurgischer Resektion beträgt die mittlere Überlebenszeit immerhin 25 bis 40 Monate.«

Bei Kathrin sind es jetzt zweiunddreißig Monate her seit der Entdeckung der Lebermetastasen und der Diagnose des Kolonkarzinoms, seit der Resektion der größten Metastase erst dreiundzwanzig. Im Minimum hat sie gerade noch zwei Monate zugut, maximal knapp anderthalb Jahre. Statistisch gesehen.

Im September 2003 habe ich geschrieben, die Hoffnung wachse nicht in jenem Beet, wo die Statistik ihre Wurzeln habe. Wo wächst sie denn, die Hoffnung?

Ich bin in die Stube gegangen und habe Renata gefragt: »Wo, denkst du, nehmen wir immer wieder die Hoffnung her?«

Sie besann sich nur kurz. »Hoffnung gibt es dort, wo es noch ein Ziel gibt.«

Und ich dachte an eine Legalinspektion in einer sternklaren Sommernacht. Suizid am Bahndamm. Depression bekannt, Abschiedsbriefe vorhanden, Vorbereitungshandlungen eruierbar. Der Mensch als Blut-, Kleider-, Fleisch- und Gedärmehaufen. Im Schein der grellen Lampen des Kriminaltechnischen Dienstes fanden wir zwischen den Geleisen noch ein Auge samt Oberlid, aber ohne Mensch. Scherben der Schädeldecke und Gehirngeschmier überall im Schotter, und neben dem Trassee ein Turnschuh, der abgetrennte Fuß steckte noch drin und der Fuß noch in einer ehemals weißen Socke mit far-

---

* Medical Tribune, Wochenzeitung für Schweizer Ärztinnen und Ärzte, Nr. 18, 6.5.2005.

** Mit der besten, (bloß) unterstützenden Pflege.

biger Borte – letzte Spuren eines unglücklichen Menschenlebens.

Wenn nun in diesem Fall sich selbst töten das einzig noch verbliebene Ziel war, aber immerhin doch ein Ziel: Wann ist in dieser unglücklichen Seele die Hoffnung verloren gegangen?

Die Meditationswoche sei gut vorbeigegangen, berichtete Kathrin später. Besser, als sie es sich vorgestellt habe. Wenn nur diese verrückte Müdigkeit nicht gewesen wäre. »Es ist, als würdest du zu Boden gedrückt, in die Erde hineingezogen, mit allem, was du hast und bist …«

Einmal saßen wir mit ihr und Christian im Garten der Pension Casa Concerto oberhalb Brissago bei einem guten Essen und Wein.

Renata fand, Kathrins neue Perücke – relativ kurzes, rot getöntes Haar mit schwarzen Spitzen und Mèches – gebe ihrem Gesicht mehr Pfiff. Wangen und Stirn waren wie bei einer Pubertierenden übersät mit eitrigen, entzündeten Pickeln, Nebenwirkung der kombinierten Chemo.

Ein Teil unserer Unterhaltung ist mir noch erinnerlich.

Kathrin schob eine Gräte an den Tellerrand. »Bei dieser Horrorhaut kann ein bisschen mehr Pfiff gewiss nicht schaden«, sagte sie und brachte ein schalkhaftes Augenzwinkern zustand. »Sag … wenn der Tumormarker nun plötzlich noch viel tiefer sänke – dürfte ich dann annehmen, der Krebs sei dank der aggressiven Behandlung am Verschwinden?«

Noch bevor Renata antworten konnte, sagte Christian: »Kathi, der Arzt hat dir doch erklärt, sogar bei diesen fantastischen Werten ist die Behandlung bei dir nur noch palliativ …«

Beim *portico* hatte jemand eine Tür geöffnet. Ein kühler Luftzug drang bis zu uns. Das Windlicht, das uns Frau Sommer, die Köchin und Allrounderin im »Concerto«, auf den Tisch gestellt hatte, flackerte, rauchte, drohte zu verlöschen. Kathrins Gesicht blieb für einen Moment im Schatten.

Über den Bergen oberhalb Pino auf der italienischen Seeseite war der Mond aufgegangen. Wie kaltes Neonlicht lag ein scharf begrenzter, blasser Streifen auf dem Wasser und zog einen Strich durch den schwarz daliegenden See, von einem Ufer zum andern.

Kathrin zog die Schultern ein. »Mich friert.«

Christian ging zum Parkplatz zurück und holte eine Decke aus dem Auto.

»Eben ja … palliativ, so hat er sich ausgedrückt … danke«, sagte Kathrin. Sie sah Chrstian lange an und legte sich die Decke über die Schultern.

Aber der tiefe Tumormarker bedeute, sagte ich, dass sich der Krebs im Idealfall über längere Zeit unter der Chemo still halten könnte.

»Und ohne dieses grässliche Zeug?«

»Nähme er zu«, sagte Christian.

Und Renata sagte, man müsste es befürchten.

Ich weiß nicht mehr, wie der Abend an unserem Tisch geendet hat, wie wir uns verabschiedet und ob wir uns für ein anderes Mal im Tessin, in Schönried oder Riggisberg verabredet haben. Aber ich weiß noch, dass Renata und ich schweigend den kurzen Weg und die Stufen abwärts zur Casa Lucertolina gegangen waren. Wir zogen etwas Wärmeres über, nahmen Kathrins Windlicht mit nach draußen und setzten uns in die geschützte Ecke unserer Terrasse. Das Mondlicht lag jetzt breiter und wie ein hellgraues, faltiges Tuch auf dem See.

Reni war hineingegangen, um uns Tee zu machen.

In den vergangenen Tagen hatte ich im verwilderten Garten gewütet, im Haus gewerkelt und mich im Zimmer der Söhne mit einem defekten Klappbett herumgeschlagen, im Kopf aber mit Sätzen aus einer alten »Weltwoche«: »Männer mit Erektionsproblemen büßen 10 Prozent ihrer Arbeitsleistung ein (...). Aber die Potenzstörungen beeinträchtigen auch die Partnerinnen (...). Damit sich aus sexueller Frustration kein Teufelskreis entwickelt, ist es entscheidend, das Schweigen zu brechen ...«*

Im Durchgang zum Heizungsraum hatten wir eine neue Neonlampe an die Decke montiert, Renata und ich stundenlang balancierend auf der gleichen Bockleiter, die Gesichter schwitzend und ganz nah, aber auf der Leiter nicht einmal ein Kuss und bisher auch kein gebrochenes Schweigen und auch kein Sex.

Einmal waren wir mit dem Boot nach Locarno gefahren, über den Trödlermarkt und durch die Lauben geschlendert. Ich hatte für 25 Franken eine zwölfbändige Heine-Werkausgabe erstanden. Reni kaufte in einer exklusiven Boutique zum Viertelpreis ein ursprünglich über tausendfränkiges Kleid. Beides fanden wir ausgezeichnet. Später saßen wir an der Piazza bei Bier und einem Panache, noch später daheim bei Salami, Chips und Rotem. Reni hatte vorgeschlagen, ich solle doch einmal MUSE noch vor dem Pumpen ausprobieren. Es war keine schlechte Idee gewesen und eine prüfenswerte Variante. Zwei Krücken in Kombination sozusagen. Zwar hatte ich MUSE, wie auch die Spritzen in den Penis, aus Sorge wegen möglicher Fibrosierung der Schwellkörper eigentlich aus dem Programm gestrichen. Aber irgendwo im Kühlschrank lag noch eine Dosis von 500 Mikro. Und inzwischen wusste ich aus meinen gesammelten Artikeln zur ED oder Impotenz, dass es nach Meinung

* David Signer: »Volle Lenden, leere Kassen«, Die Weltwoche, Nr. 17/05.

verschiedener Fachleute besser sei, den Vorschlag meiner Ehefrau umzudrehen: Den Gummiring für die Stauung vorweg und erst danach die Einführung des Alprostadil-Stäbchens in die Harnröhre. So könne, immer nach der Fachliteratur, die Substanz weniger schnell aus den Schwellkörpern verschwinden und halte damit die Erektion länger aufrecht. Gewünscht und getan. Das Resultat war beachtlich. Die Schmerzen dauerten damals kaum eine Stunde. Es ging uns in jener Nacht auch wirklich wieder einmal gut. »Wir können es noch«, hatte Reni vor dem Einschlafen gesagt. »Und wir können es sogar planen.«

Einmal ging Renata bei knapp achtzehn Grad ins Wasser. Mich grauste es. Sie kam bald zurück, zog den Bikini aus, trocknete sich und legte sich nackt und kalt auf mich. Das Boot schaukelte, schaukelte. »Wenn wir jetzt könnten … es ginge fast von selbst.« – »Wie im Schongang«, ergänzte sie und drückte ihren Schoss mit Vehemenz in meine Windel. Anderntags waren wir wieder auf dem See. Ich stand nach einem ultrakurzen Schnupperbad auf dem Treppchen und trocknete mich fröstelnd ab, immer darauf bedacht, den Urin in den See und nicht auf die Bootsmatratze tröpfeln zu lassen. »Deine Seicherei gibt halt schon ein bisschen Distanz«, sagte Renata damals und schob mir mit einem Fuß die bereitgelegte Windel zu. Abends saßen wir wieder auf dem Balkon. Sie sagte, sie sei froh, habe sie das wegen der Seicherei gesagt. Es stimme leider. Ich war aufgestanden und trug die Ratatouille zum Aufwärmen in die Küche zurück. Gambarogno und Maggiadelta lagen hinter starkem Dunst. Er war mir, wie ich mich erinnere, zuvor nicht aufgefallen. Als ich mit der Pfanne an den Tisch zurückkam, war Ascona kaum noch auszumachen. Es kam mir vor, als erginge es mir ähnlich. Meine heitere Stimmung hatte sich verdüstert. Jetzt wusste ich, dass ich nicht nur wegen der lauen Ratatouille vom Tisch gegangen war.

Renis Worte hatten mir Schlechtwetter gemacht. »In Ascona wird es demnächst schiffen.« – »Du sagst doch sonst nie ›schiffen‹« sagte Renata. – »Diesmal passt's … Genau ums Schiffen oder Seichen geht's«, sagte ich. – »Das hat dich getroffen – wegen der Distanz?« – »Ja.« – »Und – verstehst du mich?« – »In diesem Fall wäre es vielleicht der wichtigste Grund, mich operieren zu lassen?« – »Ich glaube … ja«, sagte Renata damals.

Via Schwiegereltern in Weesen waren wir nach den Ferien nach Zürich gefahren. Das »Schiff«-Thema machte einem andern Platz. Renata bezog ein Studio im Personalhochhaus des Uni-Spitals. Im Rahmen einer Weiterbildung nahm sie während eines Monats in der Schmerzklinik an der Sprechstunde für Schmerzpatienten teil. Am Tag, als ich sie abholte und wir an der Bahnhofstraße im Nachgang zu ihrem Geburtstag eine Halskette aus schwarzem Stein mit dazwischengefügten Goldplättchen kauften, erfuhr sie über ihr Handy, sie sei ins Dreiergremium der Spitalleitung berufen worden. Auch das war damals wichtiger als meine defekte Leitung. Danach erreichte uns wieder ein deprimierendes Telefon von Kathrin. Der PET-Befund zeige neue Herde in der Nähe der Wirbelsäule und in der Lunge.

»Gell«, sagte Kathrin damals leise und in einem Tonfall, der eigentlich gar keine Antwort verlangte, »jetzt kann man die Leber nicht mehr operieren. Das hat mich einen Moment lang enorm gehauen. Ich dachte halt doch, die schneiden einfach alle Metastasen heraus, und ich bin eigentlich fast gesund.«

Wie es ja ursprünglich geplant gewesen sei, das mit den Metastasen, hatte ich ungefähr geantwortet. Ob sie beim Sprechen kurzatmig sei? Und wie sie sich momentan fühle?

Die Frage war bestimmt hilflos. Ich hatte sie gestellt, um Kathrin von den Gedanken an ihre Metastasen wegzubringen.

Ich wusste nicht, ob das richtig war. Aber der Mediziner in mir hatte sich gemeldet. Wenn in der Medizin von Metastasen die Rede ist, dann ist unausgesprochen auch vom Tod die Rede. Das ist nun einmal so. Aber in Bezug auf Kathrin, die auch ohne Trauschein unsere liebe Schwägerin ist, ertrug ich diese Schlussfolgerung schlecht. Zum Glück ging sie auf die Ablenkung ein. Es ginge ihr sonst recht gut, sagte sie. Ihre Stimme war sogar eine Spur lebhafter geworden. Sie habe jetzt sogar wöchentlich Chemo. Musste diese wegen schlechter Blutwerte unterbrochen werden, sei der Tumormarker zwar sofort um das Dreifache angestiegen. Aber sie hätten trotzdem vor, für drei Wochen an die Ostsee zu fahren. Sie müsse weg. Weg vom Haus, wo sie alles an den Krebs erinnere. Weg vom Schlafzimmer, worin sie von nichts anderem redeten als von ihren Lebermetastasen. »Verstehst du?«

Und wie ich sie verstehe, sagte ich. Bei uns sei es die Impotenz, die das Schlafzimmer narkotisiere.

Sie mochte ein bisschen lachen. Sie hatte sich nach der Zukunft von Matthias nach der RS erkundigt und auch nach Michaels Plänen. Und einmal traf eine Karte ein: Goethes Gartenhaus in Weimar. Als ich nach Tagen anrief und mich bedanken wollte, sagte Christian, Kathrin sei am Lions-Treffen in Bern. Sie seien gut von der Reise zurückgekommen, aber jetzt sei Kathrin wieder enorm müde. Auch nach den beiden letzten Chemo-Stößen sei es nicht gut gegangen. Sie überfordere sich körperlich sicher auch mit dem Psychologiestudium. Drei Tage pro Woche Schule in Olten, ein ganzes Jahr, er wisse nicht, wie sie das verkrafte.

Renata war mit dem Tee zurückgekommen und hatte mich aus den Erinnerungen geholt. »Sie ist ja wirklich zu bedauern«, sagte sie und schob mir das Glas mit dem Pefferminztee zu. –

»Und wie tapfer sie das trägt«, sagte ich. »Da komme ich mir einfach jedes Mal wie ein ganz windiger Lumpenhund vor, der doch wirklich in seinem ganzen Leben kein Wörtchen mehr über Impotenz und Inkontinenz verlieren sollte.« – »Ja und nein«, sagte Reni. Ich verstand sie nicht. »Nein«, präzisierte sie, »weil wir die Sache, wie ich meine, noch nicht bis auf den Grund besprochen haben. Und ja – weil ich auch der Meinung bin, verglichen mit Kathrins Schicksal seien wir ja sehr zu beneiden.« – »Ich müsste es eigentlich längstens wissen«, sagte ich und rührte den Zucker so energisch um, dass der Tee über den Glasrand schwappte. »Aber es verfolgt mich offenbar immer noch.« Einmal hatte ich Renata zum Bahnhof nach Zweisimmen gebracht. Sie fuhr zu einer zweitägigen Fortbildung nach St. Gallen. Ich eilte nach der Unterführung die Treppe hoch und über den Perron zum Wagen. Beim Ausgang stoppte mich ein Plakat:

»1 Glas zu viel
1 Flasche im Bett.«

Mir war, als schnitte mir eine Scherbe dieser Flasche ins lahme Fleisch in meinem Slip. Auch die TV-Reklame für den Gebrauch von Kondomen, irgendetwas mit Gurke, Rüebli und einem Filet, das eine Frau zuletzt entzweihackt, gab mir nach zweieinhalb Jahren immer noch ein Gefühl, ein Versager zu sein. Als hacke man mir an der Seele herum. Nein, nicht an der Seele: an meinem länglichen Objekt.

Ich stand auf und holte einen Lappen. Ich erinnerte Renata auch an eine TV-Sendung, eine Diskussion über ein Familiendrama. Der spätere Mörder seiner ganzen Familie soll wegen depressiver Verstimmungen vor der Tat einmal ärztliche Hilfe gesucht haben. Ich sagte, auch dabei hätte ich sofort gedacht: Der arme Hund hatte doch ganz einfach Potenzprobleme. Ich wischte die Teelache auf und warf den Lappen übers Geländer.

Reni bezweifelte, ob das Grund genug sei, Frau und Kind mit einem Hammer totzuschlagen und anschließend von einer Brücke zu springen.

»Ich stelle mir vor«, sagte ich, »sein Schlappschwanz könnte zumindest mitgeholfen haben. Diese Männer werden von den Kriminalpsychologen meistens als ›zurückhaltende Aufsteiger‹ bezeichnet. Vielleicht sind sie das genaue Gegenteil: zu früh ejakulierende oder impotente Ablieger.« – »Plagt dich die Impotenz?« – »Wir haben ja schon so viel darüber palavert. Wäre ich allein, käme ich zurecht. Aber ich bin nicht allein. Ich bin mit dir verheiratet. Und das setzt mich unter Druck. Ich hätte den Hänger vermutlich akzeptiert – wenn du als meine Frau nicht da wärst ... dir gegenüber fühle ich mich schuldig. Aber eigentlich habe ich mir am zweiten Jahrestag der Prostatektomie definitiv vorgenommen, nicht mehr darüber zu reden ... So steht's zumindest im Tagebuch. Und jetzt habe ich, verdammt und verflucht, schon wieder damit angefangen.« – »Das heißt doch, du bist einfach noch nicht im Reinen ... Aber verglichen mit Kathrin müssen wir doch einfach sagen: Uns geht es eigentlich gut.«

Sie blickte damals sehr lieb zu mir herüber. »Und das Gespräch mit Jean-Luc seinerzeit im ›Landhaus‹? Der Penis – er sagte: die Penetration – sei nicht das Wichtigste. Ich bin gleicher Meinung. Wenn du trotz der Impotenz zufrieden bist, kann ich auch zufrieden sein. Wir müssen uns dessen bewusst bleiben. Einander nicht gleichgültig werden. Uns nicht auseinanderleben.«

Reni setzte sich auf meine Knie. »Ich weiß schon, die Brünzlerei ist auch noch ein Thema. Auch für mich. Aber lass dich nicht unter Druck setzen. Meine kleine Morgendepression hie und da hat gar nichts mit unserem Problem zu tun. Mir geht es gut. Ich hätte noch vor zwei Jahren nicht geglaubt, dass wir je wieder eine zufriedene Familie würden.« – »Du sagst zufrieden? Das zu hören, tut enorm gut.« – »Wir schaffen es schon – weil wir Realisten sind.« – »Aber weißt du, was in einem Prospekt für eine dieser Aufsteller-Tabletten steht? ›Schöne Momente kann man nicht planen‹ … Und wir sind gezwungen zu planen, können gar nicht mehr anders …« – »Ein bisschen lustig können wir es ja mit den diversen Krücken immer noch haben.« – »Und trotzdem kommt es mir zeitweise vor wie Hormonentzug. Wenn sich bei mir im Parterre nie etwas tut, schläft der Wunsch nach Sex irgendwie ein.«

Renatas Augen füllten sich. Eine Träne fand den Weg bis in den Mundwinkel. »Deine Zärtlichkeit fehlt mir am meisten«, sagte sie. »Daneben kann ich mich überhaupt nicht beklagen. Auf dich verlassen kann ich mich – in jeder Situation und hundertprozentig. Du gibst mir Sicherheit. Du bist für mich, was dein früherer Chef über dich als Assistent gesagt hat: ein Fels in der Brandung. Aber verstehst du: ein zu kühler Fels, ein distanzierter, meine Arme rutschen an ihm ab – das empfinde ich so.« Sie blies die Kerze im Windlicht aus. »Komm. Ich habe Lust, auf einen Fels zu klettern.« – »Nehmen wir einen Limoncello?« – »Ich brauche keinen.« – »Ich schon. Statt Hormonschub.«

3

Vorgestern Abend ist Michael zum ersten Mal von Bern, wo er immer noch mit dem Behinderten-Skisportler Simon die Wohnung teilt, nach Hause gekommen. Vor drei Wochen hat er an der Hochschule für Gestaltung und Kunst in Luzern angefangen. Sein Studienziel: Illustration. Weshalb er das so präzis weiß, wissen wir nicht. Er sagt, für ihn gebe es nichts anderes.

Im Frühling begann er für die Aufnahmeprüfung zu zeichnen. Verlangt wurden im ersten Teil drei Arbeiten in genau vorgegebenem Format zum Hauptthema »Fremd und gewöhnlich«. Dazu drei freie aus fünf oder sechs Unterthemen. Eine Aufgabe: Zeichne in neun Quadrate von je 7 cm Kantenlänge eine Bildergeschichte. Einen Sonntag lang brannte Michael Zündhölzer ab und skizzierte blätterweise die verglimmenden Kohlewürmchen. Matthias war ihm behilflich und fotografierte Feuer und Rauch. Die Idee wäre vermutlich gewesen, die Rahmen der einzelnen Bilder sich in Asche oder Rauch oder Nichts auflösen zu lassen. »Die allermeisten werden ja todsicher eine Bildergeschichte abliefern wie vorgeschrieben«, sagte Michael. »Aber ich, ohne Matur? Wenn ich auch nur eine winzige Chance haben will, muss meine Geschichte total aus dem Rahmen fallen.«

Irgendeinmal musste es in dieser Richtung Klick gemacht haben: Nicht die Rahmen, die Bilder sollen verschwinden. Und das Resultat: neun schwarz gerahmte Quadrate – leer. Einfach leer. Darunter, wie eine winzige Bildlegende: »Fremd und gewöhnlich. Unterhaltung. M. R.« Und davor eine lange Reihe Leute. Als hinge das Nicht-Bild in einer Ausstellung – und ein Junger mit Michaels Mähne, eine Zeichenmappe unter dem Arm, schert aus den Betrachtern aus, als möchte er sich davonmachen, auf dem T-Shirt 145. Und weshalb? Weil er einmal an einem IQ-Test im Internet teilgenommen und so viele Punkte erhalten habe ...

Wir hatten den Nachmittag auf dem Boot verbracht und auf Michaels Anruf gewartet. Wir wussten, dass er an diesem Tag den Prüfungsbescheid erhalten sollte. Es wurde ein langer Nachmittag. Unsere Handys blieben stumm. Es wurde auch ein stiller Abend im Lucertolina, denn jetzt war es klar: Er war mit der negativen Antwort allein. Um viertel vor elf rief er an. Bestanden. »Und ohne Matur. Ohne Matur!«, rief er ein übers andere Mal. Es habe ihm grässlich gestunken, nach Hause zu gehen, er sei ein bisschen länger in Bern geblieben, habe ja ohnehin gewusst, was für eine Antwort im Briefkasten liege.

Bestanden.

Einmal spazierten Renata und ich hinunter nach Gstaad. Wir tranken vor dem »Viktoria« an der Promenade ein Coca, begleiteten mit den Augen friedlich die Leute und waren irgendwann wieder beim Thema unseres Spaziergangs. Als ich vor drei Jahren im Spital vom Krebs erfuhr, notierte ich als wichtigstes Stichwort zu meiner Zukunft meine Familie. Sie war schon viel früher ein Thema. Im Seminar ließ uns »die Eule«, unser Lehrer für Schulschrift und Kalligraphie, in Gotisch einen Gotthelf-Text schreiben. Fünfzehn Jahre später begegnete ich dem Zitat wieder, als ich nach der Ziviltrauung im Familienbüchlein blätterte. Aber just den ersten Satz von Gotthelfs flammendem Predigtausschnitt hatte man unterdrückt. »Und lasst euch nicht irren durch ödes Geschwätz unseliger Toren«* – nach Gotthelf konnten eben nur unselige Dummköpfe der Meinung sein, »der Staat« oder »die Schule« oder »irgendetwas anderes« sei wichtiger als das »häusliche Leben« oder eben die Familie.

Auch mein Hausmeister Sezai in Ankara sah in der Familie »das Samenkörnchen« für eine bessere Gesellschaft. Ein Junggeselle! Aber auch als Junggeselle sah er klarer als die meisten unserer Soziologen, Existenz- und Daseinsanalytiker beiderlei Geschlechts. Einmal brachte Sezai seinem schwer erkälteten, fiebrigen Mieter einen Suppenteller mit Erdnüssen ans Bett. Seine groben Finger waren immer mit Motoröl verschmiert. Aber die gleichen Finger spielten so innig und meisterlich auf

---

* Jeremias Gotthelf: Geld und Geist.

der Saz* und der Ut**, dass mir die Tränen übers Gesicht liefen und ich nicht mehr wusste, ob ich in der Türkei daheim sei oder in der Schweiz.

Sezai drückte die Hände an seine ölige Jacke, als fürchte er, irgendetwas in meiner Dachwohnung schmutzig zu machen. In dieser Stellung dozierte er, es sei doch *satschma****, zu glauben, unsere Gesellschaft sei durch fehlende Parkplätze – er besaß einen steinalten Jeep, mit dem er auf die Wildschweinjagd fuhr, und einen VW Käfer –, zu viel Süßes oder zu wenig Geschlechtsleben gefährdet. Es sei die Herzlosigkeit, die die Welt gefrieren lasse, und nur die Eltern könnten verhindern, dass die Seele nicht schon im Kind erkalte. Die Wärme aber, ereiferte sich der friedfertige Sezai, die komme weder vom offenen Feuer in den Lehmhütten noch von der Zentralheizung in den Wohnblöcken, die komme einzig und allein aus der Familie.

»Warum sagst du nichts mehr?« Renata fasste mich am Arm.

»Ich habe an Sezai gedacht. Und an deinen Ausspruch beim Spazieren, dass wir jetzt eigentlich eine überglückliche Familie seien. Das tut mehr als wohl. Und ich habe Gotthelf repetiert. Ich sagte es dir schon hundertmal: Wäre ich Nationalrat geworden, ich hätte vor jedem Votum Gotthelf zitiert.«

»Leider ist es umgekehrt«, lachte Reni. »Weil du dir so verrücktes Zeug in den Kopf gesetzt hast, bist du hundertmal nicht Nationalrat geworden … Ich rufe die Buben an, sie sollen uns holen, die machen noch so gern ein Fährtchen. Geh du bezahlen.«

Michael und ich stiegen bei der Hauptstraße aus. Matthias fuhr mit seiner Mutter heim. Er wolle ihr beim Kochen helfen.

---

* Orientalische Langhals-Laute.

** Türkische Laute.

*** Blöder Quatsch.

Unterwegs legte mir Michael den Arm über die Schultern. »Bist du stolz, dass ich es geschafft habe?«

Ich drückte seine Hand. »Und wie – aber Mama auch. Wir werden noch lange stolz sein. Du weißt ja, es gab eine grässlich schwierige Zeit für uns, als es dir nicht gut ging… Hast du nicht gestern gesagt, du bekämest eine richtige Wut auf die Junkies bei der Notschlafstelle, wenn du am Morgen in Bern zum Bahnhof gehst… Warst du wirklich nie in Gefahr, selber ein Penner zu werden?«

»Nie!« Sein Ausruf kam überzeugt. »Ich glaube, bevor ich mir die erste Spritze hineingejagt hätte, hätte ich mich selbst geohrfeigt und mich gefragt: ›He, was geht da eigentlich mit dir ab?‹«

»Und du warst jederzeit noch in der Lage, dich zu fragen und dich zu ohrfeigen?«

»Ja…« Auch diese Antwort wirkte sicher, kam aber weniger spontan. »Aber – ich gebe zu, es kam auch enorm auf mein Umfeld an. Ihr habt mich nicht verachtet.«

»Aber du siehst schon – einfach war es nicht. Einmal wollte ich dir bei Tisch die Hand auf die Schulter legen – so wie du mir eben jetzt –, und du hast dich darunter weggewunden. Als wäre ich giftig oder schmutzig.«

»Habe ich das? Supercool, nicht wahr…? Ja, ihr habt mich nicht fortgejagt und nicht aufgegeben… Und die RS hat mir im richtigen Moment definitiv den Kopf geleert. Auch wenn ich gar nichts mehr vom Militär halte.«

Vater und Sohn spazierten zufrieden durchs Dorf nach Hause. Ich erzählte Michael, ich hätte damals nach den Ferien in der Praxis eine Flasche Sekt und Knabbersachen aufgetischt, um mit Lisa und Monika seinen Erfolg bei der Prüfung ein bisschen zu feiern.

»Müssen eigentlich deine Arztgehilfinnen alles mitbekommen, was läuft bei uns daheim?«

»Alles nicht. Aber einiges. Gut fürs Arbeitsklima. Wir sind der Meinung, halbwegs normale Leute hätten wenig oder nichts zu verheimlichen. Gerade diese Einstellung hat uns geholfen, immer zu dir zu stehen. Ich habe mehr als einmal mit Patienten über dich geredet, die mit einem ihrer Kinder Ähnliches durchmachen mussten. Übrigens hat dir meine Lisa indirekt noch ein Kompliment gemacht. Sie finde es einfach supercool, dass du und Matthias noch arbeiten müsstet und nicht einfach die hohle Hand machen könnt beim Papi… Und weißt du, was ich geantwortet habe? Sie hätte schon recht, aber ein Wort sei falsch – bei Mami, hätte sie sagen müssen. Bei Mami.«

»So sag Lisa, auch der Roller, den ich mir zur bestandenen Prüfung kaufen will, sei zu hundert Prozent vom eigenen Geld!«

4

Wie wir heute Morgen die Vorhänge zurückziehen, schneit es. Der erste Schnee. Ich wäre gern zu Fuß zur Praxis gegangen. Es tut so gut, zu sehen, wie arglos Kinder und Hunde sich daran freuen, was eine ganze Wintersportregion durcheinanderbringt, sobald Kalender und Zufuhr feuchtkalter Luft aus Norden nicht übereinstimmen. Kommt nach Meinung der Touristiker der Schnee zu früh vor Weihnachten, weil sie ihn noch gar nicht eingeplant haben, fällt er am falschen Ort, zu spät, gar nicht – gemeckert muss sein.

Es geht auch ohne zu meckern, aber nicht ohne Auto. Müsste ich notfallmäßig auf Hausbesuch, wäre ich in der Praxis blockiert und aufgeschmissen. Also verzichte ich auf den Morgenspaziergang. Die Winterpneus sind montiert, die Garage hat das erledigt. »Rechnet dieses Jahr nicht mit uns!«, haben die Söhne im Spätherbst zu verstehen gegeben. Insbesondere Matthias, der sonst immer Hilfsbereite, winkte ab.

Mitte August ist er aus der RS zurückgekommen. Wie Michael wollte er um keinen Preis weitermachen. Nicht, weil er grundsätzlich gegen das Militär sei. Nie haben wir ihn über eine anstrengende Übung reklamieren hören. Wie Michael hat er sich nie über die Strapazen eines Gewaltmarsches, über zu wenig Schlaf oder zu viel Schweißgestank im Kantonnement beklagt. Aber er konnte sich fürchterlich aufregen, wenn er einem absurden Befehl gehorchen musste. Da soll doch ein Feldweibel, nur wenig älter als er, die »oberhohle« Idee gehabt haben, die Zimmerordnung zu ändern. Einfach so. Ohne Begründung. Und sowas sei doch einfach der »superdümmste Hurenscheißkack.«

Im September ist er drei Wochen nach Ecuador und Kolumbien zu Freunden geflogen, die er in Santa Barbara kennen gelernt hat. Und er war stolz, die Reise mit seinem Lohn als Kellner und dem Ersatz aus der RS selbst bezahlen zu können. Aber jetzt ist beiden der Studienanfang wichtiger als die zwanzig Franken für den Radwechsel.

Vorsichtig fahre ich der Alten Straße entlang. Vorbei an den schneebetörten Leuten mit ihren Besen, Kratzern, Schaufeln, Schneeschiebern und Scheibenschabern. Lass sie doch! Leben und Karriere sind ja meistens nicht viel anderes als schaufeln, schieben und scharren. Fragt sich bloß, ob es immer nur in die gute Richtung gehe. Eigentlich mache auch ich nichts anderes. Und zwar Sommer wie Winter. Jahr und Tag. Schon bald beginnt die nächste Saison, streng und hektisch wie jede zuvor.

Ich habe es eigentlich aufgegeben, eine Nachfolge für meine Praxis zu suchen, auch keine weiteren Inserate ins Internet und in die Ärztezeitung gestellt. Renata skizziert bereits den Umbau der Praxis zu einer Wohnung. Auch die Pläne für den Praxisumzug vor zehn Jahren hat sie entworfen, so dass sich das massive Kirschbaummobiliar am neuen Standort wieder einbauen ließ. Ich habe übrigens nie geglaubt, unersetzlich zu sein. Scharren, schaufeln und schieben müssen auch die, die nach uns kommen. Das Werkzeug bleibt wichtig und nur selten der, der es in den Händen hält.

Meinen Praxis-Frauen habe ich vorgeschlagen, den Vormittagsrapport zu verlängern. Ich will mit ihnen in Ruhe die Agenda für den nächsten Wochenanfang besprechen. Zur Aktivierung des implantierten Blasenschließmuskels soll ich nochmals für zwei Tage in die Urologie. Bald könnte, wenn es denn klappen sollte, die Inkontinenz wahrhaftig ein Ende haben. Ich wage noch nicht, ernsthaft daran zu glauben. Ein riesiges Handicap weniger.

Und eine Krücke mehr.

Eine Patientin hat ihre Konsultation verschoben. Das trifft sich gut. Seit ich nicht mehr nur Arzt, sondern auch Patient bin, brauche ich häufiger Distanz zum eigenen Schaufeln und Scharren. Heute kann ich mich vor dem Rapport mit gutem Gewissen noch ein wenig zurückziehen. Im hinteren Sprechzimmer sinke ich in den Ledersessel zwischen Fenster und Schreibtisch. Die Patienten finden diesen Stuhl besonders gemütlich, aber auch umständlich, weil sie ohne meine Hilfe fast nicht mehr hochkommen. Als ich noch gelegentlich mit Hypnose gearbeitet habe, ist einmal eine Frau darin eingeschlafen.

Bin ich nicht trotz meiner vielen Krücken ein privilegiertes Stück Mensch? Mir ist es vergönnt, an einem gewöhnlichen Wochentag den weißen Kittel für einen Moment an den Haken zu hängen, die Tür zuzumachen, einfach dazusitzen, die Hände in den Schoß zu legen, wie man so sagt, und mich umzusehen, umzuhorchen. Vom Empfang her gedämpftes Geplauder und Lachen meiner Arztgehilfinnen. Vor den Fenstern das an- und abschwellende Surren der Schneeschleuder, die den Besucherparkplatz freimacht. An der gegenüberliegenden Wand der immerwährende Fotokalender. Monika hat die Pflicht, jeden Morgen eine farbige Büroklammer auf den nächsten Wochentag zu schieben. Heute hatte sie es noch nicht getan. Links der Tür das Negatoskop. Noch hängt das Finger-Röntgen des zwölfjährigen Luca da, der gestern nicht hat glauben wollen, dass sein Daumen gebrochen sei. Und auf meinem Schrägpult der kleine Papagei aus bemaltem Balsaholz, den mir eine reiselustige Patientin aus Südamerika mitgebracht hat – dies alles bedeutet doch: Du bist noch da. Ja, ich bin noch da.

Andere sind abgetreten. Frau Gruber – tot. Der Hotelier mit dem Prostata-CA – tot. Die Nichtraucherin Frau Liechti – tot. Der halbblind gewordene Verkehrssünder mit den Melanom-Metastasen im Gehirn – auch er tot, noch bevor die Anklageschrift fertig geworden ist.

Aber nicht nur die Toten mahnen mich, mit meiner Situation zufrieden zu sein. Gestern hat man mich in die »Solsana« gerufen. Das muffige Tuberkulose-Sanatorium, das mehr als anderthalb Jahre meiner Kinderzeit verschluckt hat, ist zu einem hellen, modernen Blindenhotel geworden. Zeitweise beherbergt es auch Gruppen anderswie Behinderter mit ihren Pflegenden. Ein Patient mit rasch fortschreitender MS erwartete mich. Einer plötzlichen Stimmung folgend, fuhr ich mit dem Aufzug hoch. Ich konnte mich nicht erinnern, ob zu meiner Zeit im Sanatorium bereits ein Lift in Betrieb war. Jedenfalls wäre er für uns strengstens tabu gewesen.

Als eine weibliche Lautsprecherstimme die zweite Etage ansagte und ich kurz darauf mit meinem Koffer die Lifttür aufstieß, wurde mir bewusst, warum ich nicht die Treppen benutzt hatte. Höchste Zeit, eine Erinnerung abzuschütteln. Ich mochte dieses Haus nicht länger aus der Perspektive einer tuberkulösen Halbwaise wahrnehmen, für deren Kuren die Armenbehörde aufkommen musste. Jetzt konnte mir niemand mehr verbieten, den Lift zu nehmen. Im Gegenteil, die Frau an der Réception hatte den Notfallarzt mit einer ehrerbietigen Handbewegung zum Aufzug gewiesen.

Das Leben hat neben dem Krebs noch mehr banales Zeug auf Lager, dachte ich, als ich am Bett des ziemlich jungen Mannes stand. Die Betreuerin, die seine Schwester war, hatte die Decke zurück- und das Nachthemd hochgeschlagen. Kissen unter den Knien, Pelzsocken um die Fersen und auch die Arme auf Spreukissen gelagert, um das Wundliegen zu verhindern, und jetzt noch ein Harnwegsinfekt bei liegendem Urinal – aber der hilflos Entblößte witzelte ungeachtet seiner Lähmung über seinen Zustand mit einer kloßig hohlen Stimme, als rede er aus dem Grab.

Sehr langsam stieg ich in dem breiten Treppenhaus abwärts. Die gleichen Steinstufen wie vor fünfundfünfzig Jahren ... Ich griff nach dem hölzernen Handlauf. Er hatte mir als Kind nie Halt, sondern wie alles in diesem finsteren Haus bloß Heimweh gegeben, wenn eine schrille Klingel zum Essen oder zum abendlichen Chorsingen rief und der Kinderschwarm mehrmals am Tag treppabrauschte ... Tatsächlich noch das Holz von damals, bloß aufgefrischt und zur Orientierung der Blinden auf jeder Etage mit der entsprechenden Zahl kleiner, runder Nagelköpfe versehen.

Bei einem Treppenabsatz blieb ich stehen und fuhr mit der Hand über den Mauervorsprung: das Fensterbrett von damals. Ich schloss die Augen und sah dort eine Vase oder einen Blumentopf stehen ... Ungute Erinnerungen seien wie Kaugummi, den man nicht rechtzeitig ausgespuckt hat, war mir an Weihnachten durch den Kopf gegangen. Die Gelegenheit war günstig. In Gedanken klebte ich das bittere Zeug blitzschnell an die Unterseite des polierten Handlaufs. Und als ich wenig später freundlich nickend an der Réception vorbei in den klaren, kalten Dezembertag hinaustrat und auf mein Dorf hinuntersah, fühlte ich mich frei. Diese üblen Gedanken sollen dich nie mehr stören. Du hast jetzt Gescheiteres zu tun und andere Probleme.

Aber wie das? Ich fühlte mich nicht nur freier, auch irgendwie beschämt. Dort oben im zweiten Stock liegt einer mit weit fortgeschrittener MS, gut zwanzig Jahre jünger – und du meinst, das Gescheitere sei, wegen deinen Problemchen im Parterre ein ganzes Tagebuch vollzujammern.

5

Nach dem Nachtessen habe ich Renata gebeten, die Fortsetzung meiner Notizen zu lesen. Von Zeit zu Zeit druckte ich ihr ein Bündelchen aus. Allemal brachte sie die Blätter mit verweintem Gesicht zurück. Es werde noch viele Tränen geben, sagte sie, am besten wäre, ich legte gleich ein Päckli Papiernastücher dazu. Aber ich solle deswegen nicht etwa stolz sein. Sie müsse auch bei kitschigen Geschichten weinen. Sie habe mir verschiedentlich etwas angestrichen, das man als Unbeteiligte nicht ohne weiteres verstehe.

Bei Licht sprachen wir später im Bett für einmal nicht über meine Impotenz, sondern darüber, was ich darüber geschrieben hatte. Ich war der Meinung, das Tagebuch primär als seelische Heim- und Heilgymnastik begonnen zu haben. In gewisser Hinsicht ließ es sich mit dem Türkei-Tagebuch vergleichen. Darin war es allerdings mehr um meinen Frust als um meine Gesundheit gegangen. Als Volontär der privaten Aussätzigenhilfe Emmaus Schweiz kam ich mehrmals dazu, unsere sinnvolle, fokussierte Arbeit mit den unkontrollierten Aktivitäten der offiziellen Entwicklungshilfe anderer Länder zu vergleichen.

Weil Teile des Tagebuchs als Feuilleton in zwei Zeitungen erschienen waren, kam nach Jahren die Idee, sie zu einem Buch zu verbinden.

«Denkst du, die Notizen zur Impotenz könnten andere interessieren?«, fragte ich. »Entwicklungshilfe und Erektionshilfe haben ja auf den ersten Blick wenig miteinander zu tun.«

»Vermutlich auch auf den zweiten nicht«, sagte Renata. »Hauptsache, du hast Tagebuch geführt. Was damit passiert, ist fast schon Nebensache. Wenn ich mir hingegen vorstelle, wildfremde Leute würden das lesen, aber auch unsere Nachbarn, die uns kennen – getraute ich mich überhaupt noch aus dem Haus oder ins Spital?« Sie gab die Antwort gleich selbst. »Warum eigentlich nicht? Was haben die Leute zu verbergen? Und wir im Speziellen? Doch nur, was irgendwie total unehrlich oder peinlich ist. Man hat Angst, das Gesicht oder die Stellung zu verlieren, die richtige oder die vermeintliche. Über Impotenz kann man nur rein wissenschaftlich oder aber sehr ehrlich und persönlich schreiben. Etwas dazwischen gibt es nicht, vom Peinlichen einmal abgesehen. Und dem solltest du eigentlich ausgewichen sein.«

Letzthin habe sie sich mit der Anästhesieschwester Margrit lange über unsere Situation und auch über Sexpraktiken unterhalten – was denn das anderes gewesen sei, als eine Seite aus meinem Tagebuch vorzulesen?

Anlass dazu sei Renatas Rapport über meine frisch implantierte Schließmuskelprothese gewesen, als sich Margrit nach meiner Gesundheit erkundigte. Das Ventil, wusste meine Ehefrau, liege zurzeit im Skrotum noch zu hoch. Wenn es nicht wesentlich tiefer sinke, könnten wir möglicherweise auch die Vakuumpumpe nicht mehr benutzen. Sie hätten auch über die Erfahrung mit Spritzen gesprochen. Der große Vorteil gegenüber dem Pumpen: kein Unterbruch, keine Zeitnot.

Renata nahm den Faden wieder auf. »Ob Ehrlichkeit für ein Buch genügt? Es muss doch auch interessant sein, neugierig machen ...« Sie drehte sich zu mir und stützte sich auf den rechten Ellenbogen. »Ein Vorschlag.«

Ich setzte mich auf und stopfte mir das Kissen in den Rücken. Wenn Renata sich zu später Stunde im Bett auf den rechten Ellenbogen stützt und laut denkt, dann, finde ich, denkt sie besonders clever. Für meine Kolumne in der »Schweizer Familie« hat sie mir in dieser Position mehr als eine Pointe präziser durchdacht.

»Ich höre.«

»Es ist sinnlos«, begann Renata, »einer Sache nachzutrauern, die du nicht mehr hast. Die du nie mehr haben wirst. Spontan kommt vermutlich nichts mehr zurück. Also schau die Sache von der positiven Seite an. Es gibt sie nämlich, diese positive Seite. Sollte es mit der Aktivierung des Schließmuskels klappen, wäre deine Story eigentlich fertig. Hätte sogar halbwegs ein Happyend, vorausgesetzt, dein CA halte sich still.«

Es sei natürlich enorm schade, wandte ich ein, dass das Happyend nicht auch für Kathrin gelte.

Renata war sehr einverstanden, auch wenn sie es nicht schätzt, unterbrochen zu werden.

»Wenn du wirklich im Sinn hast«, fuhr sie fort, »deine Story unter die Leute zu bringen, dann soll sie nicht bloß ehrlich sein. Das ist das Allermindeste. Sie soll auch andern etwas bringen. Denen nützen, die ähnliche Probleme haben. So machte es auch Sinn für dich, in aller Öffentlichkeit quasi die Hose herunterzulassen. Ohne Potenz, dafür ein Profi für Impotenz ...«

»Und du Fachärztin für die Tröstung impotenter Ehemänner – tönt doch auch nicht schlecht. Aber was haben wir von diesen Spezialarzttiteln?«

»Du unterbrichst mich einfach immer, wenn es wichtig wird ... Wahrscheinlich gibt es nicht viele Ärzte mit einem Verlauf wie bei dir. Und unter diesen bist du vermutlich einer der wenigen, denen es keine Mühe macht, darüber zu reden. Nicht nur mit mir, meine ich, auch mit Patienten oder Nichtpatienten. Punkto Offenheit hast du sogar manchem Urologen einiges voraus. Du siehst – ideale Voraussetzungen, um Männern mit Potenzproblemen auf den Sprung zu helfen – oder sagt man: auf die Spur?«

»Ich wage zu unterbrechen. ›Sprung‹ passt für Nur-Impotente besser. ›Spur‹ für Kombinierer, die auch tropfen.«

Es gab dazu eine Analogie. Ein befreundeter Fußchirurg hatte mir das durch Tuberkulose zerstörte linke obere Sprunggelenk versteift. Seither schickte er mir hie und da einen potenziellen Kandidaten, den ich aufgrund meiner Erfahrung am eigenen Fuß über Resultat und Folgen der Arthrodese aufklären sollte. Ohne weiteres habe ich in der Sprechstunde jeweils Schuh und Socke ausgezogen, um die sekundär entstandene Beweglichkeit im unteren Sprunggelenk zu demonstrieren.

»Übertragen auf die nächsthöhere Etage würde das heißen: in der Praxis einfach nach Wunsch und Bedarf Hose auf, Unterhose runter und auspacken«, sagte ich.

»Lappi!«, sagte Renata.

Aber bald leuchtete mir ihr Vorschlag ein. Wenn schon ein Buch, dann nicht ohne Anleitung, wie ein Mann mit seinen Erektionsproblemen zurechtkommen kann.

Sie fand, die Grundfrage laute: Soll ein Mann oder ein Paar zum Hausarzt oder zum Spezialarzt, also zum Urologen?

Das komme aufs Vertrauen an, fand ich. Und noch vor dieser Frage stehe eine andere: Leidet der Mann oder das Paar unter der Situation? Ein etwas umständlich gewordener Knappsiebziger sagte in der Sprechstunde, selbst bei Sexfilmchen im Fernsehen oder wenn er ein Sexheft anschaue, »stelle sich nichts ein«. Auch wenn er versuche, sich dabei »einen abzuwichsen«, werde »das Stück« nicht mehr hart. Ihm sei es egal, ihm fehle nichts. Seine Frau frage dem Sex seit Jahren sowieso nichts mehr nach. Für sie sei Sex gar nie so wichtig gewesen.

Da frage man sich natürlich, erwiderte Renata, warum dieser Mann »einstellen« und nicht »aufstellen« gesagt habe. Und höchstwahrscheinlich würde die Frau in der Sprechstunde über ihre sexuellen Bedürfnisse etwas komplett anderes erzählen. Sie stach mir mit dem Zeigfinger in die Brust. »Du bist Hausarzt – also sag: Was kann der Hausarzt für einen Patienten tun, der Potenzprobleme hat?«

Ich öffnete ein kleines Bier. Meistens liegt ein Fläschchen unter meinem Bett bereit für den Fall, dass ich nicht schlafen kann. Dieses ärztliche Paargespräch oder paarige Ärztegespräch im Ehebett fand ich gemütlich. Und ich dozierte: »Es braucht eine sogenannte Sexual-Anamnese. Der Hausarzt soll fragen: Zufrieden mit dem Sexualleben? Wenn ja – nachhaken: Also auch mit der Potenz? Wenn klar ja: Konsultation beendet. Wenn nein: Probleme seit wann? Ist etwas Belastendes vorgefallen? Wird der Penis anfänglich hart, erschlafft aber zu früh, so dass der Geschlechtsverkehr gar nicht stattfindet, oder wird er schlaff, bevor die Partnerin etwas davon hat?«

»Und der berufliche Stress?«, fragte Renata.

»Du unterbrichst mich immer, wenn ich gerade – nein, Spaß, das kommt jetzt. Passen den Beteiligten Fahrplan und Umstände für den Verkehr? Nur am Wochenende, nur bei Licht, nur im Dunkeln? Wer möchte es anders? Hat man darüber miteinander gesprochen? Ich frage auch: Hat das Potenzproblem Auswirkungen auf Ihre Gesundheit, Ihren Schlaf? Können Sie sich bei der Arbeit konzentrieren oder denken Sie daran, dass Sie beim letzten Mal einen Hänger hatten? Haben Sie Angst, Potenzprobleme machten krank? Oder glauben Sie, Erektionsstörungen könnten durch andere Krankheiten bedingt sein? Fühlen Sie sich körperlich gesund?«

Bei »körperlich gesund« sprang ich aus dem Bett und praktizierte auf dem Teppich vor dem Schlafzimmerschrank einen picobello Kopfstand.

»Lappi!«, sagte Renata wieder. »Wer macht da Kapriolen? Der Arzt oder der Patient?« Ein bisschen Bewunderung konnte sie allerdings nicht verkneifen.

»Kurze Pause«, sagte ich und zog das Pyjama wieder über die Knie. »In der Praxis folgte jetzt eine präzise Organ-Anamnese.«

»Mach's kurz. Einfach nichts vergessen.«

Ich setzte mich wieder ins Bett. »Der Hausarzt sucht nach Zeichen von Hypertonie, einer KHK, nach Diabetes, andern Gefäßerkrankungen, zu hohem Cholesterin. Der Mann muss auch auf die Waage. Übergewicht behindert nicht zuletzt akrobatische Einlagen im Bett. Der Arzt fragt nach Nikotin und Alkohol. Nikotin kann nach Jahren die Blutzufuhr zum Penis drosseln. Alkohol im Übermaß gibt garantiert Stehaufprobleme, mit Maß hilft er als Stimulus. Was ja die ganze Welt weiß«, sagte ich und nahm einen tüchtigen Schluck.

»Vergiss nicht, nach Symptomen einer Depression zu fragen«, sagte Renata. »Und natürlich, ob Medikamente im Spiel sind. Einige können Erektionsstörungen machen. Vielleicht hat man beim Abgeben oder Verschreiben nicht daran gedacht ...«

Der letzte Schluck. »Ich schon«, sagte ich, kein bisschen beleidigt. »Also käme jetzt noch die gründliche Untersuchung, und zwar inklusive Inguina, Hoden, Penis und Prostata. Und ein ausführlicher Blut- und Urinstatus gehört auch dazu.«

»Eine Hormonuntersuchung?«

»Ist selten nötig. Ich würde den Entscheid den Urologen überlassen.« Ich stellte das Bierfläschchen neben den Papierkorb und spickte das Deckelchen hinein. »Haben wir's?«

»Fast. Wenn du an unsere Verlobungszeit denkst, an dein heimliches Sexheftli ... Vielleicht findet bereits der Hausarzt heraus, ob der Grund für die Erektionsstörung in der Beziehung oder an etwas Organischem liege. Wer beim Anschauen einer andern als der eigenen Frau, bei Sexfilmen oder Sexheften eine Erektion hat, aber zusammen geht's nicht, den solltest du zu einer psychiatrischen oder psychologischen Paarberatung überweisen.«

»Auch Urologen sollten kompetent beraten können. Aber es kann auch beim Hausarzt klappen. Doktor Gubler in Bern war weder Psychiater noch Urologe, einfach ein guter Internist und Menschenkenner. Er hat es verstanden, mir den Knopf im Kopf zu lösen.«

Renata lachte. »Jetzt hast du den Knopf allerdings ziemlich weiter unten ...«

Sie solle nicht noch frech werden um diese späte Zeit, sagte ich und lachte auch. »Und übrigens sollten wir jetzt schlafen. In unserem Beispiel wäre es nämlich ohnehin Zeit, Spezialisten einzuschalten. Das kann wie gesagt ein Urologe in der Praxis sein. Für ausführlichere Untersuchungen würde ich die Männer in eine urologische Klinik schicken. Man misst zum Beispiel die Steife bei sexueller Stimulation oder in der Nacht. Sie machen Ultraschall der Penisgefäße. Sie spritzen als Test für die Entspannung der Arterien Prostaglandin in die Schwellkörper.«

Renata legte sich hin und sagte: »Damit sind wir wieder voll beim Thema. Also schieß noch schnell los: Was würdest du einem Mann empfehlen, wenn seine erektile Dysfunktion abgeklärt ist und eine organische Ursache behandelt oder ausgeschlossen?«

»Entwicklungshilfe und Erektionshilfe haben offenbar doch miteinander zu tun«, sagte ich. »Hilfe zur Selbsthilfe eben. Aber wir sind nicht bloß beim Thema, auch wieder am Anfang unseres Bettgeplauders. Wird aus meinen Notizen ein Buch, kommen die Empfehlungen zu den Potenzhilfen in einen Anhang. Dort können die einzelnen Angebote erklärt und verglichen werden. Ich vertröste also auf später. Einverstanden?«

Reni löschte das Lämpchen auf ihrer Seite und nahm meine Hand. »Gute Idee. Als ob sie nicht von dir wäre … Nur noch dies, das Allerallerwichtigste. Gibt's ein Buch, muss klar herauskommen: Impotenz, im Vergleich zu Kathrins Krebs, ist eine Bagatelle.«

Auch ich löschte mein Lämpchen. »Im Vergleich zu jedem Schicksal, das uns keine zweite Chance lässt. Ich habe mich bemüht.«

6

Christian am Telefon. Kathrin nicht zu Hause, sei mit einer Freundin essen gegangen. Es gehe nicht gut. Sie habe den Onkologen bei der letzten Kontrolle gebeten, die Karten offen auf den Tisch zu legen.

»Und dann«, sagte Christian, »hat der Arzt zu Kathi gesagt: ›Als ich Sie zum ersten Mal in meiner Sprechstunde sah, habe ich Ihnen im Stillen noch ein Jahr gegeben. So viel, wie Sie in der Zwischenzeit hatten, können wir Ihnen leider nicht mehr versprechen.‹ Eigentlich haben wir es ja beide gewusst – nach allem, was Kathi mit der Chemo schon durchgemacht hat. Aber Hoffnung auf ein oder zwei Jahre mehr machte sie sich halt trotzdem.«

Telefon mit Kathrin. Man habe ihr gesagt, aufgrund des CT-Befundes seien vor allem Lymphknotenmetastasen neu aufgetreten. Aber man könne bei einer Patientin, der es noch so gut gehe, doch nicht einfach sagen: Jetzt machen wir gar nichts mehr.

»Was heißt das eigentlich genau, die Lymphknoten befallen? Dass man die Ausbreitung nicht mehr stoppen kann?«

Eine schwierige Frage. Im Zwiegespräch mit einem lieben Menschen, der zum Sterben verurteilt ist, werden alle Fragen schwierig.

»Auf Zeit stoppen vielleicht schon«, sagte ich. »Aber man kommt der Ausbreitung nicht mehr zuvor, man behandelt häufig nur noch parallel dazu. Und manchmal leider hintennach.«

Schweigen.

Sie erhalte ein anderes Zytostatikum, sagte sie dann, das sehr übel mache. Und müde. Zum Hinfallen müde. Sie überlege sich jetzt häufiger, ob sie den Kampf nicht aufgeben solle. Sie habe auch daran gedacht, das Studium abzubrechen und alles hinzuschmeißen. Von Christian wisse ich ja, was für eine Prognose ihr der Onkologe eröffnet habe. »Was bitter ist: Die Karten liegen auf dem Tisch – und du hast selber keinen Trumpf mehr in den Händen.«

Es komme ihr in letzter Zeit vor, als schiebe sie mit jeder halbwegs erfolgreichen Chemo die Notwendigkeit, die Prognose ohne Wenn und Aber zu akzeptieren, einfach vor sich her. Die Verarbeitung verzögere sich. Die bittere Tatsache: ›Ich habe Krebs, ich muss vermutlich vor allen andern gehen, die mir nahe sind‹, werde an immer entferntere Grenzen gerückt. »Und so ist es dann umso brutaler, plötzlich zu vernehmen, die Lymphknotenmetastasen hätten massiv zugenommen.«

Ähnliches hätte ich mit Krebspatienten in der Praxis auch erlebt, sagte ich. Einmal habe der Ehemann einer Patientin, die er gemeinsam mit seiner Tochter bis zuletzt pflegte, einen Vergleich gebracht. Er meinte, früher habe man in Romanen etwa noch die Wendung lesen können: »Als die Kranke spürte, dass ihre Stunde gekommen war, rief sie die Liebsten zu sich ans Bett und empfahl ihre Seele Gott.« Er mache jetzt eine total andere Erfahrung: Wenn die Liebsten spüren, dass die Stunde einer Kranken gekommen sein könnte, rennen sie vom Bett hinweg ans Telefon, rufen die Ambulanz und empfehlen sich.

»So kommt's mir manchmal auch vor«, sagte Kathrin. »Aber früher gab's noch keine Chemotherapie. Sie lässt uns halt bis zuletzt hoffen. Wenn dann das Ende da ist, müssen wir es mit oder ohne Gott und Ambulanz akzeptieren – und ausgerechnet dafür gibt's dann keine Chemo mehr.«

Telefon mit Kathrin. Sie habe ihre spitz gewordene Nase ein bisschen ins Internet gesteckt. Demnach könnten ihre stechenden Rückenschmerzen von Metastasen in der Wirbelsäule herrühren.

»Was bedeutet das: Knochenmetastasen? Ist das eine Art Endstadium?«

»Ja und nein«, sage ich. Es bedeute halt, dass sich der Krebs auch unter der Chemo nicht so still halte, wie sie und ich das gerne hätten.

Und Kathrin: Die Therapie finde jetzt wieder wöchentlich statt, die Haut ertrage es ziemlich gut. Aber sie sei entsetzlich müde. Und sie schlafe auch schlecht. Daneben habe sie einige gute Tage gehabt, auch wenn der Tumormarker trotz Chemo wieder angestiegen sei. Sie denke, bald könne man ja wohl gar nichts mehr machen. Also müsse sie kurzfristig planen und sich bemühen, halbwegs anständig von einem Tag zum andern zu leben. Der Leberschmerz nehme eher zu. Klebe sie aber statt nur einem Schmerzpflaster gleichzeitig zwei auf, sei der Schmerz in einer halben Stunde praktisch weg. Dann sei sie ein ganz anderer Mensch und spüre auch den Überdruss viel weniger.

Ihre Stimme wurde kräftiger. »Habe mich aufgerafft und mein Testament gemacht. Das kann ich jetzt schon mal abhaken und mich auf mich selbst konzentrieren.«

Und doch will sie genau wissen, wie es uns vieren gehe. Ob der künstliche Schließmuskel immer noch halte, was man mir versprochen habe.

8. Dezember 2005

Besuch in Riggisberg. Kathrins Gesicht wirkt ohne Perücke mit dem kurzen, schütteren Haar zum ersten Mal faltig und schlaff. Augen und Haut sind gelb.

»Ich habe den Onkologen einmal gefragt, was sich denn bei mir abspielen werde, wenn endgültig Schluss sei. Ein Darmverschluss könne auftreten oder die Leber versagen, hat er geantwortet. Das sehe man zum Beispiel daran, dass man gelb werde ... Habe ich denn jetzt Leberversagen?«

Zu dieser Frage hält sie ein Abendkleid am Bügel hoch und streicht ein Fältchen glatt. »Meinst du, das würde Renata gefallen? Ich finde, es stände ihr ausgezeichnet. Nimm es mit. Ich möchte, dass sie es trägt.«

12. Dezember 2005

Kathrin ruft aus dem Spital an. Sie freue sich an den schönen Blumen.

»Ich will versuchen zu berichten. Der Onkologe sagte bei der Kontrolle, die Gallengänge seien sehr weit in der Leber drin verengt. Das kompliziere die Situation. Er hat mich für die CT-Untersuchung eingewiesen. Je nach Befund wolle man morgen

Freitag versuchen, einen Katheter in den Gallengang zu legen, und am Montag eventuell einen Stent. Wenn man nichts mache, könne es mit dem ansteigenden Bilirubin für mich sehr qualvoll werden. Ich habe zum Arzt gesagt: ›Jetzt geht es wahrscheinlich auf mein Lebensende zu.‹ – ›Leider ja‹, gab er zur Antwort. ›Und wie lange noch?‹, habe ich gefragt. ›Monate bis Wochen, vielleicht auch Tage‹, hat er gesagt. Das zu akzeptieren, macht mir noch Mühe. Was tut sich da in mir, dass er sogar von Tagen spricht?«

»Und wie reagierst du darauf?«

»Momentan relativ gelassen. Weißt du, ganz am Anfang, als du und ich frisch operiert im Spital lagen und ich mit der Diagnose fertig werden musste, da spürte ich enorm viel Kraft und Energie auf ein einziges Ziel hin: wieder gesund werden. Ich wollte stärker sein als dieser Krebs, der da zur komplett falschen Zeit kam. Aber jetzt spüre ich: Meine Energie nimmt ab. Etwas in mir wird leer. Ich beobachte, wie ich von Mal zu Mal weniger gut auf die Chemo anspreche. Bald einmal wird man in dieser Richtung nichts mehr machen. Ade Psychologiestudium.«

»Kannst du etwas davon akzeptieren?«

»Ich habe mich viel mit dem Sterben beschäftigt. In vielen Nächten, da Christian neben mir schlief oder meinte, ich schlafe. Ich glaube, ich werde es akzeptieren können. Ich habe in letzter Zeit gelernt, auf das Sterben hin zu leben. Ich fange sogar an zu verstehen, dass der Krebs nicht zur falschen Zeit kam. Es gibt noch eine andere Sicht. Sie hört nicht bei meiner so grässlich spitz gewordenen Nase auf. Was mein Leben, auch das mit Christian, rückblickend so kostbar macht, ist eben gerade, dass ich weiß: Ich sterbe bald. Ich werde vielleicht sogar akzeptieren können, dass es nicht darauf ankommt, wie lange wir leben. Wie wir leben … das ist entscheidend … Aber sag: Bist du mit dem Resultat der Operation zufrieden?«

Ich zögerte. Dann sagte ich, es sei so etwas wie ein neues Leben, pro Tag nur noch eine oder zwei von Renatas Slipeinlagen zu benötigen statt fünf bis sechs dicke Windeln. Professor Urs Studer, der Direktor der Urologischen Klinik, der mich zusammen mit Professor Thalmann operierte, habe mir gesagt, beim Bücken oder Seitwärtsdrehen könne ich weiterhin einige Tropfen verlieren. Diese paar Tropfen seien der Preis, um Komplikationen vorzubeugen. Wäre die Manschette enger, könnte das Gewebe Schaden nehmen. Aber eben jetzt hätte ich die allergrößten Hemmungen, davon zu sprechen – angesichts ihres Zustandes.

»Falsch!«, rief Kathrin ungewohnt heftig ins Telefon. »Für dich ist es momentan das Wichtigste, dass mit zwei Einlagen pro Tag so etwas wie ein neues Leben angefangen hat. Und mir bedeuten momentan zwei Schmerzpflaster mehr als zwei Jahre Leben. Das ist die Realität. So muss sie sein.«

14. Dezember 2005

Ich habe Kathrin geschrieben und sie gefragt, ob ich ihr meine Notizen widmen dürfe, sofern ich gedenke, sie zu veröffentlichen. Auch wollte ich von ihr wissen, ob ich sie mit ihrem Namen erwähnen und ob ich auch alles, was sie mir anvertraut habe, schreiben dürfe.

15. Dezember 2005

Brief nicht abgeschickt. Ich wollte Kathrin telefonisch darauf vorbereiten, konnte sie aber am Abend nicht erreichen. Ich machte mir Sorgen, ob im Spital eine Komplikation eingetreten sei.

Heute Vormittag meldete sie sich sofort.

»Alle auf der Abteilung haben gestaunt, dass Christian und ich gestern Abend ausgingen. Heute Nachmittag wollen sie versuchen, den Katheter zu legen. Man gibt mir ein Tablettli. Danach werde ich schlummern. Und wenn ich wieder erwachen sollte, sehen wir weiter.«

Ich sagte Kathrin, dass ich Tagebuch führe, seit ich von meinem Prostatakrebs wisse, und ich fragte sie wegen der Widmung und ihres Namens. Auch das Arztgeheimnis erwähnte ich. Sie lachte ein bisschen und sagte zweimal: »Dir erlaube ich alles. Du darfst über mich schreiben, was du willst. Der Tod schert sich nicht um das Arztgeheimnis.«

»Der Tod nicht, Kathrin, aber vielleicht ein Jurist, wenn du mich nicht davon befreist«, sagte ich.

Sie lachte wieder. »So schreib's halt irgendwo in dein Tagebuch: ›Katharina Jonkman hat mich befreit.‹ Oder so ähnlich.«

»Das passt nicht nur fürs Arztgeheimnis«, sagte ich.

»Seit wann machst du Komplimente?«

»Kein Kompliment. Tatsache.«

17. Dezember 2005

Im Hotel Ermitage. Renata hat ihr Anästhesie-Personal zum Nachtessen eingeladen. Zirka um neun rief mich Christan übers Handy an. »Kathi lässt ausrichten, sie sei aus dem Schlummer wieder erwacht, aber Katheterisierungsversuch misslungen. Am Montag probiert man es von der andern Seite her.«

19. Dezember 2005

Telefon mit Kathrin. Sie habe guten Bescheid. Am Freitag sei sie sehr deprimiert gewesen. Eine Metastase, sagte man, habe einen Gallengang verschlossen. Heute sei sie um halb vier drangekommen. Innert einer Stunde hätten sie von der rechten Seite her einen Drain setzen können. Ein Teil der Galle laufe zum Glück noch in den Darm. »Bis jetzt ist etwa ein Deziliter im Säcklein.«

Ursprünglich habe man im gleichen Eingriff auch den Stent setzen wollen. Jetzt mache man es doch später, sie wisse nicht, weshalb. Sei am Sonntag einige Stunden daheim gewesen, wollte mit Christian ein wenig spazieren, sei aber zu müde gewesen. Der Arzt habe heute gesagt, das sei die Wirkung des Bilirubins aufs Zentralnervensystem. »Und jedes Mal, wenn der Leberschmerz sich bemerkbar macht, schlägt es mir auf die Moral. Und die Moral wirkt sich aufs Leben aus – auf das winzig kurze bisschen Leben, das mir geblieben ist.« Mit ihrem jüngsten Bruder Heiner, dem Pfarrer, habe sie lange über Tod und Sterben diskutiert. Auch habe sie meine Karte, die wir ihr mit den Blumen schickten, wieder gelesen. Warum ich gerade Camus zitiere?

Weil Camus genau das ausdrücke, sagte ich, was ich empfinde, wenn ich versuche, mir ihre schwierigen Tage und Nächte zu vergegenwärtigen. Jean Tarrou, zweites Ich von Camus und des Arztes Rieux, gibt auf die Frage, ob er, Tarrou, »eine Vorstellung von dem Weg habe, den man einschlagen müsse, um zum Frieden zu kommen«, die ebenso knappe wie klare Antwort: »Ja. Das Mitgefühl.«* Und das, sagte ich Kathrin, hätte ich in den fünfzehn Jahren Praxis bei keinem Todkranken so stark empfunden wie bei ihr. Sie, die Mitgefühl verdiente wie niemand sonst, frage jedes Mal, wenn wir zusammen redeten, nach Michael und Matthias und erkundige sich, wie es Renata gehe oder mir. Sie gebe Mitgefühl sozusagen mit vollen Händen. Oder aus vollem Herzen.

---

* Albert Camus: Die Pest.

Da lachte Kathrin ein klein wenig ihr schalkhaftes Lachen über meine »geschwollenen« Worte, und es tat so gut, sie lachen zu hören. »Als Personalchefin habe ich das vielleicht im Blut.«

Spät hat sie nochmals angerufen. Auch der Stent wurde erfolgreich eingelegt. Komischerweise steige aber das Bilirubin trotzdem, obschon auch durch den Katheter viel ablaufe. Wenn alles gut gehe, könne sie noch vor Heiligabend heim. Der Arzt habe sie nochmals darauf hingewiesen, es bedeute nur eine Besserung auf Zeit. Die eigentliche Zeitbombe liege im Raum hinter Herz und Lunge, weil sich dort die Lymphknoten stark vergrößert hätten.

An Heiligabend will sie mit Christian bei ihrer Mutter sein. Auch ihre Brüder seien dann dort.

23. Dezember 2005

Anruf von Christian. Kathrin konnte noch nicht austreten. Das Bili steige weiter. Morgen kontrolliere man nochmals im Blut, eventuell könne er sie am Vormittag abholen.

24. Dezember 2005

Kathrin hat gemeldet, das Bili sinke. Sie kann heim.

26. Dezember 2005

Altjahrskonzert in der Kirche. Renata hatte gute Plätze reserviert, aber nicht an den großen Weihnachtsbaum unter dem Chorbogen gedacht. Wir saßen zuvorderst, keine Armlänge trennte uns von den ausladenden Ästen. Die Sicht auf die im Chor sitzenden Musiker war behindert, es störte uns nicht.

Während Haydns Sinfonie mit dem Paukenschlag verlöschten nach und nach auch die untersten Kerzen.

Ich dachte an Kathrin. Ihre letzte Weihnacht. Für uns war der Verlauf vorhersehbar gewesen. Ein metastasierendes Kolonkarzinom überlebt – vorderhand noch – niemand. Was aber nie vorhersehbar ist: der Wille zum Leben. Auch Kathrins Lebenswille hat uns überrascht. Ihre unglaubliche Tapferkeit erstaunt alle, die ihr begegnen. Was lehrt uns ihr vorbildliches Verhalten? Dass ihr Sterben ungerecht sei? Wie falsch! Mit diesem Urteil entwürdigen wir die Sterbenden und entweihen ihren Mut im Sterben.

Nichts ist ungerechter, als angesichts eines krankheitsbedingten Todes von »gerecht« und »ungerecht« zu reden. Wäre der Tod nichts weiter als ein in einem Geschicklichkeitsparcours ungünstig platziertes Hindernis, ja, dann könnten wir aufbegehren: Natürlich wären wir den Stolpersteinen clever ausgewichen, hätten wir nicht zufällig einen schlechten Tag erwischt. Natürlich hätten wir unter günstigeren Bedingungen auch besser gekämpft und wären am Ende nicht gestrauchelt und »ungerecht« aus dem Leben geschieden.

Kathrin hat ihren Parcours auch absolvieren müssen. Und sie kämpft immer noch; im Lions-Club, in einer Psychologievorlesung, beim Essen in einem Restaurant. Ihr Kampf bleibt unsichtbar. Er muss schmerzlich sein und schwierig, weil er nicht gegen ein zufälliges Hindernis geführt wird, sondern allein mit sich selbst. Wie viel muss Kathrin gelitten haben, bis sie akzeptieren konnte, was für alle Gesunden undenkbar ist: abzutreten. Sie hat gesagt: Ich habe das Testament gemacht. Wer von uns kann das ruhig und ohne Furcht von sich sagen? Ihr Kampf hat unendlich viel Kraft gekostet. Aber er hat sie am Ende zur Stärkeren gemacht. Kathrin hat uns damit viel voraus. Ein Kampf, der uns stärker macht, kann nie ungerecht sein.

Ich, der ich vorläufig am Leben bleibe, bin der Schwache. Ich fürchte mich immer noch vor dem Krebs und seinen Metastasen. Und ich bin nicht nur schwach, ich bin auch schuldig geworden. Nicht in einem christlichen Sinn, was ja angesichts des Christbaumes und des Weihnachtskonzerts in einer Kirche naheläge. Nicht derart, dass ich andern großes Unrecht getan hätte, das sie ärmer gemacht oder in ihrem Tun behinderte. Auch nicht schuldig in dem Sinn, dass ich Buße tun und eine Strafe sühnen müsste. Ich bin schuldig geworden, weil ich mich durch die eigenen Ängste vor dem Krebs und die Sorgen um meine Potenz habe ablenken lassen vom Mitgefühl für andere – und das ist es doch, was Camus durch den Mund seines Helden Tarrou sagen will, dem es nicht vergönnt war, die Pest zu überleben …

Ich rieb mir die Augen. Tränen? Vielleicht wehte mir auch nur das Räuchlein der zuletzt verlöschenden Kerze ins Gesicht. Renata sah mich von der Seite an und drückte meine Hand. »Geht's dir gut?«, fragten ihre Augen. Ich nickte.

Wenig später ging man hinaus. Dichter Schneefall empfing die Leute. Leise Ausrufe der Freude waren zu hören. Die Damen in ihren im Schnee denkbar ungeeigneten Schuhen hängten sich bei ihren Begleitern ein. Der Weg von der Kirche hinab zur Kirchgasse war steil und endete in einer unebenen Steintreppe. Ich bemühte mich, einen Gedanken zu Ende zu bringen. Wegen der Impotenz bin ich weit vom Weg abgekommen. Auch wenn ich momentan nicht sagen kann, wohin mich der Weg ohne Krebs und ohne Impotenz geführt hätte – so muss ich mich dennoch bemühen, zurückzufinden auf meinen Weg.

Beinah wäre ich in den Halbschuhen ausgerutscht. Renata war es, die mich rasch an sich zog und mir wieder Halt und Stand gab.

29. Dezember 2005

Kathrin hat mich gebeten, den Ultraschallbericht zu kommentieren, sobald ich ihn erhalten habe. Er ist heute eingetroffen. Christian am Apparat.

»Wie geht es Kathrin?«, frage ich.

»Momentan nicht so gut. Sie hofft, bis zur Kontrolle in drei Tagen gehe es besser.«

»Wie steht's mit dem Juckreiz?«

»Ordentlich.«

»Und die Hautfarbe?«

»Grauenhaft.«

»Der Stent funktioniert, wie ich da lesen kann«, rapportiere ich. »Die Gallengänge sind praktisch nicht mehr erweitert. Sag das Kathrin und lass sie grüßen.«

»Sie sitzt am Computer und schreibt ihren Lebenslauf.«

30. Dezember 2005

Rapport von Kathrin. »Ich habe besseren Bescheid. Das Bilirubin ein wenig gesunken. Ich will einfach noch nicht abtreten, so mir nichts, dir nichts. Es gibt zwar Tage, da geht's am Morgen ewig, bis ich mich nur aufgerafft und angekleidet habe. Ein solcher Tag war heute. Jetzt am Abend habe ich's ein wenig leichter. Will noch ein paar Tage weg von hier. Kann man noch sagen: Ich fahre in die Ferien, wenn man den Lebenslauf und Gedanken zur eigenen Abdankung niedergeschrieben hat?«

Silvester

Renata hat von gestern Freitag acht Uhr morgens bis heute vier Uhr durchgearbeitet. Kurz vor Mitternacht brachte ich dem Team Schinken, Brot und Käse, Cornichons und Guetzli und den Croque-Monsieur-Ofen bis an die Tür zum OP-Vorraum.

Für den Abend hat Reni ein Fondue Bourguignonne mit eigenen Saucen vorbereitet. Wir sind allein. Matthias ist nach Freiburg gefahren mit Athos, einem brasilianischen Schulkollegen aus der Zeit in Santa Barbara. Michael ist mit Freunden ausgegangen. Kurz nach Mitternacht zu Bett. Um halb zwei weckt mich die Polizei. Einer habe sich im verschneiten Garten vor dem Haus erschossen, in dem seine Exfreundin Silvester feierte. Man habe die Schüsse vorerst für das Knallen von Raketen gehalten.

3. Januar 2006

Seit es Kathrin so schlecht geht, habe ich Mühe, gewissen Patienten gerecht zu werden.

Husten seit letzter Woche.

Ein schmerzhaftes Handgelenk seit gestern.

Schnupfen und Ohrenschmerzen seit heute Morgen.

Nein. Nein. Nein und nochmals nein.

4. Januar 2006

Kathrin: »Heute Morgen ganz schlecht, jetzt spät am Abend wieder erträglich. Fast gut, möchte ich sagen. Zu viel und mit zu viel Appetit gegessen. Wie geht's den Jungen und euch Ärzten? Wieder einmal nur Zeit für andere und keine für euch?«

15. Januar 2006

Vor einer Woche kamen Kathrin und Christian für drei Tage ins »Ermitage«. Es sollte wohl ein Abschied sein. Beim Abendessen, auf Kathrins Wunsch etwas mit Fisch, sah ich, hörte ich, wie sie beim Sprechen häufiger Atem holte. Die Formulierung im CT-Befund, wo von »grotesken Massen« im Mediastinum die Rede war, kam mir in den Sinn und auch die Bemerkung des Gastroenterologen, der ihr nach der Stenteinlage gesagt hatte, die eigentliche Zeitbombe ticke nicht in der Leber, sondern im Brustraum. Zeitweise lehnte sich Kathrin ins Kissen, das ihr Christian in den Rücken geschoben hatte.

»Kathrin hat eine große Kiste mit Tagebüchern mitgebracht, als sie zu mir gezogen ist«, sagte er. Und zu Kathrin: »Was soll ich damit machen, wenn du gestorben bist?«

Kathrin nippte an ihrem Grüntee. »Ach … wegwerfen … verbrennen … da steht so viel unwichtiges Zeug drin … Wahrscheinlich habe ich wie so viele andere geglaubt, man dürfe in ein Tagebuch nur schreiben, was noch nie zuvor ein Mensch gedacht hat. Und wer ist wirklich ehrlich zu sich selbst? In einem Tagebuch vertuschen drei Pünktchen nach einem Satz fast immer zwei Unaufrichtigkeiten …«

Beinahe hätte ich mich an der Schokoladenmousse verschluckt.

Einmal kamen sie zum Tee zu uns. Christian sagte, Kathi habe das Candlelight-Dinner vom Vorabend nicht genießen können, sei vom Tisch weg ins Zimmer und habe sich hinlegen müssen.

Die Falten in Kathrins Gesicht waren tiefer geworden, auch um den Mund, das liebe Lachen seltener, aber sie lächelte während Christians Rapport. Und sie mochte noch fragen, wie es mir gehe. Sie freute sich mit mir an der erfolgreichen Kontinenzoperation.

Ich fuhr die beiden zum Hotel zurück. Unterwegs sagte ich zu Christian, auch er komme häufig und mit seinem Namen in meinem Tagebuch vor. Also müsste auch er mich vom Arztgeheimnis befreien. Kein Problem, sagte er.

»Und auch noch kein Abschied«, lächelte Kathrin, als wir uns vor dem Hotel umarmten.

27. Januar 2006

Wir sind dabei, Renatas Büro mit unserem Schlafzimmer zu vertauschen. Der Grund ist der Flügel, der im Schlafzimmer steht. Nach Meinung des Klavierstimmers bekommen ihm die Temperaturschwankungen nicht gut, weil wir meist bei offenem Fenster schlafen. Damit erhält Renata das größte Zimmer im oberen Stock. Ihr Schreibtisch und die Regale haben gegenüber dem Flügel ausreichend Platz.

»Vielleicht tut's ganz gut, die Betten zu zügeln«, sagt sie. »Unser Problem – oder besser gesagt: der Schatten des Problems – bleibt vielleicht im alten Schlafzimmer zurück ...«

Es tut so gut, dass Reni sagt: »unser Problem« und nicht »dein Problem«.

Eine Ärztin hat angerufen. Die bernische Ärztegesellschaft habe ihr meine Anschrift vermittelt. Sie interessiere sich für meine Praxis.

6. Februar 2006

Christian nimmt ab. »Kathi ist nicht gelb im Gesicht. Sie ist gelbgrün ... Wart, ich gebe sie dir.«

Kathrin: »Das Bili steigt. Ich bin dabei, zu kratzen. Zum Rest mache ich mir heute keine Gedanken. Habe genug damit zu tun, mit dem grässlichen Juckreiz fertig zu werden. Wenn ich immer noch denken wollte, der Tumormarker steigt, die Metastasen werden größer, vielleicht Darmverschluss, die Leber könnte aussteigen – ich machte mich kaputt. Will versuchen, von solchen Gedanken wegzukommen. Wenn der Juckreiz nicht wäre, hätte ich noch etwas vom Leben. Morgen Abend gehe ich mit einer Freundin aus. Du musst vor sechs telefonieren, wenn du's im Sinn hast.«

9. Februar 2006

Anruf aus dem Spital. Den verschlossenen Stent habe man mit einem zweiten Drain wieder öffnen können, dazu eine Ableitung der Galle nach außen angelegt. Das Jucken habe bereits abgenommen. Vorgestern sei sie über ihre geschwollenen Füße erschrocken. Man habe gesagt, das komme daher, weil sie zu wenig Eiweiß habe. »Ich möchte aber nicht über meine geschwollenen Füße reden. Wir planen, das Wohnzimmer umzuändern. Es gibt eine neue Holzdecke. Die Wände werden hell gestrichen. Christians alte, schwarze Polstergruppe passt dann auch nicht mehr dazu. Wir kaufen ein zweites Lederkanapee. Blaugrau, weißt du, ähnlich dem euren ... Vermutlich werde ich nicht mehr lange darin sitzen können ... Und ihr, voll beschäftigt in der Hochsaison? Und dein künstlicher Muskel, weiterhin dicht?«

Sie ließ nicht locker, bis ich ihr berichtet hatte. Es war tatsächlich wie ein neues Leben, nicht den ganzen Tag die nassen Windeln wechseln zu müssen.

Kathrin sagte: »Das Wichtigste für dich, dass du dicht bist. Das Wichtigste für mich, dass die Galle abläuft, dass der Juckreiz mich nicht die Wände hochjagt. Daneben«, sagte sie, bevor wir auflegten, »wollen wir versuchen, das Nächste zu tun, das gerade ansteht, und es möglichst gut zu tun. Ihr als Ärzte, ich als sterbender Schwan. Was momentan eure Pflicht ist, kann ich mir denken. Und die meine: schauen, dass die

Farben im umgebauten Wohnzimmer zum neuen Ledersofa passen.«

23. Februar 2006

Frau Doktor Schürch hat während eines Nachmittags mit mir Sprechstunde gehalten. Es gefällt ihr gut. Sie ist schon fast sicher, dass sie die Praxis übernehmen wird. Ich kann es noch nicht glauben.

25. Februar 2006

Rapport von Kathrin. »Ich bin besser als das letzte Mal vom Spital heimgekommen. Aber ist das überhaupt noch mein Daheim? Wo sonst sollte es sein? Habe ich etwa hier schon Abschied genommen? Ich will noch gar nicht gehen. Auch wenn es mir, wenn ich meine Beine anschaue, offenbar enorm an Eiweiß fehlt. Ist das Eiweiß im Blut so etwas wie das Benzin im Tank? Ich muss mich viel bewegen, kann nicht lang am gleichen Ort stehen. Übrigens – Christian will dich auch noch sprechen.«

Christian: »Wir heiraten. Willst du Trauzeuge sein?«

1. März 2006

Kathrin: »Ich fühle mich gar nicht bräutlich, eher verblüht. Der Bauch ist aufgetrieben, eine richtige Trommel. Gestern beim Onkologen. Er meint, es könnte sein, weil die Leber langsam aussteigt. Was meinst du dazu? Wir heiraten zivil am 30. März um vier Uhr in Belp. Aber wir wollen es richtig machen. Kirchliche Trauung durch meinen Bruder am 8. oder 24. April. Hier schneit es, und es ist kalt.«

Was ich dazu meine?

Liebste Kathrin, am 8. oder am 24. April bist du tot!, denke ich.

Und sage: »Auch bei uns wird es wieder kalt ... Beeilt euch mit der Hochzeit.«

6. März 2006

Kathrin: »Mein Bauch ist sehr gespannt. Ich höre den Darm auch nicht mehr rumpeln.«

»Sollte man dir nicht eine Punktion vorschlagen?«, frage ich.

»Während der Chemo lag ich einmal mit einer Frau im Zimmer, der man den Bauch punktiert hat. Nach vierzehn Tagen ist sie gestorben.«

7. März 2006

Während ich in der Praxis mit einer Patientin das Resultat der Kontrolle ihres Herzschrittmachers bespreche, Telefon von Christian. Kathrin erbreche merkwürdig dunklen Schleim.

Ich rate zur sofortigen Hospitalisation.

Nachfrage auf sein Handy: Sie sind schon unterwegs.

Telefon von Christian. Man habe einen Einlauf gemacht und Schmerzmittel gegeben. Er sei heute Abend mit besserem Gefühl von ihr gegangen als bei der Einlieferung am Vormittag.

Ich sage, sie müssten ganz dringend heiraten, wenn sie das wirklich wollten. Leider könne ich die Praxis Anfang nächster Woche wegen der Infusionstherapie bei einem Krebspatienten nicht ausfallen lassen.

10. März 2006

Christian meldet: Anderen Trauzeugen gefunden. Trauung Montag.

14. März 2006

Christian: Die Trauung sei sehr schön gewesen. Die Trauzeugin organisierte eine Sängerin, der Zivilstandsbeamte habe für ein kleines Konzert im Trauzimmer eingewilligt. Nach dem Essen brachte er seine Ehefrau Katharina zurück ins Spital.

15. März 2006

Anruf von Kathrin. »Ich bin noch im Spital, aber morgen will ich heim. Ich habe es so entschieden. Trotz dickem Bauch, trotz gelähmtem Darm. Du hast doch hie und da zum Spaß von deinen diversen Krücken gesprochen. Das Wort passt – auch bei mir. Was waren Chemo und Stent und Schläuchlein und Darmrohr anderes? Ich will keine Krücken mehr. Ich habe mir gesagt: Wirf die Krücken weg. Lass dich auf dem allerletzten Stücklein Weg von deinen Füßen tragen. Ich will heim. Du verstehst mich – nicht nur als mein Hausarzt. Auch als mein einziger Schwager. Schade, haben wir keine gute Zeit mehr miteinander. Sehen wir uns noch?«

16. März 2006

Christian: Sie sei enorm schwach. Beim Büro der Spitex, wo sie sich auf der Heimfahrt anmelden und gleich auch ein Pflegebett organisieren wollten, sei sie nicht einmal die Treppe hochgekommen. Nur schon beim Aufstehen werde es ihr ständig übel.

24. März 2006

Christian: Gestern habe sie ein wenig Blut erbrochen. Mache sich Sorgen der geschwollenen Beine wegen. Mehrmals schwere Bauchkrämpfe, der Arzt konnte nicht sofort kommen, danach mit Morphium bald besser. Kathrin lehnte die Spitaleinweisung ab. Eine Bekannte sei jetzt Tag und Nacht im Haus. »Kathrin und ich setzen die Todesanzeige auf.«

26. März 2006

Bei Kathrin gewesen. Da Renata das ganze Wochenende Pikett hat, konnte sie mich nicht begleiten. Im Esszimmer, wo der Tisch gestanden hatte, stand jetzt das Pflegebett. Ich setzte mich ans untere Ende. Kathrins Augen blieben auch beim Sprechen meistens zu. Ihre abgemagerten Hände lagen auf der Decke und umschlossen eine kleine Plastikflasche mit gekrümmtem Auslauf. Sie befeuchtete sich häufig den Mund. Selbst im Liegen wölbte sich ihr Bauch unter dem Bettzeug. Ab und zu streckte sie einen Fuß hervor. Christian, die Küchenschürze umgebunden, legte mir ein kleines Album mit Bildern von der Ziviltrauung auf die Knie. Auf einigen Fotos hatte Kathrin ihr schalkhaftes Lächeln wieder. Mit der Perücke sah sie gesund aus, beinah übermütig. Die schwere Gelbsucht hätten Uneingeweihte für intensive Sonnenbräune gehalten. Einmal sagte sie, und ihre Kurzatmigkeit war auffallend: »Momentan bin ich nicht gerade eine Heldin ... Habe mir heute wieder zu viel vorgenommen ... Du siehst, wir werden nicht gescheiter ... bis man stirbt.«

Ob sie Angst habe?

»Ein bisschen Ungewissheit ... wie es weitergeht ... was als Nächstes kommt. Jetzt gerade kann ich eigentlich ohne Schmerzen daliegen. Der Bauch spannt zwar, die Lippen sind extrem trocken, ein wenig Durst ... Eigentlich geht es mir nicht schlecht. Aber morgen? Vielleicht ist nur noch dies meine Angst.«

Christian kam und ging. Er bemühte sich, nicht zu weinen. Es gelang ihm nicht nach Wunsch. Kathrin öffnete für einen Moment die Augen und hob eine Hand. »Komm … setz dich zu uns.« In der anderen hielt sie das Fläschchen und benetzte ausgiebig die Lippen. Christian legte die Schürze weg. Seinen Stuhl stellte er zum Kopfende. Kathrin versuchte, sich ein wenig aufzurichten, und Christian schob ihr das Kissen in den Rücken. »Noch etwas … Habe einmal ein Buch gelesen … Der Autor, sein Name ist mir gerade nicht erinnerlich, behauptete, wir sterben ›in Vollendung‹ … Als Gesunde war ich sehr einverstanden, müsst ihr wissen. Jetzt passt mir diese Schlussfolgerung irgendwie nicht mehr.«

Ich sagte, vor vielen Jahren hätte ich einmal ins Tagebuch geschrieben, vermutlich ohne konkreten Bezug, vielleicht auch unter den starken Eindrücken bei den Leprösen, der Sinn des Lebens könnte sein, sterben zu lernen. Ob sie dem zustimme?

Sie befeuchtete Mund und Lippen. »Alles so mühsam, so trocken …« Und dann, lebhafter, mit offenen Augen: »Wenn ich das Leben noch einmal leben könnte, ich würde mir vor allem sagen: mehr Authentizität. Sei noch mehr du selbst … Beleidige niemanden. Aber sag immer, wie es dir zumut ist.«

»Du meinst – Aufrichtigkeit?«, fragte ich.

Kathrin bewegte den Kopf. Es sollte »Nein« bedeuten. Sie netzte die Lippen, dann sagte sie: »Kann gefährlich sein … Aufrichtigkeit ist manchmal fast wie Dummheit. Aber so sein, wie man im Innersten ist – authentisch … kann nicht dumm sein.« Sie öffnete die Augen. »Jetzt sag mir, wie es Michael an der Kunsthochschule geht. Und Matthias an der Uni …«

Und sie ließ nicht locker, ich musste berichten. Und ich sagte ihr, dass wir nach diversen Unwettern und Pannen eigentlich wieder eine glückliche Familie seien. Sogar eine ernsthaft interessierte Nachfolgerin für meine Praxis hätte ich in Aussicht. »Wenn nur du, Kathrin – wenn doch du noch ein bisschen bleiben könntest.«

Sie lag wieder mit geschlossenen Augen. »Es ist anders bestimmt«, sagte sie leise und führte die Spitze des Röhrchens zum Mund. Ich widersprach. Meiner Meinung nach sei es eher eine Laune der Natur, dass ausgerechnet sie den Darmkrebs habe, auch wenn die nächste oder übernächste Generation von Medizinern vielleicht Genaueres darüber wisse. Wäre ich gläubig, müsste ich allerdings annehmen, jemand habe für sie diese Krankheit und dieses langsame Abtreten bestimmt. Und möglicherweise gerade darum, weil diesem Jemand bekannt sein müsste, wie fähig sie sei, sich mit dem Tod auseinanderzusetzen. Damit sei sie uns zum Vorbild geworden, wie tapfer man gehen könne. Vielleicht sei in dem Buch, das sie erwähnt habe, mit »Vollendung« dieses tapfere Sterben gemeint.

Kathrin ging nicht darauf ein, kam aber auf meinen Tagebucheintrag von früher zurück. Das Sprechen fiel ihr schwer. »Wenn man sich bemüht ... lebenslang ... ja, dann übt man vielleicht in gewisser Hinsicht für das Sterben. Aber wozu sollen sich junge Menschen, die das Leben noch vor sich haben, mit dem Sterben beschäftigen? Erst mit dem Krebs habe ich angefangen, das Sterben in mein Leben einzubeziehen ... Erst mit dem Krebs habe ich kapiert – dass man nicht darum herumkommt, auch das Allerwiderlichste zu bewältigen ... War doch gut so. Und in diesem Sinn war das Leben schön – auch mit dem Krebs. Weil ich darauf gekommen bin, was ich eigentlich schon immer von mir erwartet habe – furchtlos aus dem Leben gehen und am Ende zu sich sagen können: Gratuliere, jetzt hast du diese Prüfung auch noch bestanden.« Sie schloss erschöpft die Augen.

»Eben doch in Vollendung«, sagte ich und umschloss ihren Fuß fest mit der Hand. Kathrin lächelte. Über ihr braungelbes Faltengesicht huschte tatsächlich ein Schimmer ihres früheren Schalks. »Auch wenn man so mühsam von dieser Welt muss?«

Kaum bin ich losgefahren, fängt es fein zu regnen an. Es ist noch Tag. Aber im Wald nach dem Dorfausgang hat sich die Dämmerung schon eingenistet. Ich greife seitlich des Lenkrads nach dem Knopf, um die Scheinwerfer einzuschalten, gleichzeitig betätige ich das Hebelchen für die Scheibenwischer. Eine kurze Zerstreutheit – um ein Haar hätte ich die Abzweigung nach Thun verpasst, die ich weiter talauswärts erwartet habe. Ich reiße den BMW herum, trete auf die Bremse. Verdammt noch mal! Wäre ich geradeaus über die Kreuzung gefahren und ein Camion oder das Postauto hätte mich von rechts erfasst – Gestorben möglicherweise noch vor Kathrin, die nicht weit entfernt von hier im Sterben liegt ...

In der lang gezogenen Linkskurve nach dem Waldstück habe ich mich wieder im Griff. In den Dörfern im Gürbetal gehen die ersten Lichter an.

Wieder einmal gut gegangen, Glück gehabt. Nicht bloß gehabt. Ich habe immer noch Glück, in vielerlei Hinsicht. Im Unterschied zu Kathrin habe ich nach der radikalen Operation eine zweite Chance erhalten. Nur ein winziger Teil meines Körpers funktioniert nicht mehr. Ich lebe noch. Bloß das Ding zwischen meinen Beinen ist tot. Wie witzelt man doch, um das demütigende Handicap von uns Männern auf den Punkt zu bringen: tote Hose. Richtig. In meiner Hose ist es seit nunmehr drei Jahren still. Aber ist das die Realität, die ganze Wahrheit? In der Hose mag es tot sein und tot bleiben. Dafür ist anderes lebendig geblieben oder erst durch meine Behinderung zum Leben erwacht.

Mit dem Krebs und mit der Impotenz habe ich Renata enorm viel zugemutet. Unsere Beziehung wurde jahrelang auf heikle Proben gestellt. Wir haben sie bestanden. Unsere Beziehung ist nicht gestorben. Sie ist lebendiger geworden, fester und tiefer. Michael, dessen Adoleszenzkrise sich nahezu gleichzeitig mit meinem Krebs manifestiert hat, ging in seiner Verirrung nicht unter. Die Beziehung zu uns und seinem Bruder ist aus der Erstarrung erwacht, sie ist lebhaft und freundschaftlicher als je zuvor. Er selbst ist zugänglich geworden und hat seine Gleichgültigkeit überwunden. Er hat ein Ziel. Trotz Krisen und Krankheit war unsere Familie lebendig und stark genug, so dass jedes Mitglied das andere zu halten vermochte.

In Gedanken versunken, übersehe ich einige Dörfer weiter die Zufahrt zur Autobahn. Sei's drum. Auch die Überlandstraße führt ins Oberland. Es hat zu nieseln aufgehört. Ich überhole eine dickliche junge Frau, die sich, wenngleich in Joggingschuhen, in schwerfälligem Laufschritt auf dem Trottoir abmüht. Später muss ich einem Kleinmotorrad ausweichen, dessen Anhänger mit Milchkannen beladen ist. Der junge Landwirt hat die Hemdärmel hochgekrempelt, obschon es ein kühler Abend ist. Ums Herz scheint ihm warm zu sein. Ich höre, wie er jodelt. Schwitzend und schwer atmend joggen, hemdärmlig im Fahrtwind jodeln – Leben, überall Leben!

Und Kathrin? Ihr sind nur noch wenige Tage vergönnt. Sehr mühsam müsse sie von dieser Welt, hat sie gesagt. Aber das Band zwischen ihr, Renata und mir soll mit ihrem Tod nicht reißen. Die Erinnerungen an sie sind lebendig, und sie werden lebendig bleiben.

Die Dämmerung senkt sich über den Talgrund. Rechterhand heben sich die Gipfel der Stockhornkette in scharfer Kontur von dem gleichmäßig grauen Himmel ab. Sie erinnern mich an meinen Streit und die Versöhnung mit Eiger, Mönch und

Jungfrau, als ich frisch operiert im Spital gelegen habe. Nachdem es mir gelungen ist, den Krebs zu akzeptieren, ist es mir auch möglich geworden, die Berge als Symbol der Ewigkeit zu deuten. Als Mahnung auch, dem Schweren nicht auszuweichen, sondern standzuhalten und es als Teil des Lebens zu verstehen. Allermeist wissen wir präzise, wie wir zu leben gedenken, wie wir es anstellen wollen, damit sich alles nach unseren Wünschen richte. Und gleichzeitig fürchten wir uns, darüber nachzudenken, wie wir dereinst dem Tod begegnen sollen. Dächten wir aber auch über das Sterben ernsthaft nach, es fiele uns im Leben manches leichter, und vieles, das wir bloß verschwommen wahrnehmen und nie zu Ende denken, erhielte unversehens präzisere Konturen.

Erleichtert, nein: glücklich und erlöst fahre ich dem Saanenland entgegen. Meinem Zuhause und meiner Familie, die mir das Wichtigste im Leben geworden sind. Soll meinetwegen kommen, was noch kommen muss. Ich werde versuchen, auch das zu verstehen und zu akzeptieren.

Mag es in der Hose tot sein – das Leben geht weiter.

Nachschrift

In den Morgenstunden des 3. April 2006 ist Katharina Jonkman Raaflaub in den Armen von Christian gestorben.

Medizinisches Glossar

Analgetikum
Schmerzmittel. Mehrzahl: Analgetika

Anamnese
Vorgeschichte einer Krankheit oder einer Person

Anästhesie
Narkose

Aneurysma
Einriss der inneren Wandschichten einer großen Schlagader

Antidot
»Gegengift«. Substanz, die die Wirkung einer andern Substanz aufhebt

Arthrodese
operative Gelenkversteifung

Aszites
Flüssigkeit, die durch die Reizung des Bauchfells, zum Beispiel durch Krebszellen oder bei Leberstauung, gebildet wird

benigne
gutartig

Bilirubin
Gelbbrauner Gallenfarbstoff, der vor allem in der Leber gebildet und via Gallenwege ausgeschieden wird. Zum Beispiel tritt bei Verschluss der Gallenwege zu viel B. ins Blut über – Haut und Augen werden gelblich

Biopsie
Gewebeentnahme zur mikroskopischen Untersuchung

Brideníleus
Darmlähmung infolge eingeklemmter Darmschlingen zwischen Verwachsungen

Bronchuskarzinom
Krebs der größeren Anteile der Luftröhre. Im Volksmund »Lungenkrebs«

CA
Für lateinisch: carcinoma. Medizinisches Kurzwort für Krebs

CT (Computertomografie)
Schicht-Aufnahmeverfahren in der Röntgentechnik. Das Bild wird computergestützt erstellt

Damm
Perineum. Region zwischen Hodensack, bzw. Vagina, und After

Demenz
Oberbegriff für den Verlust intellektueller Fähigkeiten, vor allem des Gedächtnisses

Diabetes
Zuckerkrankheit. Diabetiker: Zuckerkranke

distal
Von der Körpermitte weg. Hier: zum Penisende hin

Divertikulitis
Entzündung gutartiger Ausstülpungen des Dickdarms (Divertikel)

DK (Dauerkatheter)
kontinuierliche Ableitung des Urins via Harnröhre oder Bauchdecke

Drain
Hilfsmittel aus Gummi oder Kunststoff zum Ausleiten von Wundabsonderungen oder Körperflüssigkeiten

DRU (digitale rektale Untersuchung)
Austastung des Afters mit dem Finger

ED (erektile Dysfunktion)
medizinische Bezeichnung von Potenzstörungen

Endokrinologe
Hormonspezialist

EPO (Erythropoietin)
In der Niere gebildeter Wirkstoff, der die Bildung roter Blutkörperchen anregt. Als Dopingmittel missbraucht

Erbitux®
Antikörper (Cetuximab), der in Kombination mit einem weiteren Medikament einen hemmenden Einfluss auf Dickdarmkrebszellen hat, sofern diese einen Wachstumsfaktor produzieren

Erektionshilfen
Medikamente und Vorrichtungen zum Verbessern oder Wiedererlangen der Potenz. Siehe unter »Potenzhilfsmittel«

Fibrose
Vermehrung von Bindegewebe, wobei gesundes Organgewebe verdrängt oder umgewandelt wird

Fibula
Wadenbein

FMH (Foederatio Medicorum Helveticorum)
Verbindung der Schweizer Ärzte

Fraktur
Knochenbruch

Gastroenterologe
Magen-Darm-Spezialist

Gefäß-Nerven-Bündel
Feinste Blutgefäße und Nerven, die beidseitig über die Prostatakapsel verlaufen. Ihre Intaktheit ist nötig für die Erektion

Hämatom
Bluterguss

Histologie
Gewebelehre. Feingewebliche Untersuchungsmethoden

Hodgkin
Krebs der »Lymphdrüsen«, eigentlich des lymphatischen Gewebes

Hypertonie
Bluthochdruck. Hypertoniker: Menschen mit zu hohem Blutdruck

Hysterektomie
Entfernung der Gebärmutter

Ileus
Darmverschluss

infaust
in der Medizin gebräuchlich für: hoffnungslos

Inguina
Leisten. Inguinal: in der Leistengegend

Inkontinenz
unwillkürlicher Urin- oder Stuhlverlust

Insult
»Hirnschlag« oder »Streifung«. Der Volksmund unterscheidet nicht zwischen Hirnblutung oder Gefäßverschluss bzw. -verengung

IPS
Intensivpflegestation

-itis
Entzündung. Zum Beispiel Prostatitis

IV
schweizerische Invalidenversicherung

Kardex®
Krankenunterlagen, die Pflege betreffend

Karzinoid
bösartiger, häufig im Dünndarm wachsender Tumor, der hormonähnliche Substanzen produziert

Karzinom
Krebs

KHK (koronare Herzkrankheit)
Oberbegriff für Verengung der Herzkranzgefäße, Angina Pectoris, Herzinfarkt

Kolon
Dickdarm

lateral
seitlich (von)

Leukozyten
weiße Blutkörperchen

lokal
örtlich

lumbal
Lendenteil des Rückens bzw. des Rückenmarks betreffend

Luxation
Ausrenkung

Lymphe
Flüssigkeit in den Lymphgefäßen. Dient der Zell- und Gewebeernährung. Die meisten Krebsarten verbreiten sich über die Lymphbahnen und -knoten in andere Gewebe und Organe

Lymphknoten
Zwischenstation für die Filterung der Lymphe eines bestimmten Körpergebietes. Im Volksmund »Lymphdrüse«

Lymphom
Lymphdrüsenkrebs

maligne
bösartig

Mamma
Brust

Mammografie
Röntgendarstellung der weiblichen Brust

Melanom
sehr bösartiger, sogenannt »schwarzer« Hautkrebs, der früh Ableger macht

Metastase
Ableger von Krebszellen in anderen Organen und Geweben

MO
in der Medizin gebräuchliche Abkürzung für Morphium, Morphin

MR(T) (Magnetresonanz-Tomografie)
Bildgebende Untersuchungsmethode, wobei unter Einwirkung eines starken Magnetfeldes Atomkerne ihre Ausrichtung ändern. Computerunterstützt werden die Signale zu einem Schichtbild zusammengefügt

MS (multiple Sklerose)
Erkrankung des Zentralnervensystems mit regellosem Untergang von Nervenscheiden

Myokarditis
Entzündung des Herzmuskels, meist durch Viren oder Bakterien

Myom
gutartige Geschwulst der Gebärmutter

Negatoskop
Leuchtkasten zum Betrachten von Röntgen-, CT- und MRT-Bildern

Noradrenalin
Hormon der Nebenniere (wie das Adrenalin). Verengt die Gefäße

Obstruktion
Verschluss, Stauung, Behinderung

Ödem
Schwellung, Flüssigkeitsansammlung

Onkologe
Krebsspezialist

Onkologie
Lehre von den Krebsarten und deren Behandlung

OP/OPS
Operationssaal

Ovarien
Eierstöcke

Pädiater
Kinderarzt

palliativ
Nicht mehr heilende, bloß lindernde Behandlung. Gegenteil: kurativ

Pankreas
Bauchspeicheldrüse

Pathologie
Lehre von den krankhaften Veränderungen im Körper

PDE-5-Inhibitoren
siehe unter »Potenzhilfsmittel«

PET (Positronen-Emissions-Tomografie)
neuartiges bildgebendes Verfahren, das sich die Strahlung beim Zerfall von Elementarteilchen zunutze macht

Plasmozytom
Krebs der Plasmazellen, einer Untergruppe der Leukozyten

Pleura
Brust- oder Lungenfell

post-
nach; postoperativ: nach der Operation

Prämedikation
Gabe von beruhigenden oder speichelhemmenden Medikamenten vor einer Operation

Prostaglandin
in verschiedenen Körpergeweben gebildete Substanz, die zum Beispiel auf Gefäße, Muskeln oder Blutplättchen einwirkt

Prostata
Vorsteherdrüse. Kastaniengroßes Organ direkt unter der männlichen Harnblase, umschließt die Harnröhre. Die P. produziert eine Flüssigkeit, die zusammen mit der Samenblasenflüssigkeit und den Samenzellen durch die Harnröhre ausgestoßen wird und die Beweglichkeit der Samenfäden anregt

PSA (prostataspezifisches Antigen)
Ein sogenannter Tumormarker. Eiweiß, das ausschließlich in der Prostata gebildet wird. Werte über 4 sollten engmaschig kontrolliert bzw. abgeklärt werden. Nebst dem Krebs erhöht auch eine Prostatitis das PSA

REA (Reanimation)
Wiederbelebung

Resektion
operatives Entfernen eines Gewebes oder Organs

Rezidiv
Wiederauftreten einer Krankheit

Sarkoidose
Auch: Morbus Boeck. Gutartige Erkrankung von Lunge, Lymphknoten, Haut und Augen

SKAT (Schwellkörper-Autoinjektions-Therapie)
Siehe unter »Potenzhilfsmittel«

Skrotum
Hodensack

Spitex
spitalexterne Krankenpflege

Stent
elastische Kunststoff- oder Metalleinlage, um die Lichtung eines Gefäßes zu erweitern

Suizid
Selbstmord

supra
oberhalb; suprapubisch: oberhalb des Schambeins

Symphyse
Knorpelfuge des Schambeins

Szintigrafie
Darstellung eines Organs oder Gewebes mit Hilfe einer radioaktiven Substanz, die ins Blut gespritzt wird. Das Bild wird zweidimensional sichtbar gemacht

Testosteron
männliches Geschlechtshormon

Thorax
Brustkorb. Medizinisches Kurzwort für das Röntgenbild von Lunge und Herz

Tumormarker
Stoffe, deren Nachweis oder erhöhte Konzentration im Blut das Vorhandensein oder Wachstum eines Krebses anzeigen können

TUR-P (Transurethrale Resektion der Prostata)
Entfernung von Prostata-Gewebe durch die Harnröhre

Urethra
Harnröhre

Urinal
schlauchförmige Vorrichtung mit Ansatz, statt eines Blasenkatheters, zum Ableiten des Harns

Urologie
Lehre von den Harn- und Geschlechtskrankheiten. Urologe: Facharzt für Harn- und Geschlechtskrankheiten

viszeral
Bauchhöhle und Eingeweide betreffend

watchful waiting
beobachtendes Abwarten, wie sich der PSA-Wert verhält oder wie und wo sich ein Krebs bemerkbar macht

Zytostatikum
Medikament gegen Krebs

Potenzhilfsmittel

A. Medikamente

1. Phosphodiesterase (PDE-)5-Inhibitoren (Tabletten)

- Sildenafil (Viagra®. 25, 50, 100 mg)
  Einnahme: ca. 1 Stunde vor dem Geschlechtsverkehr. Stark fetthaltige Speisen und Alkohol verzögern die Aufnahme und vermindern die Wirkung.
  Wirkungsdauer: bis ca. 5 Stunden. Empfohlene Anfangsdosis: 50 mg, Maximaldosis 100 mg.
- Tadalafil (Cialis®. 10, 20 mg)
  Einnahme: 30 Minuten vor dem Geschlechtsverkehr. Nahrungsmittel beeinflussen die Wirksamkeit nicht.
  Wirkungsdauer: bis ca. 40 Stunden (»Weekend-Pille«). Empfohlene Anfangsdosis: 10 mg, Maximaldosis 20 mg.
- Vardenafil (Levitra®. 5, 10, 20 mg)
  Einnahme: 30 Minuten vor dem Geschlechtsverkehr. Fettreiche Speisen verzögern die Wirkung, nicht aber Alkohol.
  Wirkungsdauer: bis ca. 5 Stunden. Empfohlene Anfangsdosis: 10 mg, Maximaldosis 20 mg.

Bemerkungen:
Für alle drei Medikamente gilt: Eine ärztliche Konsultation vor der ersten Einnahme ist dringend empfohlen. Die Maximaldosis soll nicht häufiger als 1-mal pro 24 Stunden eingenommen werden.

Ich bin für größtmögliche Offenheit. Also bin ich auch dafür, dass die Partnerin eingeweiht ist, dass der Mann eine Pille schluckt. Ohne sexuelle Stimulation sind die Tabletten praktisch wirkungslos. Nicht verzweifeln, wenn die Wirkung bei der ersten Einnahme ausbleibt. Versuch wiederholen, eventuell eine höhere Dosis probieren. Die Tabletten lassen sich mit der Vakuumpumpe kombinieren.

Häufige mögliche Nebenwirkungen: Blutdruckabfall, Herzprobleme bei vorbestehender Herzkrankheit, Schwindel, Kopfschmerzen, Gesichtsrötung, Sehstörungen, verstopfte Nase.

2. Alprostadil = synthetisches Prostaglandin E1

- MUSE® (125, 250, 500, 1000 Mikrogramm als 3 mal 1,4 mm messendes Stäbchen.)

  Die Substanz wird mit einem Applikator in die Harnröhre eingeführt. Die Handhabung ist einfach, die Wirkung unterschiedlich, je nach Menge, die in die Schwellkörper übertritt. Mögliche Nebenwirkungen: Brennen in der Harnröhre, Schmerzen im Penis, selten diskrete Harnröhrenblutung. (Siehe z. B. Seiten 162/163 und 250.)
- Caverject® (10 und 20 Mikrogramm Pulver sowie ein Lösungsmittel in einer Zweikammerspritze.)

  Inzwischen ist die Gebrauchsanleitung viel übersichtlicher gestaltet. Mit wenigen Handgriffen kann das Pulver aufgelöst und je nach verordneter Dosis in die Penis-Schwellkörper gespritzt werden: Schwellkörper-Autoinjektions-Therapie SKAT. Die Anleitung zum Spritzen und die Information über Nebenerscheinungen soll von ärztlicher Seite erfolgen. Die wirksame Dosis muss für jeden Mann individuell ermittelt werden. Die Anwendung ist leicht lernbar.

  Mögliche Nebenwirkungen: zu lange Erektion, Schmerzen

im Penis, kleine Blutergüsse, Fibrosierung der Schwellkörper. (Siehe z. B. Seiten 72–77 und 146/147.)

B. Technische Potenzhilfen

1. Vakuumpumpe

Ob ein Mann, beziehungsweise ein Paar, damit zurechtkommt, hängt ganz wesentlich davon ab, wie der beratende Arzt das System empfiehlt. Ich empfehle es. Ich verwende es. Die großen Vorteile der Vakuumpumpe sind: Sie ist praktisch unverwüstlich. Sie lässt sich bei jeder Form von Impotenz verwenden, insbesondere nach radikaler Prostatektomie. Sie lässt sich zum Beispiel mit MUSE kombinieren. Auf die Dauer kostengünstig, einzig defekte Stauungsringe und Gleitgel müssen nachgekauft werden. Es muss nichts geschluckt oder gespritzt werden.

Nachteile: Nur ein vertrautes, eingespieltes Paar wird auf die Dauer damit umgehen können. Das Liebesspiel muss unterbrochen oder auf 30 Minuten reduziert werden. Es klappt trotz Übung nicht jedes Mal gleich gut.

Nebenwirkungen: sehr selten kleine oberflächliche Blutergüsse, Abkühlung des Penis, gelegentlich leichte Schmerzen im Bereich des Stauungsrings. Die Ejakulation wird behindert oder erfolgt in die Blase; beides ist harmlos. (Siehe z. B. Seiten 157/158 und 183.)

Empfohlenes Produkt: ErecAid System Esteem®
Über einen Urologen oder direkt bei Bezugsadressen:
Schweiz: admedics, CH-4528 Zuchwil SO;
Deutschland: Medizintechnik Dipl. Ing. Heise, Vertriebs-GmbH, Berghofer Straße 201, D-44269 Dortmund;
Österreich: Pantamed Medical Systems, Tatjana Panholzer, Liesingtalstraße 80, A-2384 Breitenfurt.

2. Hydraulische Penisprothese

Sie besteht aus zwei Kunststoffzylindern, die durch einen operativen Eingriff an die Stelle der seitlichen Schwellkörper im Penis gebracht werden. Eine Pumpe im Hodensack ist gleichzeitig mit diesen Zylindern und einem Reservoir verbunden, das in den Unterbauch implantiert wird. Durch Pumpen fließt die Flüssigkeit aus dem Reservoir in die Zylinder. Der Penis steht. Durch erneutes Pumpen können die Zylinder entleert werden, die Flüssigkeit verschiebt sich ins Reservoir.

(Nach einem ähnlichen Prinzip funktioniert übrigens ein künstlicher Blasenschließmuskel.)

Dialektausdrücke

bodigen	niederringen
brünzeln	pinkeln
Bünzli	Spießer
flattieren	schmeicheln, streicheln
Füdli	Hintern
Füdlibürger	Spießer
gell	»nicht wahr«; z. B. »Gell, du hast Hunger«, »Nicht wahr, du hast Hunger«
gottfriedstutz	»verdammt!«; häufigster Fluch
Guetzli	Biskuits, Konfekt
Gymer	Gymnasium
huren …	verstärkend vor Adjektiv: z. B. hurenviel, sehr viel
Lappi	neckisch für: »Dummkopf!«
Matur	Abitur
pensioniert	im Ruhestand
Pensionierung	Übergang in den Ruhestand
Pikett	Einsatzbereitschaft
RS	Rekrutenschule, militärische Grundausbildung
Rüebli	Karotten
schaffen	arbeiten
schiffen	pissen
Seich	1. Urin, 2. »Scheiß«
seichen	pinkeln, pissen
Siech	Kerl; z. B. armer Siech, armer Kerl
verreckt	verflucht; z. B. verreckte Lumpenhunde, verfluchte Schweinehunde
Znüni	Neunuhrbrot

Alleingänger

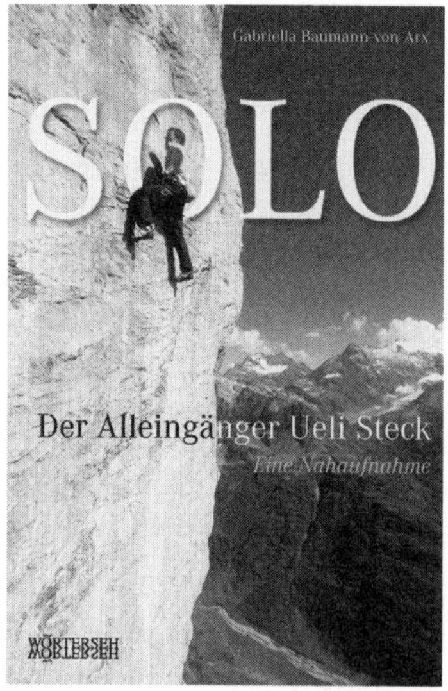

Gabriella Baumann-von Arx
Solo
Der Alleingänger Ueli Steck –
Eine Nahaufnahme
Mit Fotos von Robert Bösch

239 Seiten
zahlreiche farbige Abbildungen
15 × 21 cm, gebunden
ISBN: 978-3-033-00636-2
www.woerterseh.ch

Dort, wo anderen schon vom bloßen Zuschauen schlecht wird, fühlt sich Ueli Steck zu Hause. Dort, wo es für Nichtalpinisten nur ein Abwärts gibt, zieht es ihn nach oben. Ueli Steck ist ein alpiner Zehnkämpfer, der nicht nur am Fels in unseren Alpen, sondern auch im Himalaja Alleingänge und Erstbegehungen macht – Risikomanagement ist für ihn nicht nur ein Modewort. Reinhold Messner meint zu einem der drei besten Alpinisten Europas: »Auch im Zeitalter des Pistenalpinismus lässt sich das Bergsteigen in seiner klassischen Form neu erfinden. Ueli Steck gehört zu jener Handvoll Leuten, die wissen, wie zeitgemäße Herausforderungen gelöst werden können.«

Mister-Schweiz-Kandidat

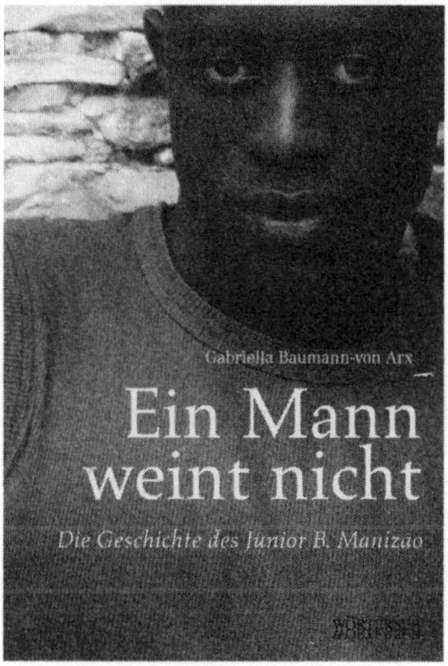

Gabriella Baumann-von Arx
Ein Mann weint nicht
Die Geschichte des Junior B. Manizao

192 Seiten
mit farbigen Abbildungen
15 × 21 cm, gebunden
ISBN: 978-3-033-00851-9
www.woerterseh.ch

Junior, der erste schwarze Mister-Schweiz-Kandidat, in Kinshasa, der Hauptstadt der Demokratischen Republik Kongo, geboren, verlor mit neun seine Mutter und mit zwölf seinen Vater. Ein Schweizer Ärzteehepaar nahm ihn und seine beiden Brüder bei sich auf. So fanden die drei Buben nicht nur eine neue Mutter und einen neuen Vater, sondern auch gleich noch fünf neue Geschwister. In seiner Biografie wird nachvollziehbar, was es bedeutet, in einem Land, wo weiß als »normal« gilt, schwarz zu sein. Eine Nationalität zu haben, heißt dann in erster Linie, eine Identität zu haben. Juniors Ziel ist denn auch: »Ich möchte als Mensch auffallen, nicht als schwarz.«